全国中医药高等院校规划教材

# 药用植物生态学

（第二版）

（供中药资源与开发、中草药栽培与鉴定等专业用）

主　编　晋玲　董诚明

U0319369

中国中医药出版社
·北　京·

**图书在版编目（CIP）数据**

药用植物生态学 / 晋玲，董诚明主编 . — 2 版 . —北京：中国中医药出版社，2023.8（2024.1 重印）
全国中医药高等院校规划教材
ISBN 978 – 7 – 5132 – 8307 – 6

Ⅰ . ①药… Ⅱ . ①晋… ②董… Ⅲ . ①药用植物学—植物生态学—中医学院—教材
Ⅳ . ① S567

中国国家版本馆 CIP 数据核字（2023）第 134463 号

**融合出版说明**

本教材为融合出版物，微信扫描右侧二维码，关注"悦医家中医书院"微信公众号，即可访问相关数字化资源和服务。

**中国中医药出版社出版**

北京经济技术开发区科创十三街 31 号院二区 8 号楼
邮政编码　100176
传真　010-64405721
山东华立印务有限公司印刷
各地新华书店经销

开本 889×1194　1/16　印张 13.25　彩插 0.5　字数 348 千字
2023 年 8 月第 2 版　2024 年 1 月第 2 次印刷
书号　ISBN 978-7-5132-8307-6

定价　49.00 元
网址　www.cptcm.com

服 务 热 线　010-64405510
购 书 热 线　010-89535836
维 权 打 假　010-64405753

微信服务号　zgzyycbs
微商城网址　https://kdt.im/LIdUGr
官 方 微 博　http://e.weibo.com/cptcm
天猫旗舰店网址　https://zgzyycbs.tmall.com

如有印装质量问题请与本社出版部联系（010-64405510）

全国中医药高等院校规划教材

《药用植物生态学》
# 编委会

**主　审**

王德群（安徽中医药大学）

**主　编**

晋　玲（甘肃中医药大学）　　　　　　董诚明（河南中医药大学）

**副主编**

谷　巍（南京中医药大学）　　　　　　刘　谦（山东中医药大学）

许　亮（辽宁中医药大学）　　　　　　葛　菲（江西中医药大学）

严玉平（河北中医药大学）　　　　　　刘大会（湖北中医药大学）

韩邦兴（皖西学院）　　　　　　　　　郭盛磊（黑龙江中医药大学）

赵文龙（甘肃中医药大学）

**编　委**（以姓氏笔画为序）

王　智（湖南中医药大学）　　　　　　王安华（沈阳药科大学）

古　力（福建农林大学）　　　　　　　冯书敏（湖北中医药大学）

任广喜（北京中医药大学）　　　　　　刘小芬（福建中医药大学）

刘军民（广州中医药大学）　　　　　　汝　梅（广西中医药大学）

许亚楠（广西医科大学）　　　　　　　李先宽（天津中医药大学）

吴永娜（山西农业大学）　　　　　　　吴廷娟（河南中医药大学）

何冬梅（成都中医药大学）　　　　　　张　涛（长春中医药大学）

张传领（内蒙古医科大学）　　　　　　陈鸿鹏（广东药科大学）

武　思（郑州师范学院）　　　　　　　罗　容（首都医科大学）

孟珍贵（云南农业大学）　　　　　　　赵玉姣（安徽中医药大学）

赵锐明（甘肃农业大学）　　　　　　　俞　冰（浙江中医药大学）

贺丹霞（中国药科大学）　　　　　　　袁青松（贵州中医药大学）

高　静（陕西中医药大学）　　　　　　梅显贵（山东农业大学）

董丽华（江西中医药大学）　　　　　　程　林（吉林农业大学）

詹海仙（山西中医药大学）　　　　　　樊　敏（甘肃医学院）

# 编写说明

根据国务院《中医药发展战略规划纲要（2016-2030年）》及教育部《关于加强高等学校本科教学工作提高教学质量的若干意见》等相关文件精神，为全面提高中医药人才的培养质量，积极与医疗卫生实践接轨，培养适应中药现代化和产业化发展的中药材生产管理高级人才，我们组织编写了全国中医药高等院校规划教材《药用植物生态学》。

本教材是中药资源与开发、中草药栽培与鉴定等专业的基础课。全书以生态学研究尺度为依据，将内容划分为药用植物的个体生态、种群生态、群落生态及生态系统四个部分，其中药用植物的个体生态（药用植物与环境）是本书重点叙述部分。本教材延续上版教材的编写目的及宗旨，对部分章节名称、概念和内容进行了调整，并结合最新研究进展，对部分章节的引例进行了补充和完善。

本教材的编写分工如下：绪论由晋玲、董诚明、刘大会、赵玉姣、贺丹霞和冯书敏编写；第一章药用植物的生存环境由晋玲、郭盛磊、程林、刘军民和许亚楠编写；第二章药用植物与光的生态关系由刘谦、陈鸿鹏、古力和汝梅编写；第三章药用植物与温度的生态关系由严玉平、罗容、张涛、张传领和赵文龙编写；第四章药用植物与水的生态关系由谷巍、武思、王安华和俞冰编写；第五章药用植物与大气的生态关系由葛菲、董丽华和郭盛磊编写；第六章药用植物与土壤的生态关系由刘大会、梅显贵、詹海仙和袁青松编写；第七章药用植物的繁殖生态由葛菲、高静和樊敏编写；第八章生态因子对药用植物的综合作用由赵文龙、高静和韩邦兴编写；第九章药用植物的种群生态由严玉平、赵锐明、李先宽、孟珍贵和任广喜编写；第十章药用植物群落生态由许亮、吴永娜和刘小芬编写；第十一章生态系统概述由许亮、王智、何冬梅和吴廷娟编写；全书由王德群主审；晋玲、董诚明和赵文龙校稿。

编委会成员在编写过程中积极主动、认真负责，但限于编者水平和紧迫的时间，书中难免有疏漏和不妥之处，敬请广大读者在使用过程中提出宝贵意见，以便再版时修订完善。

《药用植物生态学》编写委员会
2023年6月

# 目　录

# 绪　论

人类的生存和发展依赖于自然界提供的资源和环境，与人类关系最为密切的是生物圈（biosphere），而生物圈的生态单元是生态系统（ecosystem），它是一个客观存在的物理意义上的系统，不仅包括各种生物，而且包含各种生物赖以生存的环境因子。中药资源是中医药事业和中药产业发展的物质基础，其中87%的中药来源于药用植物。环境对药用植物分布、生长发育和品质形成起着重要的生态作用。因此，要加强药用植物资源的保护和可持续利用，必须掌握药用植物生态学（medicinal plant ecology）的相关知识。

## 第一节　药用植物生态学的学科范畴

### 一、生态学的概念与分类

#### （一）生态学的概念

生态学（ecology）由德国科学家赫克尔（E.Haeckel）于1866提出，定义为：生态学是研究生物有机体与其周围环境相互关系的科学。Eugene P.Odum 1952年编写了《生态学基础》一书，定义生态学是研究生态系统结构和功能的科学。我国马世骏先生根据系统科学思想，提出生态学是研究生命系统和环境系统相互关系的科学。尚玉昌先生认为，生态学是研究生物和人与环境之间的相互关系，研究自然生态系统和人类生态系统的结构和功能的一门科学。

以上关于生态学的定义各有侧重，但核心都强调生物与环境，因此目前仍沿用赫克尔最初的定义，即生态学是研究生物有机体与其周围环境相互关系的科学。其他定义也反映了人们对生态学研究的深入，关注人类对生物资源的利用及人类与生态系统的关系。

#### （二）生态学的分类

生态学经过一个多世纪的发展，与其他学科相互渗透，形成了庞大的科学体系，根据研究对象的层次和水平的不同，可以将生态学分为分子生态学、个体生态学、种群生态学、群落生态学、生态系统生态学。

生态学从宏观到微观，根据研究对象组织水平的不同，研究范围可以大到生物圈、生态系统，小至物种种群、个体细胞和基因。生物圈是地球特有的生命系统，生态学在宏观范围内研究生物圈内生物与环境因子，如光照、温度、水分、气候、土壤等的相互关系。不同生物受不同环境因子的影响形成了各种各样的生态系统，生态系统是生物圈的基本单元。生态系统生态学是研究各种各样的生态系统，研究生态系统中物质与能量的流动，以及生态系统的平衡与反馈调节。常见的生态系统有农田生态系统、荒漠生态系统、海洋生态系统、森林生态系统等。

各种生态系统中的生物以生物群落形式分布于不同的生态环境中，生态系统中的生物包含动物、植物及微生物，各种生物相互影响、聚集，形成不同的生物群落，因此群落生态学是研究生态系统中的生物群落的分布规律和演化关系及其与环境关系。生物群落由不同的生物种群构成，种群生态学是研究生态系统中的各种生物种群的分布规律、生长发育现象及其与环境的关系。生物种群无法无限生长，受生态因子影响出生、死亡、迁移，最终导致生物群落的更新与演替。各种各样的生物种群构成了物种多样性，维系生态系统多样性。物种多样性受生物个体的基因及环境因子的共同影响，衍生出了个体生态学和分子生态学。个体生态学是研究不同生物个体受环境影响发生的生理变化及生物对环境的改造，如豆科植物普遍具有根瘤菌，有固氮作用，一方面可以通过固氮作用提高自身产量，另一方面可以使种植过豆科植物的土壤富集氮素。分子生态学是在分子水平阐明生物体某些遗传发育特性受环境因子调控的分子机制，如植物耐盐的分子机制等。

生态学是在物种水平上研究某一物种分布规律、生长发育现象与环境的关系。生态学可以根据生物类别，分为动物生态学（animal ecology）、植物生态学（plant ecology）、微生物生态学（microbial ecology）等。

植物生态学旨在阐明植物与其周围环境相互关系的规律，包括物种的个体和种群在不同环境的适应过程，环境对植物种的塑造作用；植物群体或群落在不同环境中的形成过程，植物群落对环境的改造作用；最终还要发挥植物的生态效益和经济效益，为人类社会作出贡献。植物生态学研究的内容有植物个体、植物种群、植物群落与环境的生态关系，以及在生态系统中物质能量转化、循环、再生产过程中植物的作用。

植物生态学在个体水平上研究植物个体发育和系统发育与环境间的关系，一方面环境因子对植物生长发育具有调控作用，另一方面植物生长发育对生态环境具有适应性，植物与环境因子之间既有主动适应，又有被动调控。植物生态学在种群水平上研究植物的种群与环境之间、群落之间相互关系；如植物种群的分化和扩散，一方面种群会受环境因子影响不断消长，另一方面种群内的个体也会适应环境发生性状分化，形成不同的生态型，日积月累会产生进化形成新的变种或者亚种乃至新种。植物生态学研究植物群落的结构和功能、形成和发展等方面与其所处环境的关系；具体表现为群落生态学，如群落的更新与演替。植物生态学进一步研究生态系统的结构与功能、生态系统的平衡和生态系统的调控机制，如生态系统中物质和能量的变化。植物是生态系统中的初级生产者，它通过光合作用转换太阳能为化学能，把自然界的无机物质固定到植物体内形成有机物质，提供给消费者，使得物质和能量沿着食物链或食物网从低级向高级流动。生产者和消费者最终通过微生物降解途径回归到生物圈。

与植物生态学密切相关的应用学科有药用植物生态学、森林生态学、草原生态学和农业生态学等。这些学科研究的侧重点和范围各有不同，下面重点了解药用植物生态学。

## 二、药用植物生态学的内涵

### （一）药用植物生态学的概念与特点

药用植物生态学是研究药用植物的生长发育、分布、产量和质量及其与周围环境关系的学科，力求从基因、细胞、组织、个体、种群、群落和生态系统等不同层次上探究药用植物品质与产量形成的生态学规律，从而为合理开发和利用中药材资源、科学管理中药材生产、保障中药材品质及可持续发展提供理论指导和技术支撑。

药用植物生态学与植物生态学关系最为密切，两者的研究对象和研究目的基本相同，均为研究植物与环境之间的关系。但两者还存在一些区别，药用植物生态学研究的对象为已被人类认识和利用的或将有可能被人类利用的药用植物。药用植物生态学的研究内容包含了植物生态学的个体生态、种群生态、群落生态、生态系统生态，还要考虑药用植物的特殊性，即环境对药用植物的产量、质量和功效的影响，这与道地药材的形成及药用植物药效物质的产生有着密切关系。

药用植物生态学研究的内容有些与植物生态学研究内容基本相同，如研究药用植物个体发育和系统发育与环境间关系的药用植物个体生态学；研究药用植物的种群与环境之间、群落之间相互关系的药用植物种群生态学；研究药用植物群落的结构和功能、形成和发展等方面与其所处环境关系的药用植物群落生态学；研究生态系统的结构与功能、生态系统的平衡和生态系统的调控机制的生态系统学。

药用植物生态学研究的内容有些与植物生态学研究内容不同。如研究优质药材（包括道地药材）产生与生态环境关系的药用植物质量生态学；研究药用植物药效产生与生态环境关系的药用植物药效生态学。

药用植物生态学与农业生态学也有不同之处。在研究的对象上，农业生态学的范围相对较狭，类群较少；而药用植物生态学研究的植物类群要广泛得多，从低等植物到高等植物，仅我国目前就已有一万余种；在研究的内容上，农业生态学关注农作物的初生代谢产物如糖类、蛋白质、脂肪等的积累，主要关注农业栽培措施，如中耕除草、施肥灌溉等使农作物处于最佳生长环境，一般需要充足的水肥条件；而药用植物生态学应考虑到药物作用于人体而发生药效的物质，这些物质主要是植物的次生代谢产物，次生代谢产物的形成与种群遗传因素、生态因素等密切相关。由于药用植物活性成分的积累往往依赖于逆境胁迫，因此药用植物生态学除了关注中药材产量、品质及疗效外，还需要更加关注特殊生境。农业生态学所研究的植物多为栽培植物，而药用植物生态学研究的植物，只有部分是人工栽培植物，大多数还处于野生状态，研究的基础比农业生态学薄弱得多。农作物单品种大规模长期人工种植导致了病虫害猖獗，农药的使用又使环境恶化；而药用植物对质量有更高的要求，因此在生产模式上必须吸取农业种植的经验教训。研究药用植物生态学，采取在自然生态环境下的野生抚育或仿生栽培的方式，改变传统农业生产的模式，走出药用植物生产新的模式，以便提高药用植物的质量，保证用药安全，并保障药用植物资源的持续利用。

（二）药用植物生态学的学科意义

近年来，随着"回归自然"的世界潮流日益高涨，中医药开启了国际化发展的大门，因此继承和发扬中医药文化，促进中医药学科和产业走向现代化、走向世界，是当代中国人的历史责任。中药资源是中药产业的源头，中药资源中的绝大部分是药用植物资源，是满足大健康产业发展需求的重要基础。药用植物生态学可以从分子、细胞、组织、个体、种群、系统不同层次深入阐明药用植物分布、区划、产量与品质形成的生态学过程和机制，从而指导药用植物的资源保护、开发利用、引种驯化、规范化栽培、合理采收等，保障药用植物资源可持续发展、优质高效发展。

药用植物生态学研究药用植物群落分布与环境关系，可以指导野生药用植物资源合理开发利用及珍稀濒危药用植物保护策略的制定，进一步指导药用植物野生抚育，促进野生药用植物种群恢复和可持续利用。掌握原生环境下药用植物的生长发育特性，是开展野生抚育的前提和关键。当野外调查发现一些具有重要药用价值的中药材分布范围很窄、资源蕴藏量很少、处于珍稀濒危状态时，需要在对其进行保护的同时寻求可持续利用策略。20 世纪 80 年代，成功对肉苁蓉（*Cistanche deserticola*）开展寄主植物梭梭树的人工栽培，同时接种肉苁蓉种子，诱导其寄生到梭梭树根上，不但避免了野生肉苁蓉资源的枯竭，还改善生态环境并提供大量肉苁蓉药材，兼顾了生态效益和经济效益。20 世纪针对西北地区过度放牧和滥挖甘草（*Glyoyrrhizae uralensis*）的现象，制定了甘草的围栏养护策略，对野生甘草资源进行保护，同时采取保护性采收、挖大留小、轮采轮挖等措施。第四次中药资源普查结果表明，野生甘草资源种群已经大面积恢复。针对野生铁皮石斛难以繁殖、野外种群稀少的现象，在了解了铁皮石斛野外生长习性后，人工驯化，开展了铁皮石斛（*Dendrobium officinale*）的组织培养育苗，然后移栽到野外，将其缠绑到树干上进行附树栽培，或者移栽到崖壁上进行附石栽培等仿野生栽培方法获得了成功，为保护野生铁皮石斛资源及铁皮石斛资源可持续利用作出了重要贡献。

　　药用植物生态学研究药用植物个体生长发育、分布与环境的关系，可以指导药用植物引种驯化。每一种药用植物都有其生长发育规律，而且不同的生长发育阶段对生态环境要求不同，因此药用植物的分布与地理位置、气候条件等环境因子密切相关，某一个生境因子变化都有可能导致药用植物生长发育不良。因此，在引种驯化的时候必须考虑药用植物生长发育所需的环境条件，这样才能保证引种成功。如过去引种天麻（*Gastrodia elata*），因为不了解其与蜜环菌共生的关系，多年来一直没有引种成功；后来了解这一规律，并且人工培养蜜环菌，天麻的引种和栽培才得到了大面积推广。如将云木香（*Aucklandia costus*）从南方引种到北方，由于夏季气候从高山、多雾、冷凉变得干燥炎热，因此在北方露地不能越夏，需要遮荫处理才能成活。一般情况下，自然分布范围较广的药用植物对气候适应性较强，容易引种或野生变家种，如桔梗［*Platycodon grandiflorus*（Jacq.）A.DC.］、薄荷（*Mentha canadensis*）、紫菀（*Aster tataricus*）等药用植物在我国南北地区都有分布，因此不同产地之间相互引种容易成功。自然分布范围较窄的药用植物跨区域引种比较困难，如丁香（*Eugenia caryophyllata*）、肉豆蔻（*Myristica fragrans*）生长发育需要湿热的环境，引种到西北地区或东北地区就比较困难，只能在小范围内环境接近的地区引种，如海南和广东、广西之间引种。

　　药用植物生态学研究药用植物品质和产量与环境关系，重点揭示道地药材形成的原因与生态学机制。如我国东北地区气候寒冷，是人参（*Panax ginseng*）、五味子（*Schisandra chinensis*）等药材的道地产区，而广东、广西、海南等地气候温暖、雨量充沛，是著名的南药产地，如广藿香（*Pogostemon cablin*）、砂仁（*Amomum villosum*）、槟榔（*Areca catechu*）等。药用植物产量包括生物产量和经济产量，生物产量指药用植物全生育期内通过光合作用和吸收作用积累的各种有机物的总量，经济产量是指可供直接药用或供制药工业提取原料的药用部位的产量。药用植物的产量是指单位土地面积上药用植物群体的产量，药用植物产量除了受药用植物遗传基因决定外，还受生态因子的调控。药用植物品质内涵是次生代谢产物，次生代谢产物的生物合成、积累与其种群发生及所处地理生态位置的土壤、气候等生态因子有密切的联系。因此，药材具有道地产区的属性，道地产区产出的药材具有更优的品质，更佳的疗效及更高的经济价值。道地药材形成的主要原因之一，是道地产区的自然环境利于药用植物生长发育和活性成分积累。因此，研究道地药材的生长发育所需的环境因子，可以探讨高效优质中药材的生产。近年来，国内学者运用生态学理论与方法，结合其他学科研究手段并建立模型，对道地药材的起源、演化规律，以及生态中心和分化中心区域、居群变异幅度和性质进行了研究，为道地药材的系统鉴定及品质评价提供了一种解决方案。

药用植物生态学通过探讨环境因子对药用植物生物量和次生代谢产物积累的影响规律，研究药用植物品质和产量与环境关系，可以指导药用植物生产，通过合理采收和合理施肥等措施，可以获得最佳品质和产量。如草麻黄（*Ephedra sinica*）的主要活性成分麻黄碱多分布于麻黄地上部分的草质茎中，且含量受降雨量和相对湿度影响很大，雨后生物碱含量会大幅度下降。因此，内蒙古中部和西部采收草麻黄的最佳时间在 9 月中下旬。再如，人工栽培 5 年生人参活性成分含量接近 6 年生，达到《中国药典》标准，而 4 年生人参活性成分含量只有 6 年生的一半左右。因此，人参的人工栽培时间为 5～7 年，一般在栽种的 5 年后采收。金银花（*Lonicera japonica*）一年内可以多次开花，可以多次采收，但是每茬采收的金银花的产量和品质差异很大，以头茬花产量和品质最高。磷肥可以促进花和果实的发育，对于人工栽培菊花（*Chrysanthemum morifolium*）和枸杞（*Lycium chinense*）等花果类药材，在生殖生长时期通过多次喷施磷酸二氢钾溶液，可以明显提高产量。

药用植物生态学研究生态环境对药用植物功效的影响，可以指导临床用药。生态环境与药用植物功效之间的关系十分密切，1978 年日本桑木崇秀曾观察到生长环境和物候对药性的影响，只在日本南部生长的 18 种药用植物中，有 15 种是热性药；早春发育、开花的药用植物，温性较多。1981 年我国李广骥先生在"中草药栽培与植物生态研究"一文中首次提出中草药的"药理生态"，随后又注意到药用植物化学生态的研究进展，并探讨了药用植物的药性、功能与地理分布、物候期、生活型、化学成分之间的关系。刘天驰先生探讨了药性与环境的关系、道地药材与环境的关系，并提出"环境药性论"。因此，研究药用植物药效与环境因子的关系在药用植物生态学中至关重要。《中国药典》（2020 年版）规定当归（*Angelica sinensis*）挥发油含量不得低于 0.4%，柴性大、干枯无油或断面呈绿褐色者不可供药用。实际生产中，当归生长在半干旱、凉爽、光照充足的气候条件下，挥发油含量最高，如甘肃武都等地的道地药材"岷归"挥发油含量可以达到 0.65%，色紫气香而肥润，力柔而善补。而四川汉源等地的"川归"，由于长期生长在少光潮湿的环境下，挥发油含量只有 0.25%，达不到《中国药典》（2020 年版）标准。而云南丽江所产的"云归"挥发油含量为 0.59%，品质居中。

# 第二节　药用植物生态学的发展历史

## 一、古代本草描述阶段（古代朴素的本草描述阶段）

药用植物与环境的生态关系，是自然界客观存在的。《神农本草经》记载："土地所出，真伪新陈，并各有法。"其强调了药用植物的产地，所列的 365 味中药中，很多冠以产地于药名前，如巴豆、巴戟天、蜀椒、蜀漆、秦皮、秦椒、吴茱萸等。《唐本草》曰："窃以动植行生，因方舛性，春秋变节，感气殊功，离其本土，则质同而效异"，强调了药用植物质量与环境的关系。唐代孙思邈在《千金翼方》中强调了"用药必依土地"，并专论"药物州土"一节。清代徐大椿在《药性变迁论》中对野生与栽培药物的生态和功效进行了比较，记载："当时初用之始，必有所产之地，此乃本性之土，故气厚而力全。以后移种他方，则地气移而力薄矣……今皆人工种植，既非山谷之真气，又加灌溉之功，则性平淡而力薄劣矣。"藏族医药名著《晶珠本草》对生态与药物质量的关系阐述较多，记载："药物生长在雪山、高山、凉爽、温暖，具有日月光华之力的地方。"又载："生长在平坦湿润，河水右旋，茅草丛生，没有犁过之处女地和树影不遮之地等处的药物，色艳味鲜者，性味最佳。没有被虫蛀咬，没有被火烧焦，没有被大自然伤损，没有被阳光、阴影、水所害，适时稳定生长，根大而深，北面向阳生长的药物性味最好。"近代医学家张山雷在《本草正义》中对水生药用植物的功效进行了阐述，记载："泽泻产于水中，气味淡薄而体质又轻，故最善渗泄水道，专能通利小便。浮萍生长水中，故能清火，体轻而浮，故开肌腠。"

## 二、近代研究阶段（近代定性与定量相结合的研究阶段）

随着人们对药用植物需求的不断增加，野生药用植物已不能满足人们的需求。随着大量的野生变家种药用植物的出现，人们通过对药用植物的栽培研究，逐渐积累了丰富的药用植物生态学知识。但这些知识是分散的，尚没有系统整理形成一门学科。

近年来，在药用植物栽培品种的地理分布和生态环境调查研究方面取得了明显成功，减少了引种上的盲目性，出现了不少地道药材生产区域的扩大和外延现象，还有的种类现已分布在全国大部分地区。

在药用植物生态型与生境关系的研究方面也取得了显著进展，明确了长期栽培的药用植物，由于自然选择和人工培育，产生了各种适于不同纬度、不同海拔、不同季节、不同耕作制度的药用植物生态型，即由于气候的改变、土壤性质的变化、生物因素的影响等，引起植物生理代谢类型的改变。通过不断改进植物对环境的适应性，诱导植物的变异，形成新的植物生态型。因此，生态型的分化形成与所处的环境变化及选择压力有关。近年来，一些学者还深入开展有效成分与温、光、水、气、热等生态因子关系的研究，深化了对药用植物品质形成的生理生化过程和分子生态学机理的认识，使药用植物的药用性状和生长特性得到更加充分的发挥，保证栽培的规范化管理和生产的优质高效，为实现产品的安全、稳定、有效、可控奠定了坚实的基础。

在药用植物化学生态学的研究方面，明确药用植物不同生态型的分化主要是受外界环境因子，包括人为因素综合作用的结果，这类作用首先引起一系列生理、生化的变化。在这期间，研究药用植物化学成分与系统发育关系的工作逐渐增多，不仅为药用植物分类学提供依据，而且为药用植物生态学的研究开辟了新途径。当生存的外界环境改变时，或药用植物迁移到另外的生长环境时，化学成分也发生相应的变化，且环境条件区别愈大，生理化学特征的变化也愈大，进而出现了与原有的继承性相联系的新特征。研究证明，这些生理化学特征的变异，与气候、土壤、生物等因素的变化有关。一般情况下，适宜的温度和高湿土壤环境，有利于药用植物的无氮物质（糖、淀粉等碳水化合物和脂肪等）的合成，而不利于蛋白质、生物碱的形成；高温、低湿条件，有利于生物碱、蛋白质等含氮物质的合成，而不利于碳水化合物和脂肪的形成。

### 三、现代研究阶段（现代宏观分析与微观机制研究阶段）

药用植物生态学真正意义上地被提出，是在 2004 年王德群教授主编的《药用植物生态学》一书。近年来，随着现代生态学理论及方法的发展，对于药用植物生态学的研究也在不断进步。在现代宏观分析方面，研究者运用"3S"技术（遥感技术（remote sensing，RS）、地理信息系统（geography information systems，GIS）和全球定位系统（global positioning systems，GPS））来获得药用植物的适宜性分布区域，为药用植物人工种植提供科学依据。如张小波等人在获得全国各地青蒿素含量数据的基础上，应用统计分析方法研究青蒿素含量与气候因子和地理分布之间的关系，运用 ArcGIS 软件进行青蒿素含量的气候适宜性等级划分，找到了黄花蒿在我国的最佳人工种植区。在微观机制研究方面，利用分子生态学的手段，可用于研究药用植物品质形成及道地性的分子机制。研究表明，在特定的生长区域，道地药材基原物种选择性地表达与其性状表型相关的基因，使其在形态结构、生理机制、遗传特性等方面表现出与非道地产区药材不同的品质特征。影响道地药材性状相关基因表达的环境生态因子，既包括非生物因素，如光照、温度、水分和土壤等，也包括生物因素，如土壤微生物的菌群结构和植物共生的微生物。环境生态因子影响基因和表观遗传调控，又由于不同等位基因对环境的敏感性有比较大的差异，使得道地产区和非道地产区的药材，以及来源于不同道地产区的药材表现出不同的品质特征。如低温（14℃）环境可促进当归中阿魏酸和黄酮类成分的积累，从而导致当归在道地产区甘肃和非道地产区的品质差异。通过高通量测序对不同产地当归根内生细菌和根际细菌的多样性进行比较，产自岷县的当归根内生细菌的多样性高于渭源县产当归，且部分当归根内生细菌可能来自根际土壤。但环境中生态因子众多，且环境可能会掩饰基因型的非连续变异，使得药材在表型上呈现连续变异，从而使不同产地药材的品质变异变得平滑而不可检测，最终影响与道地药材形成相关的生态主导因子的确定，即环境生态因子对药材次生代谢产物合成和积累的影响是间接的。此外，栽培药用植物时，根及根茎类植物占大多数，"连作"障碍是目前比较突显的一个问题。近年来，对于连作障碍的机制和消减技术的研究越来越多。张重义等人通过化感连作障碍的根际生物学及其分子生态学机制研究，化感自毒物质会介导连作地黄根际灾变，且自毒物质与病原菌协同作用于地黄，使地黄根及叶均出现病变。随着分子生物学研究的不断深入、测序技术的发展及测序成本的降低，群体遗传及生态因子在群体遗传中的作用也成为药用植物生态学的研究热点之一。

## 第三节　药用植物生态学研究内容

### 一、药用植物生态学的研究任务

1. 掌握药用植物与环境之间的关系，运用这些知识生产出符合自然规律、可以可持续利用的优质药用植物，促进我国中药材产业健康发展。

2. 人们使用药用植物，主要是利用植物的次生代谢产物。植物次生代谢产物的生物合成和积累，与种群发生，以及所处地理生态位置的土壤、气候等生态因子有密切的联系，因此治疗某种疾病的药用植物具有一定的地域和生态特征。学习药用植物生态学，可以揭示药用植物与环境之间的作用规律，进一步探索药用植物的生态环境与药效关系。

## 二、药用植物生态学研究的内容

药用植物生态学根据植物生态学的理论和方法，来研究药用植物的药性、分布、品质、产量与生态环境之间的关系。

### （一）药用植物药性与生态环境的关系

药用植物药性与产地环境有着密切的关系，不同的产地环境生长出来的药用植物会表现出不同的药性。这是因为药用植物在生长过程中为了适应当地的气候条件，吸收或克服生长环境的某种偏性，在明代陈嘉谟《本草蒙筌》中就有"地产南北相殊，药理大小悬隔"一说。药用植物药性的体现和功效的发挥，是不同环境因素作用下植物药性的共同表现。药用植物药性是中药对生长环境的选择，其独立于疾病而存在，是药物作用于人体后产生的广泛意义上的作用。古代医药家认为，药物生长的自然环境条件会影响和改变药用植物药性，不同产地的同种药材药性都可能存在差异。

### （二）药用植物分布与生态环境的关系

药用植物的分布与土壤、地形、温度及气候等生态环境的因素都息息相关，任何生态环境因素的变化都有可能阻碍药用植物的生长。药用植物的分布，与气候、土壤等环境因子密切相关。植物对环境中各个生态因子都有一定适应范围（耐性范围），任何因子都会成为该植物的生长限制因子，使植物的生长受到障碍，以致生命活动不能有效地进行。

不同植物类群分布在不同的土壤类型中，土壤的水分状况、矿物元素和有机物的成分及含量是限制植物生长的直接因子。通过不同植物对水分的需求与适应程度的不同，可以将植物区分为旱生、中生、湿生和水生几大类群。同时，土壤酸碱度也会限制药用植物自然分布和生长，土壤温度对植物生长具有限制作用。如果土壤中含有充足的水分和养分而温度过低，植物也不能吸收利用，会因体内水分缺乏遭受生理干旱，甚至死亡。这种情况在具有永冻层的高纬度和高山地区普遍存在，在那里只分布着少数具有特殊功能的植物种类。

温度是限制植物分布的基本因子，低温环境下种子或果实产生和成熟的热能供应不足，在持续冰冻的条件下没有任何一种种子植物能完成全部生活史。大多数植物能在比较广的温度范围内进行营养生长，但不能发育繁衍，这也是许多喜温的热带和亚热带植物不能向寒冷的温带分布或引种的原因。不同的药用植物类群，在地球上形成的地理分布格局与温度条件密切相关。人参和三七同为五加科植物，一个分布在我国东北地区，一个分布在西南地区，其中一个重要原因就是两者的生理、生化及生长发育过程，对环境温度条件具有不同的适应范围。

水分是限制植物分布的另一个重要气候因子，包括降水和大气湿度。水分的分布与地区、季节、海陆分布和地形变化等因素有关。全球范围内各大陆的降水量分布基本呈经度性变化，从海滨到内陆降水量逐渐减少，植被依次为森林、森林草原、草原、荒漠草原到荒漠植物区系的分布格局。降水效应与温度条件也有密切的关系，温度条件直接决定了水分的蒸发量和空气湿度，实际上是热量和水分条件的综合对于植物生活和分布发生着重要作用。甘草属于北方地区重要的药用植物，自然分布在我国东经126°以西的"三北"地区，分布区的东部边缘在哈尔滨、长春和沈阳一线以西约200km的区域内，与年降水400mm等雨线基本一致。据调查，在年降水 500mm 以上的长白山区人工种植的甘草生长基本正常，这说明较高的降水量限制了甘草种群向我国东北地区东部的分布。

光照条件是影响药用植物分布的另一个重要因素。光照通过太阳辐射为药用植物提供了生命活动的能源，也影响药用植物的生物学和生态学特性。比如，麻黄、甘草、锁阳等阳性植物多分布于旷野、向阳坡地等光照充足的环境，

黄连、细辛、天南星等阴性植物多分布于林下、阴坡等环境。耐阴性植物的习性介于阳性植物和阴性植物之间，既能在向阳山地生长，也可在较荫蔽的生境下生长，如侧柏、桔梗、党参等。

### （三）药用植物品质与生态环境的关系

药用植物品质主要取决于药效相关的活性成分含量，差异决定着药用植物质量的好坏。药用植物的药效活性成分——植物的次生代谢产物，是植物在长期进化中与环境（生物的和非生物的）相互作用的结果。次生代谢产物在植物提高自生保护和生存竞争能力、协调与环境关系方面充当着重要的角色，产生和变化与初生代谢产物相比，对环境有着更强的相关性和对应性。同种药材，道地产区的品质往往优于其他产区。由此可见，产区的特殊环境是形成道地药材的关键因素之一。道地药材在道地产区独特的自然环境作用下，具有不同的药性与品质。其中，不同生态环境中的以下因素均对药用植物品质产生不同的影响。

（1）光照　是植物光合作用的重要影响因素，光照时数、质量和强度都会影响到植物生长和次生代谢产物合成。从铁皮石斛对生长环境的要求就能看出，铁皮石斛为喜阴植物。在开展栽培条件对铁皮石斛品质影响的研究中发现，对铁皮石斛宜采取遮阳网降低光照的方法进行栽培，适宜遮阳率为 70%。研究发现，2400lx 低光照有利于提高铁皮石斛中多糖的含量。

（2）温度　温度过高或过低都会影响矿物质的吸收和养分的运转，进而抑制药用植物的代谢过程，药材中有效成分也会因此积累受阻。研究表明，糖、淀粉等物质的合成都需要一个适宜的温度环境，适当的高温利于生物碱、蛋白质等物质的合成，适当的低温会促进不饱和脂肪酸的合成。研究发现，黄芪中次生代谢物黄芪甲苷的含量主要受到温度的影响。而当利用黄芩愈伤组织验证其次生代谢产物黄芩苷对温度变化的响应时，发现温度变化对黄芩愈伤组织中黄芩苷含量的产生有显著影响，当培养温度低于 20℃时，黄芩苷的合成就会受到抑制，抑制效果随温度降低更加明显。

（3）水　是植物生存的重要资源，也是植物重要的组成部分。植物生长的水分状况会影响着植物生理生化过程，更会影响到植物的次生代谢过程，进而影响到植物内有效活性成分的积累。不同药用植物都有着不同的水分需求，同时每个生长时期需求量也会存在明显差异。在开展太子参指标成分与不同生态因子的相关性研究发现，年降水量是影响太子参指标成分含量的主导因素。

（4）土壤　是植物水分及养分的供应和储存库，土壤的质地、酸碱度、营养物质、微生物等参数指标不同，会对药用植物品质产生巨大影响。

### （四）药用植物产量与生态环境的关系

药用植物产量与生态环境也息息相关。其中，土壤作为药用植物赖以生存的物质基础，是药用植物生长发育所必需的水、肥、气、热的供给者，理化性质与植物的生长密切相关，对药用植物的产量影响很大。由于不同的药用植物具有不同的生理需要和生态学特征，对土壤质地

的要求也各不相同。土壤的物理结构影响植物根系的生长发育，土壤沙性越强，根系越发达，有利于产量的提升。土壤中某些元素的缺乏或不足也会影响到药用植物的生长发育，如黄连缺钾根系发育不良，须根长度及稠密情况都会受到影响；西洋参缺氮时，根系增重也会减少。除 N、P、K 外，药用植物生长发育还需要一定量的微量元素，如栽培党参，适当施加 Mo、Zn、Mn、Fe 等微肥可增产 5%～17.5%，其中以施锰增产最高。

药用植物的产量还与温度、光照密切相关。在药用植物栽培过程中，温度过高或过低，都会给植物造成障碍，使生产受到损失。温度过高时，会造成植物过度失水，从而降低生长速度，致使茎叶损伤，最终会引起落花落果；温度过低时，会使茎叶等器官受害。当然，温度对药用植物的影响与植物自身对温度耐受能力也有关。常见的耐寒植物：人参、细辛、平贝母、大黄、羌活、五味子、刺五加；半耐寒植物：萝卜、菘蓝、黄连、枸杞、知母及芥菜；喜温植物：颠茄、枳壳、川芎、金银花；耐热植物：槟榔、砂仁、苏木、丝瓜、罗汉果、刀豆、冬瓜及南瓜。

光照对药用植物的生长发育也有一定的影响。太阳光中被叶绿素吸收最多的是红光，红光对植物的作用最人，黄光次之。红光能加速长日植物的生长发育，而延长短日植物的生长发育；蓝紫光能加速短日植物的生长发育，而延迟长日植物的生长发育。红光利于糖类的合成；蓝光对蛋白质合成有利；紫外线照射对果实成熟起良好作用，并能增加果实的含糖量。

## 三、药用植物生态学的研究方法

从道地药材的形成过程来看，就反映了人们已经意识生态环境对药材质量的影响。从特定角度来说，生态环境促成了道地药材的形成，植物生态型是道地药材形成的生物学实质。根据影响因子的不同，又可以分为气候生态型、土壤生态型、生物共栖生态型。因此，药用植物生态学研究方法也可以参考中药资源生态学的研究方法，以现代生态学的方法为参考，建立药用植物生态学的研究方法。

目前，生态学科的基本研究方法为野外考察和定位观测、原地实验和人工控制实验、数学模型和数量分析方法。与普通生态学不同，药用植物生态学除了要关注药物生存、发育、繁育问题外，还要关注植物体内所含次生代谢产物组成与环境的关系，这样就造成本学科与普通生态学在研究方法上有所不同。因此，药用植物的生态学研究除需参考普通生态学的研究方法外，也需结合本学科特点开展方法学的研究。

当然，对于药用植物生态学这门新近学科，还有很多领域需要人们去深入开展研究，还有很多研究领域需要大家去开拓。

# 第一章
# 药用植物的生存环境

药用植物生态学主要论述药用植物与所处环境之间的相互关系。因此，不仅要了解药用植物本身的特性，还要了解它们生活环境方面的特性，以及两者之间相互作用的关系。所以，研究药用植物与环境之间的关系是药用植物生态学的基础。

## 第一节　环境的概念及其类型

### 一、地球的环境圈层

地球表面的生物不断地进行着运动和相互交流，从而形成整个地球表面生物的能量转化和物质循环系统。在这个系统中，不同的生物要适应不同的生存环境，即不同的自然圈，如大气圈、水圈、岩石圈和土壤圈，生活在其中的生物构成了一个有机的生物圈。不同的自然圈具有各自不同的特征，在地球表面的生物圈环境中发挥着不同的作用。

#### （一）大气圈

大气圈是由多种不同气体混合而成的，成膜状覆盖在地球的表面。大气圈下限为海陆表面（而实际上空气一直可以渗透到地壳的内部）；上限约离海陆表面1000km以上（实际并无明显界限，而是逐渐过渡到宇宙空间）。大气圈可以分为平流层和对流层两个圈层。

大气最下层的对流层直接构成植物气体环境，平均高度为10km，在极地为8km，赤道上为16km，其密度最大，含大气全部质量的70% ～ 75%。

对流层内会发生云、雨和气团的水平与垂直移动，这些运动对植物的生长发育有重要意义。在对流层的全部厚度中，组成空气的主要成分是保持不变的，其中包含了植物生活所必需的物质，如光合作用需要的 $CO_2$ 和呼吸作用所需的 $O_2$ 等。

对流层中还含有水气、粉尘等，它们在气温的作用下形成的风、雨、霜、雪、露、雾和冰雹等，一方面调节着地球环境的水分平衡，有利于植物的生长发育；另一方面，当平衡失调时，也会给植物带来破坏和损害。平流层离地面距20 ～ 50km，臭氧在平流层上部形成臭氧层，它对高能紫外线辐射有吸收作用，可以保护生物体免遭紫外线的伤害，是地球生命系统最重要的一个保护层。

#### （二）水圈

水圈是由地球表面71%的海洋，以及冰川、湖泊、河流、土壤和大气中共含有约15亿 $km^3$ 的水构成。水圈是植物赖以生存的重要的物质基础，水在活的植物组织中重量达70%以上。

　　水体中溶有各种化学物质、溶盐、矿质营养及有机营养物质等，提供了植物生活的需要。由于各个地区的水质不同，构成了植物环境的生态差异，如海水和淡水、碱水和酸水等。水体不断地进行着物理和化学变化、生物和地质变化，这些变化又影响水体溶液总浓度的变化，特别是大气中水热条件差异，促进水热的重新分配，影响着地区性气候变化。这些变化都影响着植物的生态和分布。

　　水分一般通过大气环流、洋流和河流排水三种方式进行流动及再分配，从而维持地球上的水分平衡。

### （三）岩石圈

　　岩石圈是指地球表面30～40km厚的地壳层，生物体的各种化学元素均来源于此。岩石圈通过火山活动和放射衰变产物影响大气圈的组成，并和水圈进行物质交换，同时是形成土壤的主要物质基础。植物生长发育所需的矿质养料也贮藏在岩石圈中。由于各种岩石的组成成分不同，风化后形成的土壤成分也就不同，从而给植物的生存创造了不同的土壤类型。

### （四）土壤圈

　　土壤圈位于岩石圈的表层，是以岩石圈为母质，在生物体的参与下形成的。岩石圈在物理风化和化学风化的作用下不断地释放无机物质，微生物不断分解植物残体和死的有机体，这种分解产物与土壤动物的排泄物逐渐变为腐殖质，它与无机风化物形成了土壤，从而给植物生长发育提供了场所。因此，土壤圈和植物之间具有密切的关系。

## 二、环境的概念

　　植物的生长、分布与环境密切相关。同一种植物会由于环境的变化而导致形态、结构、生理、生化等特性的不同。同种药用植物在不同水土条件下生长，可以得到外形和药性差别很大的两种结果。例如，生长在黑龙江、吉林、辽宁、江苏、安徽、浙江、湖北的一叶萩（*Flueggea suffruticosa*）含有左旋一叶萩碱（L-Securinine，L-Sec），生长在北京近郊的多为右旋一叶萩碱（D-secutinine），河北承德附近6个县的一叶萩碱具有左、右两种旋光性。又如，薄荷在溪流湿地生长时，叶肉海绵组织发达，栅栏组织不明显，茎带赤色，含薄荷油成分0.17%；移植到肥沃台地，叶肉栅栏组织明显，海绵组织减缩，茎呈深绿色，薄荷油含量增加至1%。这些例子说明植物和环境的关系甚为密切。然而这个"环境"的概念是广义的，有必要进一步明确有关环境的基本概念。

### （一）环境

　　环境（environment）是指植物生存空间所存在的一切客观因素的总和，包括需要的、不需要的，甚至是有害的各种因素。

　　环境因子（environmental factor）是指环境中与植物生长相关的条件单位，如气候因子、土壤因子、地形因子、生物因子等。在环境因子中，对于植物起直接或间接影响的因子称为生态因子（ecological factor），如对植物的形态、结构、生长、发育、生理、生化等有影响的环境因子。生态因子是环境中对植物起作用的因子，而环境因子则是指植物体外部的全部要素。

### （二）生境

　　各个生态因子在自然界中并不是单独、孤立地对植物发生作用，而是综合在一起作用于植物。它们之间相互作用，共同对植物产生影响，其中个别因子只有在各因子综合作用下才能显现其作用。因此，把所有生态因子的综合称为生态环境（ecological environment）。

当我们要描述某个植物体或其群体所处的具体环境时，就有必要引入"生境"（habitat）这一概念。生境，又称为栖息地，是指一个植物体或其群落所居住的环境，是指具体特定地段对植物起作用的生态因子总和。也就是说，什么样的生境条件决定了生长什么样的植物种群或植物群落，如荒漠生境、草原生境、沼泽生境等。因此，相对一般"环境"而言，生境对植物具有更实际的意义。

### 三、环境的类型

环境是非常复杂的体系，可按性质和范围大小等进行分类。

#### （一）按性质划分

按性质划分，可分成自然环境、半自然环境和社会环境。自然环境是未受破坏的天然环境，如原始森林中植物生活的环境。半自然环境是人类作用于自然界后发生变化了的环境。社会环境指人类在自然环境基础上，通过长期有意识的社会活动，加工、改造自然物质创造出的环境，是人类生存及活动范围内的社会物质、精神条件的总和。

#### （二）按范围划分

按环境的范围从大到小，可分为宇宙环境、地球环境、区域环境、微环境和内环境。

**1. 宇宙环境（universal environment）**　指大气层以外的宇宙空间。宇宙环境由广阔的空间和存在其中的各种天体和弥漫物质组成，对地球产生了深远的影响，如太阳能量、太阳黑子、太阳和月球对地球的引力所产生的潮汐等。

**2. 地球环境（global environment）**　指大气圈中的对流层、水圈、土壤圈、岩石圈和生物圈，又称全球环境，也有人称为地理环境（geoenvironment）。地球环境与人类及生物的关系尤为密切，其中生物圈中生物把地球上各个圈层的关系密切地联系在一起，并推动各种物质循环和能量转换。

**3. 区域环境（regional environment）**　指占有某一特定地域空间的自然环境，它是由地球表面不同地区的 5 个自然圈层相互配合而形成的。不同地区，形成各不相同的区域环境特点，分布着不同的生物群落。

**4. 微环境（micro-environment）**　指区域环境中，由于某一个（或几个）圈层的细微变化而产生的环境差异所形成的小环境，是接近植物个体表面或个体表面不同部位的物理环境。例如，植物根系附近的土壤环境、叶片表面附近的大气环境（如温度、湿度的变化所形成的小气候或微气候）。

**5. 内环境（internal environment）**　是指植物体内部的环境。例如，叶片内部直接和叶肉细胞接触的气腔、气室都是体内环境。叶肉细胞对光能的转化，进行光合作用和呼吸作用的生理功能等，都是在体内环境中进行的。内环境中的温度、水分条件、$CO_2$ 和 $O_2$ 的供应状况，都直接影响植物的功能，对细胞的生命活动非常重要，且不能为外环境所替代。

# 第二节　生态因子及其作用特点

## 一、生态因子的概念与分类

### （一）生态因子的概念

生态因子（ecological factor）是指环境要素中对生物起作用的因子，如光照、温度、水分、土壤、氧气、二氧化碳及其他生物等。它们会不同程度地影响着植物的生长、发育、繁殖和分布，对药用植物来说，还会影响其体内次生代谢物质的形成与积累。

### （二）生态因子的分类

生态因子在综合环境中的质量、性能、强度等，都会对植物起着或主或次，或直接或间接，或有利或有害的生态作用。其类型多种多样，分类方法也不统一。简单、传统的方法是把生态因子分为生物因子和非生物因子。前者包括生物种内和种间的相互关系，后者包括气候、土壤、地形等。

**1. 气候因子**　气候因子包括光照、温度、湿度、空气等诸多因子。根据各因子的特点和性质，还可再细分为若干因子。如光照因子可分为光照强度、光质和光照周期等；温度因子可分为平均温度、最低温度、最高温度、地温、积温、节律性变温和非节律性变温等；湿度因子可分为降水性质、降水量、蒸发量和干燥度等；空气因子可分为 $CO_2$ 和 $O_2$ 等。气候因子随着地理位置和海拔高度的变化而不同，又称地理因子。如温度随着纬度和海拔的变化而变化，降雨量随着距离海洋的远近而变化等。药用植物的分布也因此有着明显的地理分布特征，这也是形成中药材"道地性"的一个直接原因。另外，一个地区气候因子的稳定和丰富程度是影响该地区植物种类多少的主要原因之一。热带雨林的特点是气候因子稳定，一年中温度变化少，雨量充沛，无干湿季之分，正因为具有适宜的气候因子，该地区的植物种类繁多、生长繁茂。

**2. 土壤因子**　土壤因子包括土壤的物理性质、化学性质和生物性质等。土壤的物理性质可细分为土壤空气、土壤水分、土壤温度和土壤结构等；土壤的化学性质可细分为土壤酸度、土壤盐碱性和土壤有机质等。每一种土壤中都有特定的生物种类，如土壤微生物、藻类、原生动物、软体动物等。土壤肥力是土壤的物理、化学、生物等性质的综合反映，这些基本性质都直接或间接地影响植物的生长。因此，要使土壤肥力高，就需要土壤同时具有良好的物理、化学和生物性质。土壤是气候因子和生物等因子共同作用的产物，它本身受到气候和生物等因子的作用，同时也对相应分布的植物产生影响。因此，不同的土壤类型生长相应的植物类群。例如，东北、华北及西北地区的钙质土上生长的种类有甘草（*Glycyrrhiza uralensis*）、枸杞（*Lycium chinense*）、草麻黄（*Ephedra sinica*）等；南方酸性土壤中生长的种类有桃金娘（*Rhodomyrtus tomentosa*）、栀子（*Gardenia jasminoides*）、狗脊（*Woodwardia japonica*）等；盐碱土上的种类有柽柳（*Tamarix chinensis*）、地肤［*Bassia scoparia*（L.）Schrad.］、罗布麻（*Apocynum venetum*）等。

**3. 生物因子**　生物因子包括动物因子、植物因子、微生物因子及它们所形成的生物联系等。如动物对植物的生态作用，植物与土壤微生物的相互作用，以及植物之间的相互作用，如捕食、寄生、竞争和共生等。由于生物圈是一个整体，各级生物处于不同的食物链中，环环相扣。因此，不能简单地分析某一种或几种生物的关系，而应全面、联系地分析其生态情况。例如，以莲座状为特征的植物如蓟（*Cirsium japonicum*），一旦不受动物放牧的抑制，会由生长旺盛的禾草的竞争而迅速死亡。天麻（*Gastrodia elata* Bl.）如果没有密环菌的共生，生长发育会受到抑制。生物有机体不是孤立生存的，在生存环境中甚至体内都有其他生物的共生，这些生物便构成了生物因子。生物与生物因子之间发生各种相互关系，这种相互关系既表现在种内个体之间，也存在于不同的种间。与非生物因子相比，生物因子对生物的影响有以下特点：①生物因子只影响到种群中的某些个体；②生物因子对生物种群的影响程度通常与种群的密度有关；③生物因子在相互作用、相互制约中产生了协同演化；④生物因子一般仅直接涉及两个物种或与其邻近密切相关物种之间的关系。

**4. 地形因子**　地形因子是指地面沿水平方向的起伏状况，包括山脉、高原、平原、河流、海洋等，以及由它们所形成的山地、丘陵、低地、河谷、溪流、河岸、海岸等。地形因子是间接因子，其本身对植物没有直接影响，但通过地面的起伏、坡度、坡向、阴坡和阳坡等制约光照、温度、水分等气候因子和其他因子，通过对水、热条件的再分配，间接地影响植物的生长，从而影响药用植物的种类和分布。例如，不同海拔高度，分布的药用植物种类不同；不同方向的山坡，分布的药用植物种类亦不同，向南的阳坡生长着喜光、喜暖的种类，向北的阴坡生长着喜阴、喜凉的种类。

**5. 人为因子**　把人为因子从生物因子中分离出来，是为了强调人的作用的特殊性和重要性。人类的社会活动和生产活动对自然环境的影响，随着生产力的不断发展，越来越大和越来越具有全球性，分布在地球各地的生物都直接或间接受到人类活动的巨大影响。在地球自然植被方面，从南极到北极，没有一个地区不受人类活动的影响，纯粹的自然环境已不复存在。

## 二、生态因子的作用特点

植物和生态因子之间的相互关系有着普遍性规律，这些规律是研究生态因子的基本观点。在研究生态因子的过程中，必须注意掌握这些规律。

### （一）综合性

生态环境是由许多生态因子组成的综合体，对植物起着综合的生态作用。每一个生态因子都是在与其他因子的相互影响、相互制约中起作用的，任何因子的变化都会在不同程度上引起其他因子的变化。如光照强度的变化，必然会引起大气和土壤温度与湿度的改变。对于某一特定地区来说，分布于该地区的药用植物种类及生长状况是由该地区特定的环境条件所决定的，也就是由气候、土壤、地形和生物因子等自然地理因子，以及人为因子这一人文地理因子所决定的。对于野生药用植物资源来说，自然地理因子的影响占优势，但也不能排除人为因子的影响，以野生甘草为例，由于人们无序的采挖，资源已濒临灭绝，同时，也加剧了生长地的土壤沙化速度，进而影响了该地的气候和生物等自然地理因子。对于某一种特定植物来说，各生态因子在其生长发育中也起着综合作用，例如，温度这个因子，在一年生植物红花（*Carthamus tinctorius*）和二年生植物牛蒡（*Arctium lappa*）的春化阶段中起着决定性的作用，但是只有在适宜的湿度和良好的通气条件下，温度的作用才能显现出来。如果空气不足，或是湿度不当，即使放在适宜的温度条件下，萌动的种子也不可能通过春化阶段。可见，这是许多生态因子综合作用的结果。

生态因子对药用植物分布的影响往往也是多因子的综合作用。例如，天麻（*Gastrodia elata*）与白蘑科植物蜜环菌（*Armillaria mellea*）共生。天麻的分布除受自身的生态因子制约外，还受到蜜环菌的生态条件制约。当温度低于 10℃ 以下时，天麻进入休眠状态，当温度低于 12℃ 或高于 30℃ 时，天麻几乎停止生长，而蜜环菌在温度超过 28℃ 时生长将受到抑制，所以天麻和蜜环菌生长的最适温度为 18 ～ 23℃。在湿度方面，蜜环菌生长在 50% ～ 70% 最为适宜，天麻以 45% ～ 60% 为宜，当土壤基质含水量超过 60% 时，蜜环菌虽能生长，但对天麻生长不利。另外，天麻作为名贵中药，历代遭到掠夺式采挖，目前野生天麻已经濒危。因此，天麻的自然分布受到气候、土壤、微生物、人类活动等生态因子的共同制约。再如，垂序商陆（*Phytolacca americana*）原产于北美，随着洲际间的人类交流而引入我国，1960 年之后遍及我国大多数省区，并已逸为野生，在有的地区已成为田间杂草，其果实经鸟类消化后随粪便传播，进一步扩大了分布范围。

### （二）非等价性（主导性）

在植物的生活环境中，对植物起作用的诸多因子是非等价的，其中有 1 ～ 2 个起着决定性作用，它的改变常会引起其他生态因子发生明显变化或使生物的生长发育发生明显变化，这个因子称为主导因子。一般说来，植物生活所必需的条件，如光照、温度、水分和土壤等，常常会在一定的条件下成为主导因子。如光周期现象中的日照时间和植物春化阶段的低温因子。在荒漠地区，湿度因子对植物的生存起主导作用。

### （三）不可替代性和互补性

在植物生长发育过程中所需要的生态因子虽非等价，但也是不可缺少的。如果缺少其中任意一种，便能引起植物的正常生活失调，生长受到阻碍，甚至死亡。因此，生活条件中的任何一个因子的缺失，都不能由另一个因子来替代，这就是生态因子的不可替代性。另外，在一定情况下，某一因子的数量不足，可以由其他因子的增加或加强来补偿，并仍然有可能获得相似的生态效应，这就是生态因子间的互补性。例如，光照不足所引起光合作用的下降可由增加 $CO_2$ 浓度得到补偿。但是，生态因子之间的补偿作用有一定的局限性，也不是经常和普遍的。

### （四）限定性（最小因子定律、耐受性定律）

在诸多生态因子中，任何接近或超过植物的耐受性极限，对生长、发育、生存、繁殖、数量和分布起限制作用的因子称为限制因子。有关生态因子的限制作用有以下两条著名的定律。

**1. 最小因子定律（Liebig's law of minimum）** 19 世纪德国农业化学家利比希（Liebig）在研究营养元素与植物生长的关系时发现，植物的生长并非经常受到大量需要的自然界中丰富的营养物质如水和 $CO_2$ 的限制，而是受到一些需要量小的微量元素如硼、镁、铁等的影响。如果环境中缺乏其中的某一种，植物就会生长发育不良，如果这种物质处于最少量状态，植物的生长量就最少。因此，他在 1840 年提出"植物的生长取决于那些处于最少量状态的营养元素"，后人称为利比希最小因子定律。而这种影响植物生长发育的最小因子就是限制因子。利比希之后的研究认为，要在实践中应用最小因子定律，还必须补充两点：一是利比希定律只能适用于严格稳定状态下，即能量和物质的流入和流出是处于平衡的情况；二是要考虑生态因子间的替代作用，即当某一个特定因子处于最少量状态时，其他处于高浓度或过量状态的物质会替代这一特定因子的不足。

**2. 耐受性定律（law of tolerance）**　美国生态学家谢尔福德（Shelford）于1913年研究指出，生物的生存需要依赖环境中的多种条件，而且生物有机体对环境因子的耐受性有一个上限和下限，任何因子不足或过多，接近或超过了某种生物的耐受限度，该种生物的生存就会受到影响，甚至灭绝，这就是谢尔福德耐受性定律。后来的研究对谢尔福德耐受定律也进行了补充：每种生物对每个生态因子都有一个耐受范围，耐受范围有宽有窄；对很多生态因子耐受范围都很宽的生物，分布区一般很广；生物在整个个体发育过程中，对环境因子的耐受性是不同的，繁殖期通常是一个敏感期，耐受限度一般比较低；不同的物种对某一生态因子的耐受性通常是不同的；生物对某一个生态因子处于不适状态时，对另一个生态因子的耐受能力可能下降；生物实际上并不在某一特定环境因子的最适范围内生活，可能是因为有其他更重要的生态因子在起作用。

### （五）直接因子和间接因子

在分析植物的生态和影响植物分布的原因时，必须区分生态环境中生态因子的直接作用与间接作用。就生态因子而言，光照、温度、水分、$CO_2$、$O_2$等直接作用于生物。生物之间的寄生、共生，植物根与根之间的接触等对植物也有直接的关系。间接因子是指大陆、海洋、沙漠，以及地势起伏、地质构造、山脉的坡度、坡向和高度等环境因子，它们并不直接影响植物的新陈代谢作用，却通过影响降水量、温度、风速、日照及土壤的理化性质等间接对植物发生作用。

### （六）阶段性

对同一种植物而言，在生长发育的不同阶段往往需要不同的生态因子或生态因子的不同强度。也就是说，生态因子对植物的作用具有阶段性。例如，低温对某些作物的春化阶段是必不可少的，但在其后的生长阶段则是有害的。

### （七）生态幅

每一种生物对每一种生态因子都有一个耐受范围，耐受性的上限和下限（即生态适应的最高点和最低点）之间的范围，称为生态幅（ecological amplitude）。生物的生态幅是由其自身的遗传特性所决定。在生态幅中有一个最适区，在这个区内生物的生理状态最佳，繁殖率最高，数量最多。当生物对环境中的某一生态因子的适应范围较宽，而对另一种生态因子的适应范围较窄时，生态幅往往受到后一种生态因子的限制。此外，由于生物的不同发育阶段对生态因子的耐受性不同，其生态幅往往取决于它在临界期的耐受限度；同一个物种的不同个体的耐受性也会因分布地区、年龄和季节而有所不同。

植物对某个环境因子的适应范围，是在其他环境因子相对稳定的情况下界定的。当其他环境因子发生变化时，植物的生态幅会随之发生变化。如当环境中的湿度发生变化时，植物对温度的适应范围就会发生变化。当多种植物共存于某一特定环境中时，植物之间的竞争会使很多植物的生态幅变小。由于生物间的相互作用如竞争，妨碍它们去利用最适宜的环境条件，因此，自然界中的生物种通常并非处于最适环境中。植物长期适应环境使其形成了较为稳定的生态幅，在该生态幅之间的环境区域就是该植物的分布区。

### （八）内稳态及耐性限度调整

生物通过控制体内环境如体温、糖、氧浓度、体液等，使其保持相对稳定性，即内稳态（homeostasis），减少对环境的依赖，从而扩大生物对生态因子的耐受范围，提高了对环境的适应能力，这种控制是通过生理过程或行为调整而实现的。

耐性限度调整是指生物对环境生态因子的耐受范围，不是固定不变的，可以通过自然驯化或人为驯化改变生物的耐受范围，使其适宜生存的上下限发生移动，形成一个新的最适度去适应变化的环境。这种耐受性的变化与生物化学、生理、形态及行为特征等相关，如植物的引种栽培就是通过驯化调整植物的耐性限度，从而提高其适应新环境条件的能力，在新环境条件下能正常的生活。

# 第三节  药用植物的生态适应

在药用植物与环境的相互关系中，一方面，环境对药用植物具有生态作用，能影响和改变药用植物的形态结构和生理生化特性；另一方面，药用植物对环境也有适应性。药用植物以自身变异来适应外界环境的变化，这种适应性是对综合环境条件而言的。

## 一、生态适应的概念

生态适应（ecological adaptation）是指植物在生长发育和系统进化过程中，为了应对所面临的环境条件，在形态结构、生理机制、遗传特性等生物学特征上出现的能动响应和积极调整。

在研究植物与环境之间的生态关系时，常把植物对综合环境条件的适应关系区分为趋同适应和趋异适应。

## 二、趋同适应与生活型

### （一）趋同适应

趋同适应（convergent adaptation）是指不同种类的植物生长在相同（或相似）环境条件下，产生相同的（或相似）适应方式或途径，从而使不同种植物在外部形态、内部结构或生理学特性等方面表现出相似的适应性特征。例如，生活在沙漠中的仙人掌科（*Cactaceae*）植物、大戟科的霸王鞭（*Euphorbia royleana*）、菊科的仙人笔（*Senecio articulatus*）等，分属于不同类群植物，但都以肉质多汁的茎，叶子则退化成刺状来适应干旱环境。

### （二）生活型

不同植物对于相同生境进行趋同适应而形成的外貌上相同或相似的类型，称为生活型。不论各种植物在系统分类上的位置如何，只要它们对某一类环境具有相同或相似的适应方式和途径，并在外貌上具有相似的特征，它们就属于同一类生活型。生活型的划分有不同的方法，如一般可以把高等植物分为乔木、灌木、木质藤本、草质藤本、多年生草本、一年生草本、垫状植物、肉质植物等生活型，按植物外貌区分的生活型也常称为生长型。

丹麦植物学家 Raunkiaer（1905）以植物休眠芽或复苏芽所处的位置高低及保护的方式为依据创立了植物生活型分类系统，把高等植物分为高位芽植物、地上芽植物、地面芽植物、地下芽植物和一年生植物五大生活型类群。高位芽植物（Phanerophytes）的更新芽位于距地表 25cm 以上，如乔木、灌木和一些生长在热带潮湿气候条件下的草本等；地上芽植物

（Chamaephytes）的更新芽不高出地表 25cm，多为小灌木、半灌木（茎仅下部木质化）或草本；地面芽植物（Hemicryptophytes）在生长不利季节，地上部分全部死亡，更新芽位于地面，被土壤或残落物保护；地下芽植物（Geophytes）的更新芽埋在地表以下或位于水体中；一年生植物（Therophytes）在不良季节，地上、地下器官全部死亡，以种子形式度过不良季节。

### 三、趋异适应与生态型

#### （一）趋异适应

趋异适应（divergence adatation）是指同一种植物的不同种群，由于分布地区的间隔，长期接受不同环境条件的综合影响，种群之间发生了生态变异，从而使它们在形态、生理和遗传等方面出现了差异。趋异适应的结果是使同一类群的生物产生多样化，以占据和适应不同的空间，减少竞争，充分利用环境资源。

#### （二）生态型

同种植物的不同个体由于生长在不同环境条件下，长期受综合生态条件的影响，在生态适应过程中，发生了不同个体群之间的变异和分化，并且这些变异在遗传上被固定下来，分化成不同的个体群类型，这种不同的个体群称为生态型。生态型是同种植物对不同环境条件发生趋异适应的结果。

根据形成生态型的主导生态因子不同，可把生态型分为气候生态型、土壤生态型和生物生态型等。

**1. 气候生态型（climatic ecotype）**　主要是长期在不同气候因子（日照、温度、降水量等）的影响下形成的。例如，北美的糖槭树可分为北部、中部和南部 3 个生态型。北部生态型耐寒，不耐旱，强日照能伤其叶；南部生态型不耐寒，耐旱，喜日照；中部生态型在几方面都介乎两者之间。又如，艾在美国可分为在海滨、内陆及平原上生长的 3 个生态型。

**2. 土壤生态型（edaphic ecotype）**　长期在不同土壤条件作用下分化而形成的生态型。球吉莉（*Gilia capitata*）可分化出耐蛇纹岩和不耐蛇纹岩两个土壤生态型；羊茅（*Festuca ovina*）具有广布而不耐铅类型、中度耐铅类型和高度耐铅类型等。

**3. 生物生态型（biotic ecotype）**　在生物因子作用下形成的生态型。有的生物生态型是由于缺乏虫媒授粉昆虫，限制了种内基因的交换，从而导致植物种内分化为不同的生物生态类型。有的植物长期生活在不同植物群落中，由于植物竞争关系不同，也可分化为不同的生态型。例如，稗（*Echinochloa cius-galli*）生长在稻田中的与生长在其他地方的形成不同变种，是不同的生物生态型。前者秆直立，常与水稻同高，差不多同熟；后者秆较矮，花期也迟早不同。水稻在长期自然选择和人工培育下，形成许多适应于不同地区、不同季节、不同土壤的品种生态型，这种品种生态型实际上是人为因素影响下形成的生态型。

生态型的分化也是物种进化的基础，所以研究物种如何在不同生境条件下分化为不同的生态型，是研究新物种形成过程的重要内容。生态型的研究使引种、育种和作物栽培工作深入一步，着眼点由物种深入到生态型。例如，对广布种或经济植物的生态型分类，在引种和栽培利用方面都极为重要。因为不同的生态型，引种成功率不同，栽培利用的经济效益也不同。生态型杂交产生的后代具有更强的适应力，是育种工作发展的新动向之一。

## 四、对极端环境的适应

极端环境通常指非常态环境，如极端干旱、水涝、炎热、低温、强风、盐碱等不利于生物生存的环境条件，可统称为逆境或环境胁迫。植物在长期的进化过程中，对极端环境产生了不同类型和不同程度的适应，形成了一些抵御逆境的能力，称为植物的抗逆性。植物抗逆性可分为避逆性、御逆性和耐逆性3种方式。避逆性指植物通过对生育周期的调整来避开逆境的影响，在相对适宜的环境中完成生活史，如沙漠中的植物只在雨季生长，阴生植物在树荫下生长。御逆性指植物通过形态结构和某些生理上的变化，营造了适宜逆境的生存条件，可不受或少受逆境的影响，如耐旱植物通过根系发达、叶片小、角质层厚、蒸腾低、输导组织发达等形态特征来抵御干旱。耐逆性指植物组织虽然经受逆境的影响，但可通过代谢反应阻止、降低或修复由逆境造成的损伤，使其仍保持正常的生理活动的抗性方式。如植物遇到干旱或低温等逆境胁迫时，细胞内的渗透调节物质会迅速增加，以此提高细胞抗逆性。

药用植物在生长发育过程中常会经历各种环境胁迫。常见的环境胁迫包括高温或低温胁迫、强光或弱光胁迫、紫外线胁迫、盐碱、养分胁迫、干旱或淹水胁迫、病虫害等。环境胁迫下，药用植物会在信号传导、基因表达、逆境蛋白形成、膜保护物质、活性氧平衡、激素水平、渗透调节、生理生化、形态结构及整个植物体等多水平、多环节发生变化来增加自身的适应性，涉及植物水分运输、光合作用、呼吸作用、物质代谢等过程。药用植物通过机体的整体抗逆性来阻止、降低或修复由环境改变或逆境造成的损伤，使植物仍保持正常的生理活动。合成和积累次生代谢产物是药用植物最重要的防御环境胁迫的策略。次生代谢产物又称植保素（phytoalexin），越是在受到各种环境胁迫的情况下，越容易积累。作为植物长期进化中适应环境的产物，次生代谢产物公认的生态学功能主要是防御天敌、病原菌，抵抗物理化学环境变化。

中药材"顺境出产量，逆境出品质"。从利用中药材的角度来看，衡量环境胁迫对中药材品质的影响，主要根据是否有利于形成和积累人们认可的优质中药材所含的特定次生代谢产物及其比例。适度的环境胁迫，会刺激次生代谢产物的积累。研究表明，环境胁迫不仅会导致药材产量降低，过分的环境胁迫会使植物次生代谢产物积累降低。药用植物在适应不同类型、不同强度、不同时间长度的环境胁迫时，会采取不同的生物学策略来平衡生长发育（产量）及次生代谢产物积累（品质）。因此，药材生产不仅要重视胁迫的种类，更要高度关注环境胁迫的程度。对于有助于特定次生代谢产物及其比例形成及积累的环境胁迫，在中药材生产中加以利用；反之，则尽可能避免。

## 五、生态环境与道地性

道地药材是指经过中医临床长期应用优选出来、产在特定的地域，与其他地区所产同种中药材相比，品质和疗效更好，且质量稳定，具有较高知名度的中药材。特有的自然生态环境是药材道地性品质形成的重要外在条件。早在《神农本草经》中便有记载："土地所出，真伪新陈，并各有法。"其强调了药材区分产地，讲究道地的重要性。《本草经集注》曰："诸药所生，皆有境界。"其体现了药物功效与生长环境关联，以及古代朴素生境观、"天药人合一"的整体观。

　　药用植物在长期适应环境的过程中，形成了自身生长发育的内在规律，并以其自身的变异适应外界条件的变化。药用植物的生长发育与周围的自然环境有着极为密切的关系。因此，中药资源的分布和质量呈现出地域性特点，不同产地的同一药材质量可能会相差很大，如宁夏枸杞以粒大饱满、色红、肉厚、油润、籽少、微甜微苦等性状优于其他产地，江苏茅山所产苍术根茎上含有大量朱砂点等质量优异特征。除外观等性状外，药用植物体内的次生代谢产物也处于动态变化。这些次生代谢产物的种类、含量及比例是中药材发挥药效的关键因素。影响道地药材品质的关键，生态因子对揭示其优质性与特有性具有重要价值。研究发现，温度是影响人参皂苷富集的关键生态因子，适度低温利于人参皂苷富集。日照时数、海拔、年降水量是影响羌活醇、异欧前胡素累积的主要因素。湿度、光照、年降水量与黄花蒿中青蒿素含量显著相关。黄芩（*Seutellaria baicalensis*）中黄芩苷等多数化学组分与纬度呈负相关，与温度呈正相关。气压、相对湿度和温度与掌叶大黄（*Rheum palmatum*）活性成分含量呈正相关。秦艽（*Gentiana macrophylla*）中龙胆苦苷含量与温度、气压显著呈正相关。年均相对湿度、年日照时数是影响黄芪中黄芪甲苷、黄酮类成分和黄芪多糖的关键生态因子。降水和温度是影响当归中阿魏酸累积的关键生态因子，适当升高种植海拔、增加降水量和湿度利于阿魏酸的累积。

　　生态环境影响药材道地性品质形成的表现、规律及机理等，仍是亟待解决的难题。因此，围绕道地药材品质形成的生态主导因子及限制因子分析、道地药材形成的环境机制、环境胁迫对药用植物次生代谢产物的影响等相关研究，将成为今后药用植物生态学研究的重要组成部分。

# 第二章

# 药用植物与光的生态关系

光是地球上几乎所有生命的能量来源。绿色植物通过光合作用，把光能转变为贮藏在有机物中的化学能，为植物生长发育提供能量，维持着生物圈中各种异养生物的生命活动。

光是药用植物赖以生存的必需条件之一，影响药用植物的生长发育，对药用植物组织、器官的分化和形态结构建成发挥着决定性和支配性作用。药用植物为适应光，形成了不同的生态类型。因此，光与药用植物的生长发育有着密切的关系，是决定药材产量、质量的重要生态因子。

## 第一节　光的变化规律

### 一、光的概念

光分为自然光照与人工光照。太阳光辐射的日照为自然光照，各种灯光的照明为人工光照。太阳辐射是一种电磁波，以自然光的形式投射到地球的表面，光具有波粒二象性。这种自然光的波长范围很广，主要集中在波长 150～4000nm 的范围内，汇聚了太阳光辐射 99% 的总能量。自然光照条件主要分为光质、光强、光周期，对药用植物生长发育有重要的生态作用。

### 二、光质及其变化

光质即光谱成分（spectral component），主要分为紫外光（ultraviolet light）、可见光（visible light）和红外光（infrared light）三个部分。波长小于 380nm 的光谱段称为紫外光，其中波长短于 290nm 的部分被平流层的臭氧吸收，所以紫外线真正射到地面上来的波长为 290～380nm。波长大于 760nm 的光谱段称为红外光，地球热量基本上是由这部分太阳光辐射能产生的，其波长越长，增热效应也越大。可见光谱段的波长为 380～760nm，也就是人眼能看见的白光，即可见光。可见光谱中根据波长的不同又可以分为红、橙、黄、绿、青、蓝、紫 7 种颜色的光。红光波长为 760～626nm，橙光为 626～595nm，黄光为 595～575nm，绿光为 575～490nm，蓝光为 490～435nm，紫光为 435～380nm。

在全部太阳的光辐射中，紫外线部分约占 1%，红外线光占 50%～60%，其余为可见光部分。在太阳的光辐射中，能直接参与植物光合作用，被植物吸收固定的太阳光辐射称为生理辐射或光合有效辐射，波长范围为 400～700nm。在这个波段中，对植物生理活动，特别是光合作用，具有最大活性的是波长为 600～700nm 的橙红光，其次是 400～470nm 的蓝紫光，而对绿光的吸收最少。

### 三、光强及其变化

**1. 光强与太阳常数** 光照强度与光的振幅有关，可用它产生热效应的大小来度量。垂直于太阳光辐射的单位面积、单位时间的黑体上所获得的太阳总热量称为太阳光辐射强度，简称光强。最常用的表示单位是在 1 分钟内落在 1 平方厘米的表面上的能量（卡），表示为 cal/$cm^2 \cdot min$。在地球大气上界垂直于太阳光辐射的平面上所接受的太阳光辐射强度为 1.94cal/$cm^2 \cdot min$，称为太阳常数（solar constant）。到达地表的太阳光辐射强度受大气层、太阳高度角、纬度、海拔、地形因素等影响。太阳常数示意图见图 2-1。

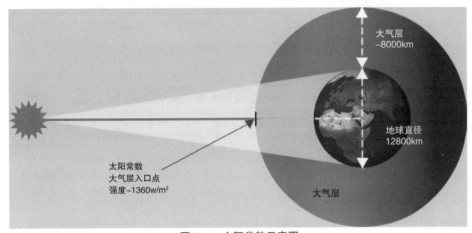

**图 2-1　太阳常数示意图**

**2. 大气层对光照强度的影响** 太阳光在到达地表之前必须通过大气层，一部分被反射回宇宙空间，一部分被气体、尘埃吸收，一部分被散射，使到达地表的太阳光辐射发生不同程度的减弱和重新分配。

反射作用对太阳光辐射具有重要的影响，在各种大气成分中，云层对太阳光辐射的反射作用平均反射率达到 50% ～ 55%，如果按地球平均云量为 54% 计算，太阳光辐射就有近 1/4 的能量被云反射回宇宙空间。

对太阳光辐射吸收较多的是大气中的水气、$CO_2$、$O_2$、臭氧、尘埃。其中，最主要的吸收介质是水气，特别是大气中湿度较大或多雨，太阳高度角低时，水气的吸收可占到达地面太阳能的 1/5，其主要吸收区在红外和红光区域，所以在多雨天气太阳光辐射中的红外线要少得多；$CO_2$ 主要吸收区在红外和长波区；$O_2$ 的主要吸收区在小于 200nm 的部分；臭氧集中于 10 ～ 40km 的高层大气中，在 20 ～ 25km 处含量最多，主要吸收紫外线，对地球上的生物有重要的保护作用；尘埃对太阳光辐射只有很小的吸收作用。由于大气吸收带都位于太阳光辐射光谱的两端区域内，对太阳可见光部分的减弱并不太大，因此，药用植物光合作用利用的光主要就是可见光部分。

大气散射的波长范围大都集中于可见光区内，大气层对太阳光辐射的散射是太阳光辐射减弱最重要的原因。气体、尘埃作为质点，使太阳光辐射从四面八方散射出去，太阳光辐射的散射作用与产生散射的质点大小有很大的关系，当散射质点小于辐射波长时，这种散射的强度与太阳光辐射波长的四次方成反比，即辐射波长越短，散射强度越大。这样散射作用对长波光线影响较小，而对短波光线的散射强度很大，这就是晴朗天空呈蓝色的道理。但是，如果散射质点大于辐射波长时，如云雾滴、尘埃等颗粒，它们对不同波长的光线几乎以同等程度散射。在多云、多烟尘或大气中含水汽较多时的天空呈乳白色，就是因为大气中浮游尘埃等较大的颗粒很多。因此，黎明、日暮比中午、冬季比夏季的光照强度要弱得多。

由于大气层对太阳光辐射的散射、反射、吸收作用，所以太阳光辐射强度在经过大气层到达地面时就被减弱了。若以北半球长时间的平均值为例，入射辐射有 25% 被云层反射，9% 被大气散射和反射回外层空间，10% 被云层吸收，9% 被臭氧、水蒸气和碳酸气等吸收，平均约只有 46% 到达地表。

**3. 太阳高度角对光照强度的影响**　以平行光束射向地球表面的太阳光辐射与地面的交角，称为太阳高度角。太阳高度角的变化为 0°～ 90°。太阳高度角越小，辐射经过大气层射到地面的射程就越长，光线被吸收和散射也就越多，而地面上的日光强度就越弱。当太阳在天顶时，太阳光辐射经过的大气层距离最短，被大气吸收、反射和散射的损失最小。

**4. 纬度对光照强度的影响**　到达地表的光的强度，从赤道向两极随纬度的增加，太阳高度角逐渐减小，太阳光辐射基本上呈带状分布，高纬度地带因太阳高度角较低，光通过大气的距离长，光的强度较弱，如在春分、平均云量状况下，北纬 40°地区的太阳光辐射总量比赤道地区少 30%。又如，在低纬度的热带荒漠地区，年辐射量为 200kcal/cm$^2$ 以上，而高纬度的北极地区，年辐射量还不到 70kcal/cm$^2$，两者相差近 3 倍；在中纬度地区，如我国的长江中下游一带和华南大部分区域，年总辐射量约为 120kcal/cm$^2$。

**5. 海拔对光照强度的影响**　太阳光辐射强度随海拔高度的升高而增强，在高海拔地区，大气厚度相对减小，空气稀薄，混浊程度低，因而高山接受的太阳光辐射比平地多。如在海拔 1000m 的山地，平均可得到全部太阳光辐射能的 70%，而在海平面上仅有 50% 左右。

**6. 地形对光照强度的影响**　地面的朝向和坡度也影响光照强度。在北半球的温带地区，太阳的位置偏南，因此南坡所接受的光照比平地多；北坡则较平地少。这种差别是由于在南坡上太阳的入射角较大，照射的时间较长，北坡则相反，而且坡度愈大，差异愈显著。在南坡上随着纬度的增加，坡度越大，最大辐射量也越大；在北坡上则是坡度越小，得到的辐射量越多；在所有的坡向中，以正午时刻刚好与太阳光线垂直的坡向所受的辐射量最高；在较高纬度的南坡得到的辐射量可以比较低纬度的北坡为多，如在北纬 40°和坡度 10°的南坡得到的辐射量与北纬 20°坡度 10°的北坡相等，而比坡度大于 10°的北坡为多。

### 四、光周期及其变化

光周期是指昼夜周期中光照期和暗期长短的交替变化。几乎整个植物的生长发育过程都与光照周期有着紧密的相关性。光周期是诱导植物开花的重要环境因子。

**1. 昼夜变化**　日照长度主要是指每天太阳光辐射的可照时数，即昼长。自然界一昼夜 24 小时为一个光照周期。有光照的时间为明期，无光照的时间为暗期。自然光照时一般以日照时间计光照时间（明期）；人工光照时，灯光照射的时间即为光照时间，为期 24 小时的光照周期为自然光照周期；为期长于或短于 24 小时的称为非自然光照周期。如在 24 小时内只有一个明期和一个暗期的称为单期光照；如在 24 小时内出现两个或两个以上的明期或暗期，即为间歇光照。一个光照周期内明期的总和即为光照时间。

**2. 季节性变化**　地球沿着轨道绕太阳旋转时，是倾斜着以不同的位置接受太阳光辐射的，这样就导致日照长度在不同的纬度和季节里是有规律的变化着。在北半球，夏半年（从春分到秋分）随纬度的增高，白昼时间逐渐加长，而以夏至的白昼最长、夜最短；冬半年（从秋分到春分）随纬度的增高，白昼时间逐渐变短，而以冬至的白昼最短、夜最长。

**3.纬度变化**　同时，日照长度的昼夜变化、季节变化又随纬度而不同，在赤道附近，终年昼夜平分；在北半球高纬度地带，随着纬度的增高，昼夜长短变化增大，纬度越高，夏半年白昼越长、夜越短；冬半年则白昼越短、夜越长。在北极地区则夏季全是白昼，冬季全是黑夜。

# 第二节　光对药用植物的生态作用

光照条件包括光质、光强和光周期等，这些条件的变化都会对药用植物产生重要的生态作用，使其生长发育、生理生化、形态结构等方面发生深刻的变化。

## 一、光质对药用植物的生态作用

通常情况下，绿色植物只有处在可见光的大部分波长组合中才能正常生长，植物干重的增加也是在全光谱的日光下最大。全光谱不同波长的光对植物生长有不同的影响，对植物的光合作用、叶绿素的形成、向光性、光形态建成的诱导等许多种光反应现象的作用是不一样的。

### （一）光质的时空变化

在不同条件下，不同波长的光线在大气中的吸收和散射是不同的。由于大气对太阳光辐射的吸收和散射具有选择性，所以当太阳光辐射通过大气时，光谱组成也发生了变化。

光质随时间发生变化的一般规律是在不同的季节中，冬季长波光增多，夏季短波光增多；一天之内中午短波光较多，早晚长波光较多。光质随空间发生变化的一般规律是短波光随纬度增加而减少，随海拔升高而增加。大气对波长较短的辐射散射较强，因此到达地面的太阳辐射随太阳高度角的增加，太阳辐射穿过大气的路程缩短，紫外线和可见光波所占的比例增大，红外线所占的比例相应减小；反之，太阳高度角变小，则长波光比例增大。在太阳的散射光中，红光和黄光占50%～60%，在太阳的直射光中，红光和黄光最多只有37%。在陆地上，大部分光都能被植物叶子吸收或反射，在水体中，水对光有很强的吸收和散射作用。

**1.植物群落对光质的影响**　植物叶片是主要的辐射接收器，照在植物叶片上的光，一部分被叶片表面反射掉，大部分被吸收，其余的部分则透过叶片。群落内光质的变化与植物种类有密切的关系，不同植物叶片的厚薄、构造、绿色的深浅（叶绿素含量的多少）及叶表面的形状不同，进而影响叶片对光的反射、吸收和透射光的能力。通常情况下，叶片对不同波长的辐射反射不同，在红外光区，叶片反射了垂直入射辐射的70%；在可见光区，红光波段被反射较少（3%～10%），绿光波段则比较强烈地被反射（10%～20%）；在紫外光区只有少量的辐射被反射，一般不超过3%。同时，叶片对太阳辐射具有选择吸收的特性，在不同的波段，吸收率也不同。在可见光区植物叶片的吸收最多，红色和蓝色部分有两个吸收峰，占辐射的80%～95%。绿色叶片对绿光的吸收较少，而对紫外线的吸收率极高，但大部分紫外线是被叶片表皮所截留，只有极少量的紫外线（占紫外线的2%～5%）进入叶深层。此外，叶片对红外光和绿光的透过性最强，所以在林冠下以红绿光的阴影占优势，而在森林深处仅仅留下了红光阴影。

一般来讲，针叶树群落中透过的光谱较宽，而阔叶树的树冠对光的吸收和透过都有较大的选择性，群落内部主要以散射光为主，由于叶片的反复吸收、反射和透射，而植物叶片所吸收的光主要是光合作用中效能最大的光（红、橙色及蓝色生理有效光）。因此，在群落内部的光，主要是对于光合作用效能很小的光，绿光和短波光所占的比例相对比群落外增多，而对光合作用有效的光则比群落外减少。

**2. 水体对光质的影响**　在水中，太阳辐射比在大气中更为强烈地被减弱，而且光质也有很大的改变。太阳辐射在水下的传输和分布主要受制四种物质，即纯水、溶解性有机物、非生物悬浮颗粒及浮游植物。纯水对长波辐射有强烈吸收作用；溶解性有机物对紫外辐射和可见光的蓝光之间的波段有着强烈的吸收作用，其吸收强度随波长的减少呈指数上升；非生物悬浮颗粒物主要通过反射和散射影响不同波段光在水下的衰减；浮游植物对蓝光和红光波段有很强的吸收作用。当太阳辐射照向水体时，红外线在水表层的几厘米处就被吸收掉，紫外线则能透入水体几米，可见光部分，特别是波长在50nm范围的辐射，可透入到10～20m的深度。

由于水体所反射的光线主要为波长为420～550nm的蓝绿色光，所以水体多呈淡绿色，湖水中以黄绿光占优势，深水处多呈蓝色，而海洋中则以微弱的蓝绿光为主。在海洋水体中，红光衰减大于蓝光，而在内陆湖泊水体中，蓝光衰减大于红光。此外，在内陆湖泊中，随着湖泊富营养化和浑浊程度加重，红光占比多，蓝光占比少。

### （二）光质对药用植物的影响

**1. 光质与植物的光合作用的关系**　植物的光合作用并不能利用光谱中所有波长的光，只是可见光区（400～760nm）的大部分光波能被绿色植物的质体色素所吸收，用于进行光合生产，这部分辐射通常称为生理有效辐射或光合有效辐射，占总辐射的40%～50%，对光合作用的实际意义最大。可见光中红、橙光是被叶绿素吸收最多的成分，具有最大的光合活性，叶绿素的吸收光谱在蓝紫光中最强，而光合强度却在红光中最强。这是因为每个量子所带的能量和波长呈反比。红光的波长较长，所以红光每一量子所带的能量较少。光合作用包含着光化反应，任何一种光化反应的进行，都是由于量子的震动和撞击的结果，它的反应强度主要决定于量子的数目，而不是决定于量子的大小，以相同的能量来说，红光所带的量子数目相对较多。因此，在红光下，单位面积、单位时间内所收到的量子数目便多一些，所以在红光下的光合强度自然比在蓝紫光下的大一些。蓝、紫光是短波光，也能被叶绿素、胡萝卜素等所强烈吸收，它们吸收的光，能转给叶绿素进行光合作用，而绿光很少被吸收，因此又称绿光为生理无效光。

**2. 光质对药用植物生长的影响**　一些特殊波长的光如红光、远红光、蓝光等还可以作为环境信号参与调节药用植物的生长发育进程，即光形态建成。

红外线是转换热能的主要部分，是地表热量的基本来源，它对植物的影响主要是间接反应在热效应上，红外线和可见光中的红光部分能增加植物体温度，促进植物茎的延长生长，促进种子和孢子的萌发。

蓝紫光与青光对植物的生长及幼芽的形成有很大的作用，能抑制植物的伸长生长而使植物形成矮粗的形态。蓝紫光是支配细胞分化最重要的光线，能促进花青素等植物色素的形成，还能激活光合作用中同化$CO_2$的酶类，影响植物的向光性。可见光中波长为465nm的蓝光对胚芽鞘的向光作用最有效，波长超过这个值，作用就会急剧减弱。

紫外线可抑制植物茎的伸长，所以很多高山植物都具有特殊的莲座状叶丛。紫外线能引起向光性的敏感和促进花青素的形成，使植物细胞液特别是表皮细胞液累积去氢黄酮衍生物，再使之还原为花青素，这就是紫外线促进花青素形成的原因。高山植物一般都具有茎干短矮、叶面缩小、毛茸发达、叶绿素增加、茎叶富含花青素、花色鲜艳等特征，除了与高山低温有关外，就是因为在高山上蓝、紫、青等短波光及紫外线较多的缘故。

**3. 光质对药用植物分布的影响** 植物的生长发育是在日光的全光谱下进行的，但不同光质对药用植物产生不同的影响。在水体中，海藻对光质的不同需求，呈现有规律的垂直分布：绿藻主要利用红光，需要较强的光照，分布在水的上层；红藻含有较多藻红素，能够利用微弱的青绿光，多分布在深海；褐藻含有很多藻褐素，分布在中层或浅海底。在陆地上，随着山体海拔的增高，高山空气稀薄、大气透明度高，紫外线较多。一些药用植物能够适应高山紫外线，呈现出特色的高山药用植物。如雪莲、川木香就能够适应一定强度的紫外线辐射，是高海拔山体中著名的药用植物，高山强烈的紫外线辐射不利于植物进行散布，是决定很多植物分布的一种因素。

## 二、光强对药用植物的生态作用

光对植物的形态建成和生殖器官的发育影响很大，能影响细胞的分裂，促进细胞、组织和器官的分化，光照强度与植物体积的增大有密切关系，影响着组织和器官的生长和发育速度，并保持正常的发育比例。

### （一）药用植物对光能的利用

通过光合作用将太阳能转化成化学能，是植物对光能利用的主要方式。植物光合作用主要包括原初反应、电子传递和光合磷酸化、碳同化，其中 $CO_2$ 的同化有三条途径：

**1. 戊糖磷酸化途径（卡尔文 – 本生循环）** $CO_2$ 最初固定产物为三碳化合物——3- 磷酸甘油酸（PGA），这是大多数植物中的一种 $CO_2$ 同化形式，全过程大致分为羧化、还原和更新三个阶段。在羧化阶段，$CO_2$ 受体 1,5- 二磷酸核酮糖，在二磷酸核酮糖羧化酶的作用下，结合 $CO_2$ 形成两个分子的 3- 磷酸甘油酸。由于 3- 磷酸甘油酸的分子只有三个碳原子，因此这个过程又称为同化 $CO_2$ 的 $C_3$ 途径。而以 $C_3$ 途径同化 $CO_2$ 的植物，相应称为 $C_3$ 植物。$C_3$ 植物具有较高的光呼吸率，由于光呼吸的存在，$C_3$ 植物固定 $CO_2$ 的量要减少许多。

**2. $C_4$ 二羧酸途径** 这一过程由叶肉细胞和维管束鞘细胞共同参与，$CO_2$ 最初的固定产物为四碳化合物——草酰乙酸、苹果酸或天冬氨酸，简称 $C_4$ 途径，以这种途径固定 $CO_2$ 的植物称为 $C_4$ 植物。与 $C_3$ 植物不同，$C_4$ 植物通常不表现出光呼吸。在自然光照的情况下，$C_4$ 植物的光合强度能随光强的增加不断增加，而一般 $C_3$ 植物当光强达 20 ~ 50klx 时，光合强度便不再增加了。因此，$C_4$ 植物有高光效植物之称。

**3. 景天酸代谢途径（CAM）** 在荒漠等日照强烈、干旱条件下生长的许多肉质植物，如仙人掌科、景天科、大戟科、百合科等植物中，还有另外一种固定 $CO_2$ 的方式，这就是景天酸代谢途径，这类植物在夜间气孔开放，吸收的 $CO_2$ 形成苹果酸等有机酸；白天气孔多关闭，贮存的有机酸经脱羧作用释放出 $CO_2$，进入 $C_3$ 循环。景天酸代谢反映了这类植物光合作用对环境的适应，具有重要的生态意义。

### （二）光强对药用植物的影响

**1.光补偿点和光饱和点**　光合作用与呼吸作用总反应所涉及的物质基本相同，但作用相反。光合作用把水和 $CO_2$ 合成有机物质并放出氧气，而呼吸作用是将有机物质氧化成 $CO_2$ 和水。光合作用效率与光照强度成正比，逐渐增加光照强度，当光合作用合成的有机物刚好与呼吸作用的消耗相等时的光照强度称为光补偿点。光强超过光补偿点后，随光照强度的增加，光合效率仍继续增加，一旦当光照强度增至某一数值，光合作用达最大值，再增加光照强度，光合效率也不会提高，这时的光照强度称为光饱和点。

不同植物的光补偿点的数值不相同。在相同的条件下，呼吸速度快的植物，达到光补偿点的光照强度比呼吸速度慢的植物高。同样，不同植物的光饱和点也不相同。$C_4$ 植物在中等光强下，光合作用一般比 $C_3$ 植物高得多，如甘蔗、玉米等 $C_4$ 植物，在自然界光照下甚至不出现光饱和现象。$C_3$ 植物，如水稻、小麦、大豆等，由于结构和生理上缺乏 $C_4$ 植物的特点，光饱和点较低，甚至有的在较强的光照下，光合作用的性能还会降低，如隐花植物、某些乔木的幼苗、生长在密林下层灌木中的草本植物等，光饱和点均较低。

**2.黄化现象**　植物同化组织中的叶绿素必须在一定光强条件下才能形成。在黑暗条件下，植物会出现"黄化现象"。黄化是由于受光不足，不能形成叶绿素，但能形成胡萝卜素和叶黄素，所以呈现黄色或黄白色，黄化现象的名称由此得来。黄化植物茎细长软弱，节间伸长，茎叶外表呈淡黄色，植物体中细胞壁很薄，薄壁组织发达，而机械组织和维管束的分化较差。但黄化植物如接受光照，茎叶即可在短期内转变为绿色，叶片也伸长发展，以后长出的茎叶其形态和色泽都趋于正常，这说明绿色植物必须在阳光下才能进行正常的生长。

**3.光强对植物生长发育的影响**　植物积累一定量的养分后，在完成光周期诱导和花芽开始分化的基础上，光照时间越长，强度越大，形成的有机物越多，越有利于花的发育。如果光照减弱，同化产物减少，花芽的形成也减少，已经形成的花芽也会由于体内养分供应不足而发育不正常、延迟，甚至不能形成。即使进入开花期，如果连续较久的阴天，日照不足，则花发育不良，数量减少。

光照有利于果实的成熟，在强光下能增加果实的含糖量和耐贮性，这是因为充足的光照可以加强植物生理活动功能，有利于碳水化合物的积累，增加植物体内的有机营养，使枝叶生长健壮。从叶片运来的糖主要以淀粉形式贮存在果肉细胞中，而在成熟后期淀粉全部转化为可溶性糖，因而增加了果实的甜味，同时提高果实的产量。

改善光照对果实的品质也有良好作用，使着色良好，因为有些果实的颜色是由花青素形成的。而果实中花青素的含量与光照强度有密切关系，光照强，叶片中合成的色素越多，运到果实中，经过氧化物酶在氧气充足及比较高温的条件下，受感光作用（短波最有效）产生花色素苷显色，花青素的形成也增多。

**4.光强对药用植物分布的影响**　目前，我国光照强度一般多用日照时数来表示。日照时数与太阳总辐射量的分布有相似的趋势。我国青藏高原和西北干旱区域日照时数较多，约为3000 小时以上，而四川、贵州较少，为 1200～1600 小时；在东部季风区域，日照时数由南向北增加，大致由广州的 1910 小时增加到哈尔滨的 2650 小时。苍术属药用植物中的白术与北苍术的性状与分布体现了南北光照强度的差异。其中，白术自然分布于安徽、浙江等地 800m 以上的林下阴凉环境，而北苍术分布于华北等地的向阳干燥山坡。

在水体中，光照随着深度的增加很快减弱，光合作用减弱到与呼吸消耗量平衡时的水深称为补偿深度。因为植物需要阳光，补偿深度也就是水体中光合植物垂直分布的下限。海洋中光合植物只能生活在透光带，如扎根海底的海带、昆布等藻类通常只能分布于大陆沿岸水深不到100m 的环境中。

### 三、光周期对药用植物的生态作用

#### （一）光周期现象

地球的公转与自转，带来了地球上日照长短的周期性变化，长期生活在这种昼夜变化环境中的植物，借助于自然选择和演化形成了各类植物开花所特有的对日照长度变化的反应方式，这就是植物的光周期现象。在地球表面的自然条件中，日照长度的变化是一种经常不断地重复作用于植物的环境因子，因此就引起植物对它的显著反应，形成了与长短日照相适应的植物类型。根据植物对日照时间的适应类型，可把植物分为长日植物、短日植物、中日性植物和日中性植物。

#### （二）光周期形成的主要因素

光周期形成的三个主要因素：①地球的自转速度，即所谓"24 小时的周期"。②随季节和纬度而变动的"日照长度"。③地表上的太阳光波组成的变动性。植物在长期演化历史过程中，适应这三方面的周期性变化，使"光信号"与植物生活紧密地联系在一起，控制着植物的形态建成。

控制形态建成的光能，与光合作用中用于合成有机物质的光能有所不同。在量上，它比光合作用需要的少得多；在质上，它的作用范围为 0.28 ～ 0.8μm，超出了可见光的范围；在作用上，控制形态建成的光能仅是给植物以转换发生和分化方式的转机，与把太阳能转化为生物可利用的化学能的光合作用本质上不相同。植物细胞内的光受体，吸收这种作为外界信息的光能后，将这种光能转换成其他形式的能，从而引起细胞内局部变化，此种变化进一步扩大，最终便引起宏观的变化。在这里，这种与光合作用无关的低能量的光化学反应，实际上只起到犹如"扳机"样的作用。

#### （三）光周期效应

光周期现象的机理是个比较复杂的问题，控制着许多光诱导过程，如种子的萌发、茎的伸长生长、叶片的展开、叶的运动、叶绿体运动、叶的脱落、根茎和鳞茎的形成、开花及某些植物一年中活动与休眠状态的交替等，在许多生理过程起着重要作用。

有研究发现红光（660nm）和人眼不能察觉的远红光（730nm）对需光种子莴苣种子的萌发具有不同的影响，红光照射能促进莴苣种子的萌发，远红光照射则抑制其萌发。当用红光和远红光交替照射时，则萌发与否的反应，决定最后一次照射光的波长。另外发现，光间断对苍耳开花的抑制作用，也能被随后的远红光照射解除。

光敏色素是一种分子量约 6 万的可溶性蛋白质色素，它以两种不同的形式存在于植物的细胞内。一种是稳定态（$P_{660}$），它能吸收红光（660nm），一种为激发态（$P_{730}$），它能吸收远红光（730nm）。这两种色素可以互相转化，稳定态的光敏色素经红光照射后可转变为激发态；激发态的光敏色素在黑暗中或在远红光照射下，可转变成稳定态，相互转化可表示为：

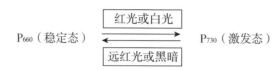

$P_{660}$（稳定态） ⇄ $P_{730}$（激发态）

（红光或白光 / 远红光或黑暗）

光敏色素在白天吸光后由 $P_{660}$ 转变为 $P_{730}$，这个过程进行很快；在夜晚，$P_{730}$ 转变为 $P_{660}$，但这个过程的进行要慢得多，在暗处生长较久的植物，色素基本上是 $P_{660}$ 型的。$P_{660}$ 型生理活性较强，化学性质较稳定，不见红光（或白光）不会自动转化成 $P_{730}$ 型。因此，黑夜的长短便决定了活跃态 $P_{730}$ 的数量。植物的开花要有一定的 $P_{730}$ 与 $P_{660}$ 的比值。短日植物要求较低的 $P_{730}/P_{660}$ 比值，当日照长时，$P_{730}$ 增多，就使短日植物的开花受到抑制；当秋季到来夜渐长时，$P_{730}$ 减少，就开始了花的形成。这样，有植物光敏色素参加的开花反应，就使植物在一年中的适当季节开花。在漫长的秋夜中，如果用红光照射植物，光敏色素 $P_{660}$ 将很快地转变为 $P_{730}$，短日植物的开花就受到阻碍。

温带地区主要分布落叶药用植物，这与光周期有密切关系。因为在温带地区，秋季日照时间缩短，红光和白色全光减少、黑暗期增长，光敏色素以 $P_{660}$ 为主，植物活性减弱；在春季随着日照时间增长，红光和白色仝光增多、黑暗期缩短，光敏色素以 $P_{730}$ 为主，植物活性增强。温带地区的落叶药用植物就是对这种光周期的适应，在短日照时间逐渐停止生长、落叶，进入休眠状态；在长日照时间打破休眠，进入生长状态。

# 第三节　药用植物对光的生态适应

药用植物种类繁多，生长特性各不相同，对光质、光强和光周期的需求和响应也不尽相同，进而形成了不同的生态习性，并表现为不同的生态类型。在生产上，要充分考虑光对药用植物各方面的影响，并根据药用植物对光照的不同需求特点，采取适宜的措施协调药用植物与光的关系，满足药用植物对光的需要，以充分发挥药用植物的生产潜力。

## 一、对光照强度的生态适应

### （一）对光照强度适应的生态类型

根据植物对光照强度的适应性，可分为阳性植物、阴性植物和耐阴植物（中性植物）。这三大类植物最根本的差别，体现在对光强的需要或耐阴性的不同。一般情况下，生长在旷野、路边、草原、沙漠、平原地区的多为阳性药用植物，如小蓟、槐、蒲公英等；阴性药用植物多生长在阴暗、潮湿生境的多为阴性药用植物，如人参、三七、麦冬等；而耐阴药用植物既能在全光照条件下生长，也能在较荫蔽的地方生长，分布的生境比较广泛，如桔梗、党参等。

**1.阳性植物**　这类植物对光要求比较高，只有在足够光照条件下才能正常生长，在荫蔽和弱光条件下生长发育不良。它们的光补偿点、光饱和点都较高，光补偿点为全光照的 3% ～ 5%，对强光的利用较好，最大的光合作用是全光照，光饱和点在 20 ～ 25 klx 以上。这类植物多生长在旷野、路边、向阳坡地等空间没有荫蔽的地方，药用植物中如山地分布的雪莲花、红景天、蒲公英，荒漠草原分布的麻黄、甘草、肉苁蓉、锁阳、黄芪、蓟、芍药等，常见的松、柳、槐等都是阳性植物。另外，草原及沙漠植物，以及先花后叶的植物和一般的农作物也都是阳性植物。

**2. 阴性植物** 阴性植物是在相对较弱的光照条件下比在强光下生长发育健壮的种类，对光的需求远较阳性植物低，光饱和点和光补偿点都较低，但当光照过弱达不到阴性植物的补偿点时，它也不能正常的生长，所以阴性植物对光照要求较低也只是相对于阳性植物而言。阴性植物的光补偿点一般为全光照的 0.5% ～ 1%，光饱和点也较低，为 5 ～ 10 klx。阴性植物多生长在潮湿、背阴的地方或林下。很多药用植物属于这一类，如人参、三七、黄连、细辛、天南星、山酢浆草、连钱草、观音座莲等，树木中如红豆杉等均是阴性植物。

**3. 耐阴植物** 耐阴植物对光照具有较广的适应能力，对光强的需要处于阳性植物和阴性植物之间，但最适合在完全的光照下生长，同时也可以耐受一定程度的荫蔽，或是在生育期间需要较轻度的遮阴。不同种类的植物其耐阴性的程度不同，而耐阴性能的强弱又与土壤营养条件、温度、水分状况有关。药用植物中如侧柏、胡桃、桔梗、党参、沙参、黄精、肉桂、金鸡纳等都是耐阴植物。

### （二）形态与生理适应

**1. 植株生长状态的适应** 阳性植物树冠一般枝叶稀疏、树梢散开、透光、自然整枝良好，阳光很容易透进来，几乎所有的叶片都能接受阳光，树皮通常较厚；而阴性植物一般枝叶浓密，透光度小，自然整枝不良，树皮通常较薄。

**2. 茎形态结构的适应** 阳性植物的茎通常较粗，节间较短，分枝也多。生长在强烈阳光下的高山植物，节间常强烈缩短，变成莲座状。在内部结构上，茎的细胞体积较小，细胞壁厚，木质部和机械组织发达，维管束数目较多。阴性植物的茎通常细长，节间较长，分枝较少，茎的细胞体积较大，细胞壁薄，木质化程度低，机械组织较不发达，维管束数目较少。

**3. 叶形态结构的适应** 植物叶片是直接接受阳光进行光合作用的器官，因此形态结构对光照具有较强的适应性。阳性植物的叶片一般较小，质地较厚。叶表面角质层较厚，有的表面有绒毛。细胞较小，细胞壁较厚，排列紧密，细胞间隙小，单位面积上气孔通常较密集，叶脉细密而长。叶肉细胞强烈分化，栅栏组织较发达，常有多层，有时在上、下表皮内都有栅栏组织，而海绵组织不发达，具有这样形态构造的叶片称为阳性叶。阴性植物叶片的形态结构与阳性植物叶片相反，称为阴性叶。在同一植物体上着生于不同受光部位的叶片，形态结构也会表现出阳性叶和阴性叶的不同特征。这种植物叶片适应不同的光照条件的变化产生的一些形态上的变异，称为叶片的适光变态。阳性植物的叶常与直射光成一定的角度排列，而阴性植物的叶柄常或长或短，叶形也或大或小，使叶片成镶嵌状排列在同一平面上，以充分利用阴暗不足的光线，这也是植物在形态上对不同光强的适应特征。

**4. 生理适应** 阳性植物的光补偿点高，耐阴力较弱，有较强呼吸作用和蒸腾作用；细胞液浓度较高，渗透压较高，抗高温、干旱、病害能力较强。阴性植物的光补偿点较低，耐阴力较强，而光饱和点也较低，在适度的光照下才有最大的光合强度；呼吸作用、蒸腾作用都较弱；细胞液浓度较低，渗透压低，抗高温、干旱、病害能力较弱。

阳性植物和阴性植物的叶绿素的含量不同，单位叶面积中阴性植物的叶绿素含量大于阳性植物，因此阴性植物能在低光强度下吸收较多的光能，以提高其光合作用效能。阳性植物和阴性植物叶绿素 a/b 值不同，阳性植物叶绿素 a/b 值较大，而阴性植物叶绿素 a/b 值较小。叶绿素 a 的吸收光谱主要在红光部分，而叶绿素 b 的吸收光谱主要在蓝紫光部分，所以阳性植物能充分地利用直射光下的红光，而阴性植物则能较好地利用散射光下蓝紫光。这是不同光生态条件下，植物对不同光照强度的一种生理适应。叶片细胞中叶绿体的排列位置也常随光照强弱而变化。当光照强烈时，叶绿体常排列成与入射光相平行的方向，以减少过强光照的伤害；而当光照较弱时，叶绿体排列成与光照方向成直角，从而相应地增加了叶绿体上接受光照的面积。

## 二、对光周期适应的生态类型

### （一）对光周期适应的生态类型

**1.长日植物**　是指只有日照时间长于一定数值（这个数值称为临界日长）才能开花的植物，而且日照时间越长，开花越早。长日植物通常需要 14 小时以上的日照，日照短于一定长度时，它们所需要的临界日长时数不足，植物则停留在营养生长阶段，不能形成花芽，或推迟开花时间。用人工方法延长光照时间可使这类植物提前开花。这类植物的开花通常是在一年中日照较长的季节里，如晚春和夏季。药用植物如牛蒡、紫菀、莨菪、除虫菊、菘蓝、萝卜等都属于长日植物。

**2.短日植物**　是指日照长度短于一定数值才能开花的植物，日照超过一定长度时便不开花或明显推迟开花。这类在较短的日照条件下促进开花的植物，在一定范围内，暗期越长，开花越早，一般需要 14 小时以上的黑暗才能开花。如果在长日照下，则只进行营养生长而不能开花。这类植物通常在早春或者深秋开花，若用人工方法缩短它们的日照时数，则可促使它们提前开花。药用植物中如菊、苍耳、紫苏等都是短日植物。

**3.中日性植物**　中日性植物的开花要求昼夜长短比例接近相等（12 小时左右），如甘蔗（要求在 12.5 小时的日照条件下才能开花）就是这类植物。

**4.日中性植物**　这类植物的开花受日照长短的影响较小，只要其他条件合适，在不同的日照长度下都能开花，如蒲公英、月季、长春花等。

关于长日植物与短日植物的区别，不是表现在对日照长短要求的绝对数值方面，而是表现在它们对临界日长的反应。引起长日植物开花的最小日照长度，称为临界日长。对短日植物来说，这个引起开花植物反应的最大日照长度，称为临界日长。这样，可以称长日植物是在日照长度长于临界日长条件下开花的植物，而短日植物是在日照长度短于临界日长条件下开花的植物。

植物开花要求一定日照长度的特性，主要与其在原产地生长时自然日照的长度有密切关系，也是植物在系统发育过程中对于所处生态环境长期适应的结果。各种植物对光周期的反应，与其地理起源有很大关系。地理上各个纬度的白天长度，除了赤道之外，都随着季节的变化而改变，纬度越高，即离赤道愈远，这种白天长度的变化越明显。在赤道附近，则年变化不大。短日植物大多数原产地是日照时间短的低纬度的热带、亚热带（夏半年昼夜相差不大，但比北方的白昼要短）；长日植物大多数原产于高纬度的温带和寒带，在生长发育旺盛的夏季（夏半年昼长夜短），一昼夜中光照时间长。所以，越是北方的种或品种，要求临界日越长，越是南方的种或品种，要求临界日长越短。

### （二）光周期反应中光与暗的生理意义

植物开花的光周期现象，在光期和暗期中，对于诱导花芽形成起决定作用的是暗期的长短，即短日植物必须在超过某一临界暗期的情况下才能形成花芽；而长日植物则必须在短于某一临界暗期时才能开花。

　　闪光试验进一步证明暗期的重要性：如在暗期中间给予短暂的光照（即用闪光打断），则即使光期总长度短于其临界日长，短日植物也不开花，即因其临界暗期遭到间断而使花芽分化受到抑制，而同样情况却可促进长日植物开花（图 2-2）。试验证明，在长光期中间如给予短暂的黑暗，对于短日植物的开花也有效应，如用几小时的黑暗中断夏季白天的日照，结果促使短日植物提前开花，在光周期的长光照期，对长日植物的成花无影响。说明黑暗对于诱导开花是起着决定性作用的，这就是临界夜长。临界夜长是指在昼夜周期中长日植物能够开花的最大暗期长度，或短日植物能够开花的最小暗期长度。长夜诱导短日植物开花，却抑制长日植物开花。因此，把短日植物称为"长夜植物"、长日植物称为"短夜植物"更为确切。

　　这些试验给生产也带来了效益，如在冬季诱导长日植物开花就不需照射连续光，代替的方法是暗期给以短时间的光间断，这就可以节省用电了。

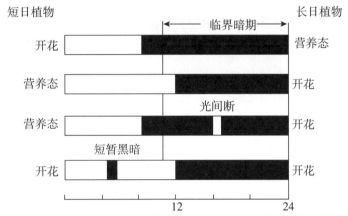

图 2-2　长日植物和短日植物中暗期光间断和光期短暂黑暗对花的形成的影响

### 三、光与药用植物品质形成

　　了解光生态类型，在药用植物的合理栽培、间作套种、引种驯化等方面是非常重要的。在生产上，应根据不同药用植物种类或品种的光生态习性来调节栽培环境中的光照条件，使不同生态类型的药用植物得到正常的生长，这是药用植物栽培中选地、确定种植方式和栽培措施的重要依据之一。如要种植的药用植物是阴性植物，要选择背阴的地段，同时为了满足它们对适度荫蔽的需要，还要采用搭棚或与其他植物进行间套作等措施。有很多药用植物属于阴性植物，在野生状态下分布于阴坡和半阴坡，因此在人工栽培时，就要给以一定程度的遮阴。如栽培三七，必须搭棚栽种，并控制棚的透光度为 20%～40%，这样植株生长才健壮，根系发达，开花结籽好；如光照过强，则植株生长缓慢，叶色变黄，严重时叶片出现"灼斑"。

#### （一）光质与药用植物品质形成

　　不同光质对药用植物的生长发育有一定的影响。一般红光促进茎的伸长，紫外光对植物生长有抑制作用，蓝紫光使植物茎粗壮，有利于培育壮苗。蓝光对三叶青的生长有利，光合速率也高于其他光质。在栽培药用植物时，可据此选择合适颜色的塑料薄膜，以满足药用植物的生长。如在人参、西洋参栽培中，宜选择淡色的色膜，以淡黄、淡绿膜为最佳。在丹桂的覆膜栽培中，薄膜色彩对增产的影响依次是黑色膜＞蓝色膜＞银灰色膜＞红色膜＞白色膜＞黄色膜＞

绿色膜。在引种驯化和生产栽培中，应充分考虑不同药用植物对光的喜好。虽然某种单色光质有利于一些物质合成，但对植物整体的生长发育状况进行分析，效果不同。若不同光质按照一定比例进行组合，既可以促进植物生长，还有利于所需物质的合成。

光不仅决定糖的合成，还影响蛋白质和脂肪的形成。当提高光照强度并使长波光（如红光）占优势时，碳素向糖类转变的过程加强，促进糖的合成，亦即碳素沿着磷酸甘油酸被还原成糖的途径转变。当使短波光（如蓝光）占优势并增加氮素营养时，则促使碳素朝向氨基酸和蛋白质的合成，亦即碳素沿着磷酸甘油酸转化成丙酮酸，进而形成氨基酸、苹果酸及其他有机酸的途径转变。有报道指出，向日葵和玉蜀黍在红光下形成碳水化合物多，而在蓝光下形成的蛋白质增多。

此外，药用植物可以通过不同的光受体感受不同的光质，进而调控次生代谢物质的合成与积累。通常情况下，长波不利于黄酮类物质的积累。在红光处理下，黄芪根中生物量及有效成分显著低于对照，不仅抑制了黄酮的积累，还抑制了黄芪多糖和黄芪甲苷等有效成分的合成与积累。红光处理后，水母雪莲中黄酮的合成与积累受到显著抑制；红光对毛地黄中强心苷的合成也起抑制作用。

一般而言，蓝光比红光更有利于一些次生代谢物质的积累。例如，在蓝膜下生长的黄芪，黄芪黄酮、甲苷的含量均比自然光下有所增加。研究表明，蓝光可提高水母雪莲、金线莲、灯盏花、三叶青、远志等药用植物中黄酮类物质的合成与积累。蓝光还有利于耐阴植物绞股蓝及喜阴植物滇重楼总皂苷的积累。丹参植株中丹酚酸 B 含量在补充蓝光后显著提高；蓝光能够显著提高姜黄中姜黄素、去甲氧基姜黄素和双去甲氧基姜黄素的含量。

绿光不仅会抑制大多数植物的生长，还会抑制植物次生代谢产物的合成与积累。例如，在绿光下，滇重楼的根茎总皂苷含量比对照低 2.10%；夏枯草中的黄酮类物质含量降低；甘蓝中的花色苷、花青素都有所下降；姜黄素类化合物的合成也会受到抑制。此外，绿膜处理黄檗幼苗的 3 种生物碱的产量极低。

黄光有利于脱水穿心莲内酯的积累。在黄光照射下，三叶崖爬藤总黄酮含量最高。当强光处理时间加长的时候，淫羊藿苷类成分会产生一定的降解，但在黄光处理下，几乎没有发生降解。不同光质间应进行合理搭配，不仅促进植物的生长发育，更有利于生产出更优品质的产品。

### （二）光强与药用植物品质形成

在进行药用植物引种时，必须考虑到原产地和引种地之间光照条件的不同，从而采取相应的栽培措施，才不致使引种工作失败。如药用植物向南引种时，由于纬度减低，光照强度增强，有些药用植物不能很快适应低纬地区的强光照，特别是在夏季和幼苗阶段，因此也需要采取遮阴等措施。在进行野生的林下药用植物家种时，同样要考虑到光照强度的改变而采取相应的措施。植物对光的需要量也常随着年龄、地区的不同而异。如某些阳性树种在幼龄时往往稍能耐阴，但随着年龄的增长，需光性就逐渐增强。植物对光照强度的要求也涉及其他因子的变化，如光照增强相应地会引起温度升高、大气湿度下降等。所以这也是以光照强度为主导因子时，光、温度、大气湿度等因子综合影响的结果。如阴性植物相对地说也是要求在大气和土壤含水量较多的环境中生长的植物，这说明各种环境因子都不是单独起作用的，而是相互影响、相互制约、综合地对植物起作用的。

药用植物品质的物质基础多是药用植物的次生代谢物质，次生代谢物是植物在生长发育过程中对环境的适应产生的一类小分子有机化合物，是植物在长期进化过程中与环境相互作用的结果。药用植物次生代谢物的生源途径复杂，其合成与积累受到自身遗传和环境中各种生物因子和非生物因子的调控，影响了药材的品质控制及有效成分的开发利用。其中，光照强度是影响植物光合作用的主要环境因素之一。光强对不同药用植物的有效成分积累有促进作用，也有抑制作用。如喜树幼苗叶片的喜树碱含量随着遮阴程度的增长而增加，但严重遮阴时喜树碱含量降低。当光照强度为全光照85%的时候，莪术中的挥发油和莪术醇的含量最高。不同的遮阴度对鼓槌石斛的氨基酸、多糖、总酚、毛兰素含量的影响显著，光照影响各氨基酸关键酶的生成量从而改变氨基酸的组成；光强过强或过弱，鼓槌石斛的多糖、总酚、毛兰素的含量均减少。

### （三）光周期对引种、育种的重要性

光照时间对于药用植物的引种、育种和驯化工作极为重要。在临近赤道的低纬度地带，如果栽培长日植物，由于日照时间不足，不会开花结实，不能繁殖后代；而在高纬度地带（纬度66.5°以上），在夏季几乎24小时都有日照，因此，短日植物栽培在温带和寒带也会因光照时间过长而不开花；而在中纬度地带，各种光周期类型的植物都可生长，只是开花的季节不同。这对植物的引种、育种工作有极为重要的意义。

**1. 光照时间对药用植物引种的影响** 在进行药用植物引种时，必须考虑到原产地和引种地之间光照条件的不同，从而采取相应的栽培措施。首先，要了解该植物原产地（或原分布区）和引种地日照长度的季节变化，以及该种植物对日照长度的反应特性和敏感程度，敏感性低的则适应性强一些，敏感性高的则对日照要求比较严格。再结合考虑该植物对温度等的需要，才不致使引种工作失败。一般来说，短日植物由南方（短日照、高温条件）向北方（长日照、低温条件）引种时，由于北方生长季节内的日照时数比南方长、气温比南方低，往往出现营养生长期延长、发育推迟的现象。如爵床科药用植物穿心莲（短日植物）引种到北方后，不能开花结实。药用菊花为短日药用植物，安徽、河南等地为其栽培北界，因为其秋季开花，再向北分布，日照时间相对较长，生长期延长，推迟到深秋才开花，容易冻死，越往北栽培，越易受冻伤。短日植物在由北向南引种时，则往往出现生育期缩短、发育提前的现象，所以，短日植物北种南引时，应引种晚熟品种。而长日植物则相反，由南向北移时，发育提前；由北向南移时，则发育延迟，甚至不能开花。

**2. 光照时间在药用植物育种中的作用** 在育种方面，利用温度和光照的控制，可加速或延迟药用植物的开花期。对于原来开花期相差很久不能进行有性杂交的品种，可以用人为地避光或补充光照，延迟或提早其中的一种植物开花，从而使两者花期相遇，达到传粉受精的目的。

在杂交育种时，为了选择合乎要求的杂种后代，稳定所获得的优良遗传特性，常常需要连续培养十几代，才能最后得到一个新品种。采用人工遮光的办法，那么一年能够繁殖几代。在自然条件下，可以利用异地种植、南繁北育的方法来满足植物发育对温度和日照的要求。如短日作物的品种冬季到海南岛繁育，长日作物品种夏季到黑龙江、冬季到云南繁育，这样可以加速育种工作，节约育种时间。

# 第三章

# 药用植物与温度的生态关系

温度（temperature）是生态因子中的气候因子之一，对植物的生命活动非常重要，因为植物的生理生化反应必须在一定的温度条件下才能正常进行。通常情况下，当温度适度升高时，生理生化反应速度会加快；温度降低时，生理生化反应速度相应降低；但温度过高或过低都会导致植物生长发育受阻，使植物受害，甚至死亡。另外，温度的变化会导致大气湿度、土壤湿度和肥力等其他环境因子发生变化，从而间接影响植物的生长发育。

地球表面环境的温度随着空间和时间的不同而变化，如温度会随着海拔、纬度的变化而升降，也会因昼夜变化、季节转换而起伏。植物有机体温度的变化基本是趋同于其所处环境的温度的，其生长、发育及产量直接受环境温度的影响，特别是极端温度值、温度升降速度，以及极端温度持续时间等对植物都有深刻的影响。当然，不同植物最佳的生长和发育温度、耐受极端温度的能力等是不同的，这种差异是与其演化过程中所处环境的温度等条件相关的。

## 第一节　温度的变化规律

温度是表征物体冷热程度的物理量。物体温度的高低，标志着其微观组分的大量分子无规则运动的剧烈程度，即对其分子平均动能大小的一种度量。温度越高，分子无规则运动的平均速度就越大，物体的内能也越多。

### 一、温度

#### （一）温度的性质

温度是一个状态量，温度的测量是以热平衡为基础的。当两个温度不同的物体接触后，会从高温物体向低温物体传递能量，直到两物体温度相等即达到热平衡为止，这是温度最基本的性质。这一过程中物体吸收或释放的能量称为热量，热量的多少与物体的温度升降直接相关。温度高的物体放出热量，内能减小，温度降低；温度低的物体吸收热量，内能增加，温度升高。两物体间不存在温度差时，物体间没有热量传递，温度保持不变。生态学中主要将气温作为研究温度生态因子的指标。

**1. 气温**　空气的冷热程度用数量来表示称为气温。气温（$t$）的高低对于一定容积内一定质量的空气来说可以代表它内部分子平均动能的大小，气温越高分子动能越大。气温的单位在我国使用摄氏度来表示，符号为℃。在 1 个标准大气压（760mmHg）下，纯净的冰水混合物的温度为 0℃，水的沸点为 100℃，其间平均分为 100 份，每一等份为 1℃，记作 1℃。摄氏度现已纳入国际单位制体系。一般气象台发布的气温数值，是百叶箱中离地约 1.5m 高处的空气温度，其基本能够反映当地的气温。

制定国际协议或进行温度相关的理论计算时通常使用绝对温度（$T$），又称热力学温度或开尔文温标，符号为 K，简称开氏温标，是国际单位制七个基本物理量之一，其描述的是客观世界真实的温度，是一种标定、量化温度的基本方法。绝对温度每 1 度的间隔大小和摄氏度一样，两者之间的关系式可以表示为：

$$T（K）= t（℃）+ 273.15$$

其中：$T$ 为绝对温标；$t$ 为摄氏温度。

**2. 温度三基点** 生物生命过程中的最适温度、最低温度和最高温度合称温度三基点。

（1）最适温度 各种植物在其各个生长发育时期对温度条件都有一定的要求。如果某一温度条件能够满足生物的要求，则植物生长得迅速而健壮，这种温度条件就是该植物此发育时期的最适温度。不同植物生长发育的最适温度有明显不同，如杜仲种子发芽的合适温度范围为 15～21℃，最适温度约为 18℃；柠条种子萌发的最适温度为 10℃，10～25℃也有较好的萌发率，但当温度低于 5℃或 30℃时，萌发率则大幅降低。即使是同一种植物，不同生长发育时期对温度的要求也会有一定差异，如小麦播种至出苗的最适温度日平均气温为 16～18℃，抽穗到开花期为 16～21℃，成熟期则为 20～25℃。测定并获取植物不同时期的最适温度是生态学研究的基本内容之一，不仅可以掌握温度与植物生长发育之间的生态关系，还可以通过各种技术或措施调节药用植物所需的温度，控制其变化幅度和范围，从而满足药用植物生长发育对温度的要求。

（2）最低温度和最高温度 如果温度低于最适温度，则植物生长缓慢，温度低到一定程度，植物会停止生长但不会死亡，这一温度称为生长的最低温度，也称生物下限温度或生物学零度（B）。如果温度高于最适温度，植物生长也会变慢。当温度高到植物停止生长但不死亡的温度，称为生长的最高温度。

温度三基点是研究药用植物与温度生态关系中最基本的温度指标。在最适温度下，植物生长发育快速而良好；在最高和最低温度下，植物停止生长发育，但仍能维持生命；如果温度继续升高或降低，就会对植物产生不同程度的危害，直至死亡。温度三基点在确定温度的有效性、药用植物分布区域、栽培植物种植季节，以及计算植物生长发育速度、光合潜力和产量潜力等方面，都有极广泛的应用。

需要注意的是，植物生长的最低和最高温度与气象资料中的一日最低和最高温度的概念是不同的。气象学中的最高温度一般是指一定时段内温度的最高值，如日最高温度指的是测量地点当天所达到的最高温度，一般出现在每日 14～15 时最热的时段。

**3. 积温** 植物某一发育时期或整个生长期间，高于某一温度的日子的日平均气温累加的总和，称为该植物在此期间的积温，一般以℃为单位。积温是研究温度与生物有机体发育速度之间关系的一种指标，可以从强度和作用时间两个方面表示温度对生物有机体生长发育的影响。

植物在某一生长期或整年生长期中高于其生物学最低温度（B）的逐日活动温度之和，称为活动积温，是表征某地的热量资源、植物生长发育对热量要求的主要指标，多在农业气候研究中运用。植物在某一生长期或整个年生长期中有效温度之和，称为有效积温，多应用于生物有机体发育速度的计算。所谓有效温度是指活动温度与生物学最低温度（B）之差，即活动温度减去 B 值的温度。也就是说，有效积温只累加该时段内高于及等于 B 值的每日日平均气温值。因为只有高于 $B$ 值的温度因子才对生物有机体的生长发育起促进作用，所以有效积温能更直观表达所研究的生物有机体生长发育时期所需要的热量，矫正了不同植物生物学零度不同造成的误差。计算积温时，通常按植物生长发育时期来划分计算时段，如黄檗花前期有效积温、暴马丁香花期有效积温等。

另外，高于 0℃ 日子的日平均气温之和称为正积温，正积温愈多，表明该地区热量资源愈丰富；冬季零下的日平均温度的累加称为负积温，常表示严寒程度，用于分析越冬植物冻害等。

### （二）温度与热能平衡

气温的升降常伴随着热能的传递。热能不仅可以在不同温度的物体间传递，也可以转化为其他能。热能的度量单位是克卡，即指使 1g 纯净水的温度从 15℃ 升至 16℃ 所需的能量。

在有温度梯度的地方，热能从高温处流向低温处，其传递方式有对流、传导与辐射三种。热辐射是一种电磁波，一切温度高于绝对零度的物体都能产生热辐射，温度愈高，向外散布热辐射的总能量就愈大。一般的热辐射主要靠波长较长的可见光和红外线传播。由于电磁波的传播无需任何介质，所以热辐射在真空中也可以传递，而且是在真空中唯一的传热方式。

**1. 热能来源** 地球表面的热能主要来源于太阳辐射。太阳辐射是太阳射向地面的光能。它以两种方式穿过大气到达地面：一种方式是太阳直接辐射（$S$），即以平行光线的形式投射到地面的辐射；另一种方式是散射辐射（$S'$），即在被大气散射后，由散射点自天空射向地面的辐射。两者之和就是到达地面的太阳辐射总量，其中太阳直接辐射是主要的部分。

**2. 热量平衡** 一般来说，地球获得热量的同时也会释放出相应的热量，从而保持地球的能量守恒，这种热量收入和支出的平衡称为热量平衡。

（1）地面辐射与地面有效辐射 地面因吸收太阳辐射而增温，同时其自身作为实体又不断辐射热能至大气，这种从地面散布出去的热能称为地面辐射（$Ee$），其强度决定于辐射表面的温度。白天地面温度较高，因此地面辐射比夜间强。白天损失的热能可以由吸收的太阳能来补充，所以白天地面和空气的温度会上升。而夜间无太阳辐射总能量可以吸收，无法补充地面辐射所损失的热能，导致夜间地面和空气温度的下降。

太阳的直接辐射及地面辐射会加热大气中的水气，从而使空气温度增高，增温后的大气本身也向外辐射热量，其中射向地面的那部分辐射称为大气逆辐射（$Ea$），是地面能源增加的来源之一。地面辐射与大气逆辐射中被地面所吸收部分之差，称为地面有效辐射（$\gamma$），公式为：

$\gamma$（地面有效辐射）$= Ee$（地面辐射）$- Ea$（大气逆辐射）

（2）地面反射 当太阳光线到达地面时，地面像反光镜一样把一部分太阳辐射直接反射出去，没有吸收。地面反射率用 $\alpha$ 表示，地面辐射的能量则为（$S+S'$）$\alpha$。

地面的辐射收入主要由太阳直接辐射（$S$）、散射辐射（$S'$）和大气逆辐射（$Ea$）三部分组成；支出部分包括地面辐射（$Ee$）和地面反射〔（$S+S'$）$\alpha$〕两部分。两者的差额即为地面辐射差额（$R$），其平衡公式为：

$R =$（$S+S'+Ea$）$-$〔（$S+S'$）$\alpha+Ee$〕或

$R =$（$S+S'$）（$1-\alpha$）$-\gamma$

白天：$R$ 是正值，地面增温。

夜间：$S$、$S'$ 都等于零，$R = -\gamma$。辐射平衡为负值，地面失去热量，温度下降。

阴天：$S$ 等于零，则 $R = S'(1-\alpha) - \gamma$，温度升降及幅度取决于散射辐射和地面有效辐射的高低，可以通过大气云量的多少来直观反映。

由上式计算结果可见，地面辐射有正值和负值。正值表示地面获得辐射能，温度升高；负值表示地面失去热能，温度降低。实验表明，当日高 $10° \sim 15°$ 时，上午发生从负辐射平衡到正辐射平衡的转变，下午发生从正辐射平衡到负辐射平衡的转变。

## 二、温度的空间变化

地球上的温度是多变的，造成温度变化的原因有很多，规律大致可以从以下四方面来分析。

### （一）纬度的影响

一个地区太阳入射高度角的大小和昼夜长短由纬度决定。低纬度地区太阳高度角大，因此太阳辐射能也大，但由于昼夜长短的差异较小，太阳辐射量在季节分配上比较均匀。随着纬度北移（指北半球），从赤道到北极可以划分为热带、亚热带、温带和寒带等纬度气候带，太阳辐射量逐渐减少，温度随之降低。植物在这些不同气候带的规律性分布称为纬度地带性。

我国地处北半球，南北横跨近 50 个纬度，直线距离约 4000km，南北各地的太阳辐射量和热量差异很大。因此，分布于不同纬度的地区，温度的差异也很大，如表 3-1 所示。

表 3-1　我国几个城市与同纬度（平均值）

| 纬度与地方 | 一月（℃） | 七月（℃） | 年平均（℃） | 年较差（℃） |
|---|---|---|---|---|
| 20° N | 21.8 | 27.3 | 25.0 | 5.5 |
| 海口 20° N | 17.5 | 28.6 | 24.1 | 11.1 |
| 30° N | 13.8 | 26.9 | 20.4 | 13.1 |
| 汉口 30° 28' N | 4.1 | 28.6 | 16.8 | 24.5 |
| 40° N | 4.6 | 23.9 | 14.0 | 19.3 |
| 北京 39° 57' N | -4.6 | 26.2 | 11.9 | 30.8 |
| 50° N | -7.7 | 18.1 | 5.4 | 25.8 |
| 黑河 50° 15' N | -25.8 | 19.8 | -0.4 | 45.6 |

南半球各纬线的年平均温度要低于北半球相同的纬线，如北半球年平均气温为 15.2℃，南半球为 13.3℃，而全球则为 14.3℃；而且，全球平均气温不在赤道，在北纬 10° 附近。这些现象均表明北半球比南半球温暖。

### （二）海陆位置的影响

我国位于欧亚大陆东南部，东临太平洋、南近印度洋，西面和北面都是广阔的大陆，使我国气候具有大陆性季风气候显著和气候复杂多样两大特征。冬季盛行西北风，夏季盛行东南风，四季分明，雨热同季。每年 9 月到次年 4 月间，干寒的冬季风从西伯利亚和蒙古高原吹来西风和北风，由北向南势力逐渐减弱，形成寒冷干燥、南北温差很大的状况；夏季风影响时间较短，每年的 4 ~ 9 月，暖湿气流从东部和南部的海洋上吹来，形成普遍高温多雨、南北温差相对较小的状况。除了丰富的纬度梯度的温度气候带外，我国还拥有多种多样的干湿地区，也是气候复杂多样的标志之一。我国干湿地区分布直接受海陆位置影响，表现为自东部沿海到西部丘陵高原的经度气候带的过渡，愈向西部延伸，干旱程度愈明显。植物沿不同经度气候带的规律性分布称为经度地带性，与纬度地带性合称水平地带性。植物经度地带性分布的限制因子往往是水分。

### （三）海拔的影响

海拔高度是影响温度变化的一个重要原因。随着海拔升高，温度降低，降低幅度大致是海拔每升高 100m，气温下降 0.5 ～ 0.6℃。以峨眉山为例，峨眉山景区内低云、多雾、雨量充沛，气温垂直梯度变化显著，有寒带（海拔 3047m 以上，年平均温度为 3.0℃，极端最低温度为 –20.9℃）、亚寒带（海拔 2200 ～ 3047m，年平均温度为 7.6℃）、温带（海拔 1200 ～ 2200m，年平均温度为 13.1℃）、亚热带（海拔 1200m 以下，年平均温度为 17.2℃，极端最高温度为 38.3℃）等垂直气候带。植物在同一地区不同海拔高度的规律性分布称为垂直地带性，与水平地带性相对应。

### （四）地形的影响

我国地形西高东低呈阶梯状逐级下降。最高一级阶梯为青藏高原，平均海拔 4000m 以上，号称"世界屋脊"。第二级阶梯由内蒙古高原、黄土高原、云贵高原和塔里木盆地、准噶尔盆地、四川盆地构成，平均海拔 1000 ～ 2000m。从大兴安岭、太行山、巫山和雪峰山麓向东到海岸线，地势下降到海拔 500 ～ 1000m 为第三级阶梯。第四级阶梯为中国大陆架浅海区，水深平均不到 200m。在陆地上，海拔最高的是珠穆朗玛峰，为 8848m；海拔最低的是吐鲁番盆地，为 –154m。

我国是个多山的国家，习惯上说的山区包括山地、丘陵和比较崎岖的高原等，占全国面积的三分之二。全国各类地形的百分比：山地约 33%、高原约 26%、盆地约 19%、平原约 12%、丘陵约 10%。复杂的地形导致气候多变，特别是我国西北、西南地区常有"一山三气候，十里不同天"的气候特色。错综复杂的山系常是南北暖、冷气团运行的障碍，特别是东西走向的山脉能阻挡寒潮和湿热气团的运行，常成为气候的分界线。

山体是影响温度变化的主要原因之一。向南的阳坡一般受太阳辐射最大，所以阳坡的空气和土壤温度都比向北的阴坡高，但土壤温度以西南坡更高，这是因为西南坡蒸发耗热较少，用于土壤、空气增温的热量较多的缘故。例如，秦岭南坡温暖多雨，北坡寒冷少雨。南郑（南坡）1月平均气温为 3℃，7月为 26.7℃；西安（北坡）1月平均气温为 –0.5℃，7月为 28.1℃。不同坡向由于所得的热量不同，所以相应影响植物的分布，阳坡多分布喜暖喜光的植物，阴坡多生长喜阴喜湿的植物。生长在低海拔的植物向山上扩展时，分布的最高点在阳坡；而生长在高海拔的植物，分布的最低界限是阴坡或荫蔽的峡谷中。

盆地和封闭谷地的温度变化比较独特，会出现"冷湖效应"。在狭窄封闭的山谷中，白天由于太阳热辐射强烈，热空气难以及时输出，致使谷中白天的气温远比周围山地的气温高；而在夜间，由于地面辐射冷却，近地面处会形成一层冷空气，冷空气密度较大，便顺山坡下沉聚于谷底，有人将谷底的这一团冷空气层称为"冷湖"；在冷湖空气层之上，由于热空气层被抬高，温度逆增，在山坡的一定高度形成一个暖带，是栽种喜暖植物的安全带；再往上，由于海拔增高，气温又随高度递增而下降。这种谷底昼暖夜冷、中部山坡气温相对稳定且温暖的垂直气温带分布现象，与湖泊或江面上气温垂直分布规律类似，故称"冷湖效应"。

我国夏季最热的地区是吐鲁番盆地（7月平均温度33.5℃，检测最高温度48.9℃），以及长江流域的南京、武汉、重庆等河谷城市。我国冬季最冷的地方是内蒙古根河市（年度平均气温 -5.3℃，历史记载最低温度达 -58℃，年封冻期210天以上），以及黑龙江省大兴安岭地区的漠河市、呼中区等点状区域（均记录过 -52℃以下的低温）。

### 三、温度的时间变化

温度在时间上分为周期性变化和非周期性变化两大类。温度的周期性变化是由于地球的自转和公转所引起的气温变化，以一天（昼夜变化）和一年（季节变化）为周期。温度的非周期性变化没有周期性变化那么明显的规律，甚至可能发生在一天或一年的任何时间，多由气团的交替、空气的平流所引起，表现为气温的突然升高或降低。非周期性温度变化虽然有相当大的偶然性，但也有一定的特征，如多发生在中纬度和高纬度地区等。我国江南3～4月的"倒春寒"和10月的"小阳春"等就是非周期性温度变化的典型实例。

#### （一）昼夜变化

温度在一天之内有一个最高值和最低值，最高值和最低值之差称为气温的日较差或日温振幅，它代表了气温在一天之内的变化幅度。通常气温的最低值出现在将近日出的时候，此时地面辐射量达最高值，而太阳辐射尚未开始；日出之后气温升高，在13～14时达到最高值，而后太阳辐射逐渐减小，气温逐步降低，直至第二天日出之前。循环往复。

气温日较差的大小因纬度、季节、海陆和天气状况不同而异。由于太阳高度角的日变幅随纬度的升高而减小，所以，气温日较差一般随纬度的升高而减小，在热带平均气温日较差为12℃，温带为8～10℃，极地只有3～4℃或更小。日较差在夏季最大、冬季最小，晴天大、阴天小。气温日较差还受海拔影响，数值随海拔的升高而减小，海拔在2000m以上为1～2℃，高海拔区域气温变化幅度很小，雪线以上的山顶终年在零下十几度，日较差更小。

#### （二）季节变化

在地球绕太阳公转的过程中，太阳高度角在一年内有规律的变化，这是形成一年四季温度变化的原因。根据一年中气候冷暖、昼夜长短的有节律的变化，将一年分为春、夏、秋、冬四季。我国的大部分地区一般是春季温暖，昼夜长短相差不大；夏季炎热，昼长夜短；秋季与春季相似；冬季则寒冷，昼短夜长。但由于各地的纬度、海陆位置、地形和大气环流等条件不同，气候也就表现得很复杂。因此，历法上的季节（3～5月为春季，6～8月为夏季，9～11月为秋季，12～次年2月为冬季）在全国很难完全统一。目前我国仍采用以温度作为划分季节的标准，以连续5日（五日为一候）日平均气温高于10℃为春季的开始，日平均温度10～22℃的时期为春、秋季；春末以连续5日的日平均气温高于22℃为夏季的开始；秋末以连续5日的日平均气温低于10℃为冬季的开始。根据这一标准可计算我国各地四季长短及其开始日期，如表3-2所示。

需要指出的是，这种用温度要素划分季节长短的方法，只是表示某地在一年中冷暖的变化节律，并不是必须要用这种季节分配的方法来表示同一时期内各地的气候表现的准确信息，生活中要表示各种气候要素的季节变化时，仍旧是根据历法上的月份来定季节。如昆明虽然在温度上没有典型的夏季和秋季，但是每年6～11月的温度、降水等要素数据，仍表达着昆明夏秋季节气候的特征性变化情况。其实，我国地域辽阔，地形复杂，气候的季风性和大陆性都极为显著。由于各地的纬度位置、海陆分布、地形起伏及大气环流等条件不同，导致各地气候悬殊，表现复杂，四季的表征和持续时间并不相同。有些地区四季分明，有些地区不甚明显，甚至某一整个季节都不出现。例如，黑龙江省爱辉以北和青藏高原的高寒地带没有夏季；青藏高原上流传着"六月暑天犹着棉，终年多半是寒天"的民谣；华南福州以南没有冬季，有些地区几乎全年都是夏季，"草经冬不枯，花非春亦放""四时皆是夏，一雨便成秋"便是写照；云贵高原有"冬短而无夏"的景象；昆明有"四季如春"之妙称。

表 3-2    中国各地四季长短与开始日期

| 地方 | 春始 | 日数 | 夏始 | 日数 | 秋始 | 日数 | 冬始 | 日数 |
|------|------|------|------|------|------|------|------|------|
| 广州 | 11月1日 | 170 | 4月20日 | 195 | | | | |
| 昆明 | 1月31日 | 315 | | | | | 12月12日 | 50 |
| 福州 | 10月18日 | 205 | 5月11日 | 160 | | | | |
| 重庆 | 2月15日 | 80 | 5月6日 | 145 | 9月28日 | 80 | 12月17日 | 60 |
| 汉口 | 3月17日 | 60 | 5月16日 | 135 | 9月28日 | 60 | 11月27日 | 110 |
| 上海 | 3月27日 | 75 | 6月10日 | 105 | 9月23日 | 60 | 11月22日 | 125 |
| 北京 | 4月1日 | 55 | 5月26日 | 105 | 9月8日 | 45 | 10月23日 | 165 |
| 沈阳 | 4月21日 | 55 | 6月15日 | 75 | 8月29日 | 50 | 10月18日 | 185 |
| 乌鲁木齐 | 4月26日 | 50 | 6月15日 | 65 | 8月19日 | 55 | 10月13日 | 195 |

## 四、植物温度与群落温度

### （一）植物温度

植物温度通常指植物体的温度，维持植物体温度的能量直接或间接来自太阳辐射。植物属于变温有机体，自身温度通常趋同于环境温度，并随着环境温度的变化而变化。当植物体温度低于环境温度时，植物体吸收大气中的热量或太阳的辐射热量使体温升高；当植物体温度高于环境温度时，会通过蒸腾作用和反射光线使体温降低。另外，植物体也可以通过呼吸作用等释放出少量的热量，由于辐射和传导作用，这些热量很快散发到大气中，很少有植物因为呼吸放热而能使体温有明显下降的。也有例外，如半夏、马蹄莲、白菖蒲等天南星科植物的佛焰花序开花时，因呼吸作用强度剧增，释放的热量聚集在佛焰苞内，会出现植物体局部温度显著高于周围环境气温的现象。

植物体含较多水分，比热较大。另外，木栓层及植物表面的毛茸等也有一定的隔热作用，所以植物体的温度变化滞后于气温的变化，如植物粗大茎的内部组织白天温度比气温低，夜间则比气温高。一般短时间的高、低温对植物影响不大，但如果持续时间较长就会导致伤害，对含水量高的植物更是如此。例如，仙人掌在冰点以下几小时影响不大，但当低温持续19小时以上，植物就会受害致死。

植物体树干的温度变化取决于树皮受热后向内传导而获得的热量的多少，因而树干的粗细、树皮的厚薄及导热率的大小等，都会影响树干内部的温度。树皮的色泽也会直接影响树皮吸收和传导热量，颜色浅的树皮吸收的辐射能要比色深的少，因而温度变化也小。另外，粗糙树皮比平滑树皮更能吸收较多的热量。

植物体叶片由于面积与质量之比比较大，接受太阳热辐射和自身向外释放热辐射都比较多，所以对温度的反应最敏感。白天叶片受阳光的照射，叶温升高，阳光强烈时叶温可高出气温10℃以上。夜间植物辐射冷却，在静风条件下，叶片温度比气温低，特别是叶缘和叶尖部分。叶片颜色对叶温有很大的影响，一般红叶比绿叶吸收更多的热量。叶片上的毛茸、蜡粉等也会阻止热量的传递。

芽的温度一般是白天比气温高，晚上比气温低。花的温度类似，但在阴天或有风时，花的温度与气温几无差别。果实温度与果实的质地、贮藏物质、成熟程度及大小等有关。经济作物的果实品质与温度有密切关系，如柑橘果实发育初期，特别是成熟前，随着温度的升高，果实的含糖量升高，糖酸的比例增大，酸和维生素C的含量下降，口感会更甜一些。

### （二）植物群落温度

植物群落温度通常指群落环境中的气温，林冠层、下木层及灌木层，以及近地表的草本层和地被层处的气温会有很大不同。研究群落中不同植物类群需要关注不同层次的温度，人体通常感受到的是林木胸径处即离地1.2m或1.5m处的气温，也是我们通常所说的群落温度。森林群落在白天和夏季的温度要比空旷地低，且温度变幅小，昼夜及全年的温度变化不大。森林能略微增加秋冬平均温度，在严寒多风的冬季，森林能使风速降低而使温度提高。森林能降低每日最高温度、提高每日最低温度，这种效应在夏季更为显著，在高温夏季，林地内的温度较非林地区域要低3～5℃，夏季人们愿意到林木茂盛的地方避暑纳凉就是利用了森林的这种特性。

森林内外的显著温差产生的原因有两方面。一方面，空旷的地面能够直接接受太阳的辐射，地面反射也比较强，导致近地面处的气温迅速变化；另一方面，森林群落的能量交换主要发生于树冠层，此层面的气温变化最明显，但近地面处的气温变化并不显著。在炎热的夏季，群落上层的枝叶不仅能够抵挡阳光向下层辐射，树冠层还能吸热蒸腾，不断消耗热量，同时，植物体由于吸热散热缓慢而导热效果差，所以，在群落内部温度变化缓慢。另外，由于植物互相遮盖，妨碍了群落内空气流通，使群落内部热量不易散出。群落底部的落叶层有一定的保温作用，也可以缓和群落内的温度变化。

群落结构越复杂，植被区域内外的温度差异就越显著。森林群落远比灌木、草本群落作用显著，温带阔叶林与其邻近的干草原相比，落叶林内的气温不但较低，而且稳定，昼夜的变幅较小。大面积森林不仅影响林区内外局部的温度差异，还可以影响范围更大的地方气候。

群落中的各种植物，由于其温度三基点及生态适应特点不同，会稳定生活在群落中的特定部位。阳性植物或耐阴性差的种类，一般多分布于森林的上层或林缘，能够适应较大的温度变化。植物的耐阴性越强，对外界温度的变化就越敏感。生长在森林下层的阴性植物，既不能忍受阳光的强烈照射，又不能忍受温度的剧烈变化，如人参、黄连、三七等阴性药用植物在人工栽培时，需搭棚遮阴，不仅能够减弱阳光强度，还可以避免温度的强烈变化对其产生不利影响。

# 第二节　温度对药用植物的生态作用

　　植物生长是指生活细胞、组织、器官或植物体在新陈代谢基础上，在一定外界条件下，由各种生理过程综合进行所导致不可逆的体积和重量逐渐增加、个体由小到大的过程。由于在生长过程中植物体中原生质增加，同时干物质也增加，所以生长是量变的过程。一般在 0～35℃的温度范围内，随着温度升高，药用植物生长迅速，温度降低，生长减慢。但是不同药用植物的生长对温度的要求不同。植物发育即植物的个体发育，指植物经过种子（或孢子）萌发、营养体建成、开花、传粉和受精、结实（或生殖体形成）等形成新的种子（或孢子），直至个体衰老和死亡的过程，又称为植物生活周期。生活周期中植物发育的各个阶段均有温度三基点。植物的生长和发育相辅相成，密不可分。

　　植物的生长和发育时时刻刻受温度因子的影响。温度不仅影响药用植物的生化反应和生理活动，还能显著影响药用植物的分布，同时，温度变化还通过引起其他环境因子的变化而影响药用植物的生长发育、产量和品质。

## 一、温周期对药用植物的生态作用

　　温度在时间上的周期性变化称为温周期。以天为周期单位的称为日周期，温度变化表现为昼夜变温；以年为周期单位的称为年周期，温度变化表现为季节变温。像昼夜变温和季节变温这种周而复始的规律性变化称为节律性变化。植物经过长期适应，形成稳定的、可遗传的、节律性的温周期依赖性，并在植物生长发育的各个方面反映出来，节律性的变温也就成为了植物生长发育不可缺少的生态条件。当植物在人为控制的温度不变的环境中生长时，就不能表现出正常的状态。植物只有在适应的昼夜变温和季节变温的条件下，才能正常生长和发育的现象称为温周期现象，其生理基础是植物的生长、发育、光合作用和呼吸作用等生理过程要求的最适温度不同。

### （一）昼夜变温对药用植物的影响

　　昼夜变温对植物的作用直接而显著，包括对植物生理代谢、种子萌发与形态建成，以及开花结果与种群繁衍等过程的影响，其中，温度对植物生理的影响是植物生长发育的基础。

　　**1. 昼夜变温与植物生理**　变温对于植物体内物质的转移和积累具有良好的作用。白天温度高，光合作用强度可以很大，有机物合成量就大；夜间温度低，呼吸作用就弱，物质消耗也就会少，这种昼夜变温对植物有机物质的积累是极为有利的。热带地区植物的总生长量高，但其积累的有机物质并不比温带地区植物高，一个重要原因就是夜间呼吸作用消耗了较多能量，所以，如果夜间温度过高，呼吸作用量将会显著提高，这一生理特性极大限制了某些植物向南部或低海拔地区散布的能力。

　　**2. 昼夜变温与种子萌发**　温度对种子萌发的影响很大，种子内部的生理生化作用，是在一定的温度下进行的。种子萌发也有"三基点"温度，即最高、最低和最适温度。种子在最高和最低温度范围之外容易失去发芽力，高温使种子变性，过低温度使种子遭受冻害。通常最适温度并不是植物生长发育最快的温度，温度高时种子内胚的生长发育快，但幼苗细弱，只有生长发育速度适当且幼苗健壮时的温度，才能成为其最适温度。不同植物种子萌发所需的适宜温度有所不同，如高纬度植物只有在低温下才能很好地萌发。大多数植物种子萌发还需要一种重要的温度条件：变温，即在变温条件下种子萌发较好。变温处理种子，可以激发种子内水解酶的活性，有利于种子内营养物质的转化，使贮藏性物质转化为结构性物质；变温还可使种皮因胀缩而破裂，有利于种子的气体交换，促进萌发。因此，变温处理有利于许多药用植物种子有效萌发。以红豆杉为例，红豆杉种子有胚根、胚轴双休眠习性，胚根需要通过 1 个月左右 25℃以上高温阶段才能打破休眠，胚轴需在 –3 ～ –20℃条件下 1 个月左右才能解除休眠。为了提早加速种子萌发，只要将破损了种皮的红豆杉种子混上湿沙，置于 –3℃以下的环境中冷冻25 ～ 40 天，就可以解除其胚轴休眠。冬末或早春播种后，经过 2 个月左右遇上 25℃以上的气温即能打破胚根休眠，种子就能萌芽出土了。

**3. 昼夜变温与植物生长** 温周期是地球上温度因子的特征之一，植物在进化过程中保留甚至加强了对变温的适应性，表现为多数生物在变温下比恒温下生长得更好。植物的生长往往要求温度因子有规律的昼夜变化来配合，尤其夜间温度对植物形态建成影响更为明显，如夜间低温条件下生长的番茄各种特性与高山植物的特征相似，叶形细小、叶面毛茸丰富；而夜间高温条件下生长的番茄叶子大、叶色淡，叶肉中海绵组织变大，栅栏组织变小，而且栅栏组织的细胞间隙增大。植物在昼夜变温中，生长、开花、结实及产品质量均有提高。温度日较差较大的大陆性区域的植物在夜温比白天低 10 ～ 15℃时发育最好；而海洋区域的植物种类更喜欢昼夜5 ～ 10℃的差别。

**4. 昼夜变温与开花结实** 植物的开花数与变温有关，如甘薯的天然开花数，在昼夜温差大时，花数多，特别是在开始孕蕾期更需要变温。水稻在昼夜温差大的地区栽种，不仅稻株健壮，而且子粒充实，米质也好。番茄在日温为 26.5℃时，以夜温为 20℃时果实的重量最重，随着夜温的上升或降低，果实都会变小；夜温低还能促使番茄的花及子房增大。石蒜属植物的成花也有一定的温度要求，不同温度处理会对其花芽分化及开花时间产生一定的影响。在花芽分化期，20℃恒温储藏石蒜和换锦花，其开花时间比对照组推迟，提高恒温储藏温度至 25℃，开花时间会提前，若改为 30℃ /20℃昼夜变温储藏，则开花时间提前更加明显；在花芽分化后期做昼夜变温储藏，也出现相同的效应。

**（二）季节性变温对药用植物的影响**

春生、夏长、秋收、冬藏是植物适应地球季节性变温最突出的表现。大多数植物在春季温度和光照条件综合作用下开始发芽，随着温度升高，生长速度逐渐加快；不同植物在春季或入夏后出现花蕾；夏、秋季高温下多数植物开花结实，并错落有致地完成果实成熟和种子散播等繁衍过程；秋末低温条件下，处于北温带广大地区的植物纷纷落叶，随即进入休眠阶段。在一定区域的植物，发芽、生长、现蕾、开花、结实、种子散播、落叶、休眠等阶段的时间，与当地的季节甚至日期有极高的协同现象，即使某些年份出现倒春寒、小阳春等临时的非周期温度变化，也不会明显影响植物进入固定发育阶段的日期，这种现象称为物候，特定植物进入某一生长发育阶段的日期即其物候期。如栽培在陕西宝鸡的 16 种不同品种的花椒，萌芽的物候期是 3 月 23 日～ 4 月 2 日；展叶的物候期是 4 月 6 日～ 4 月 19 日；开花物候期较长，有的品种持续 23 天（4.28 ～ 5.20），有的持续 26 天（4.15 ～ 5.10），最长的持续达 37 天；果实膨大的物候期为 5 月 12 日～ 6 月 2 日。"花木管时令，鸟鸣报农时"就是人们对动物、植物随季变化开始出现某种生命活动物候现象的生动描述。

有些药用植物，特别是起源于北方或高海拔地区的药用植物，种子必须经过一定时间的低温刺激后才能发芽、生长、开花。以明党参为例，只有在秋天播种，经过冬季的低温，次年才能发芽。冬小麦春播或北方某些植物引种到南方，即便播种时温度适宜，也有足够的持续生长时间，但也不能在当年抽穗结实，这是因为这些植物在一定的生长发育阶段，需要有低温的刺激，才能从营养生长转化到发育、繁殖阶段，这个低温过程称为春化过程或春化作用。植物需要一定的低温条件才能发育、开花的现象称为春化现象，植物需要低温的这个发育阶段称为春化发育阶段。春化现象是植物长期适应季节性变温而形成的遗传记忆。多数两年生植物（如十字花科植物）、冬性一年生植物和部分多年生植物均需要春化作用。对于大多数植物的春化过程，1～2℃是最有效的温度。需要春化的植物经过低温处理后，往往还需要较高的温度和长日照才能顺利开花。

（三）物候及其在药用植物中的应用

物候，是指生物长期适应温度、光照、降水等条件的周期性变化，形成的与此相适应的生长发育节律。物候现象是动植物的生长、发育、活动规律等习性对非生物的节候更替的反应。物候学是研究自然界动、植物的季节性现象同环境的周期性变化之间相互关系的一门科学。植物物候研究主要是通过观测和记录一年中植物的生长荣枯和环境的变化等，比较其时空分布的差异，探索植物发育过程的周期性规律，以及对周围环境条件的依赖关系，进而了解气候的变化规律及其对植物的影响。物候学是介于植物学和气象学之间的边缘学科。

**1. 植物不同发育阶段的物候期**　大多数药用植物的物候期是比较明显的，如东北长白山区平贝母主要阶段的物候期分别是：

种子出苗期：一般是 4 月上旬清明前后，所需温度为 2～4℃。

展叶期：一般为 4 月中旬前后，所需温度为 3～5℃。

开花期：一般为 4 月下旬至 5 月上旬，花期 7～15 天，所需温度 10～14℃。

结果期：一般在 5 月中下旬陆续成熟，此期温度 17～19℃。

枯萎期：一般在 5 月下旬至 6 月上旬，此时温度为 20℃左右，地上部枯萎后是平贝母的采收期和移栽期。

更新分化期：一般为 8 月上旬至 10 月上旬，当气温开始下降后，更新芽开始迅速分化，同时形成很多的新根和子贝。

环境对植物生长和发育的影响是一个极其复杂的过程。但是，用仪器只能记录当时环境条件的某些个别因素的数据，而物候现象却是过去和现在各种环境因素的综合反映。因此，物候现象可以作为环境因素影响的指标，也可以用来评价环境因素对于植物影响的总体效果。

由于气候分布的地带性特征，物候现象也随纬度、经度和高度的变化具有推移性的特点。早在 1918 年，霍普金斯就提出过生物气候定律：在其他因素相同的条件下，北美温带地区，每向北移纬度 1°、向东移经度 5°，或上升约 122m，植物的阶段发育在春天和初夏将各延期 4 天；在晚夏和秋天则各提前 4 天等。

我国南方和北方由于四季更迭和气候特点不同，物候现象也有很大的差异。如南京和北京相距 980km，每年 4 月份，南京的平均气温是 12℃，北京的平均气温是 8℃；物候则表现为南京桃树一般在 3 月 31 日开花，北京要到 4 月 19 日才开花，相差 19 天。我国东部和西部地区的气候和物候也不同。东部沿海地区春季和秋季都比内地来得迟，因为海洋吸收太阳热量多，春季不如陆地升温快，因此，沿海春季来得迟；到了秋季，海水的热量散发慢，所以沿海地区的秋季也比内地来得迟。以山东为例，烟台在沿海，而济南在内陆，每年烟台苹果树开花物候期要比济南的晚半个多月，正好花期避开春寒，这是烟台苹果丰收的原因；烟台的秋天也比济南来得迟，苹果果熟的物候期更长，使烟台苹果美味可口。

除经、纬度的影响外，海拔高度的差异也会导致植物物候期的改变。如纬度愈高或海拔高度愈高，冬小麦休眠前生长的物候期结束愈早，而春季返青后各发育阶段的物候期也愈晚，但纬度及海拔高度对冬小麦各阶段物候期的影响不是完全一致的，随发育阶段不同变化幅度各异。通常冬小麦从播种到冬前停止生长的物候期间隔日数为 58 天，从返青到孕穗为 60 天，从抽穗到成熟为 41 天。海拔高度越高，上述各期的物候期间隔日数也就越长。

植物物候期的提前与推迟对温度的上升与下降的响应是非线性的，虽然有规律可循，但物候期与地理位置的关系模式呈现出不稳定特点。在同等升、降温幅度情况下，降温引起的物候期推迟幅度比升温引起的物候期提前幅度要大；升温引起的物候期提前日数的变化率会随着升温幅度增大而减小，但降温引起的物候期推迟日数的变化率则随着降温幅度的增大而愈发加大。20 世纪 80 年代以后的观测数据显示，我国大部分地区的春季增温，使东北、华北及长江下游等地区的植物物候期提前；秦岭以南广大地区的降温，使西南东部、长江中游等地区的植物物候期推迟；同时各地生物的物候期随纬度变化的幅度也有减小趋势。

另外，同一植物不同性别的物候期也会有所差别。据中国科学院植物研究所北京植物园观察，银杏的物候期因性别不同而有差异，雄性银杏的物候期比雌株各物候期要早，一般要提早 3～6 天。

**2. 物候在药用植物中的应用** 人们关注并运用物候与药用植物的关系由来已久，如根据植物物候期来确定中药材采收的适宜时期，以提高中药材质量，保证良好的疗效。植物细胞内除含有蛋白质、核酸、糖类、磷脂、维生素等初生代谢产物外，往往还含有一些生物碱、苷类、单宁、挥发油等次生代谢产物。这些次生代谢产物往往是中药主要的有效成分，是高等植物的一些特殊产物，它们不像初生物质那样每一种植物或每一个细胞都含有。植物体内这些成分含量的多少与其生长发育时期有着密切关系，因此可以利用特定的物候期现象适时地指导栽培和采收。我国劳动人民在长期的生产实践中积累了丰富的经验，流传至今的"正月茵陈二月蒿，三月四月当柴烧""五月益母六月枯""秋桔梗，冬沙参""三月开花四月朽，十月寻它它还有（贝母）""当季是药，过季是草"等行业流行语，都是劳动人民关于采药与物候学关系的科学总结，也说明了在不同时期药用植物药效成分积累是不同的。如浙贝母鳞茎中生物碱含量在四月上旬为最高，绝对含量在四月以后随着鳞茎的增加而减少，地上部分的生物碱则以四月下旬为最高，以后便急剧下降；薄荷的含油量在开花盛期最高；野生白屈菜的生物碱含量在花芽形成时最高；穿心莲药用成分穿心莲内酯含量以花期为最高（100%），蕾期降低为 90%，果期则为 80%，营养生长期仅为 70%。根茎类药材如人参、党参、沙参、泽泻、黄连等一般在秋冬时节地上部分枯萎后或春季生长前，根部积累的营养物质最丰富，有效成分的含量最高，所以根茎类药材采收过早，有效成分还未全部转移到根部，太晚，则植物已消耗掉一部分营养，有效成分含量也就降低了。花类药材如金银花以花蕾期产量较高且质量最好，开花后，质量迅速下降，故以花蕾入药品质最佳。也有些植物在开花前期部分有效成分含量最高，如甘草中甘草苷含量在生长初期为 6.5%，开花前为 10%，开花期为 4.5%，秋季（生长末期）仅 3.5%。目前，在药用植物的研究中，多利用现代化的化学和生物学等技术与物候学结合，以便掌握药用植物有效成分积累的最适物候期，再根据不同物候期植物表观性状与中药材质量的关系，指导药农适时采收中药材，保证中药材的优质高产。

利用物候资料还可以指导药用植物的引种驯化，如果了解了某种植物原产地的物候条件，就可以尝试把该植物引种到条件相似的其他地区，以增加药用植物的资源量。物候学资料也可以帮助人们防治药用植物病虫害，如根据病虫害发生的物候期或爆发条件，适当调整药用植物的播种期，提早或延迟若干天，往往就能减轻或避免病虫害的侵染，提高栽培药用植物的产量和质量。

## 二、温度对药用植物分布的影响

药用植物的各种生理过程存在一个温度耐受范围。许多药用植物长期生活在稳定的气候带区域，已经适应了相应的温度变幅。

### （一）药用植物地带性分布的类型

根据我国药用植物温度耐受性及原产地不同，可将其分为热带、亚热带、温带和寒带药用植物。

**1. 热带药用植物**　多分布在台湾、海南、广东、广西和云南南部热带地区。这些地区最冷月平均气温在 16℃ 以上，极端最低温度不低于 5℃，全年无霜雪。热带药用植物有砂仁、胖大海、槟榔、古柯、丁香、安息香等。热带药用植物喜高温，当气温低于 0℃ 时，就要遭受冻害，甚至死亡。

**2. 亚热带药用植物**　多分布在华中、东南和西南等亚热带地区，喜温暖，能耐受轻微的霜冻。这些地区最冷月平均气温为 0～16℃，全年霜雪很少。亚热带药用植物有三七、厚朴、柑橘和樟等。

**3. 温带药用植物**　多分布在热带、亚热带以北的广大地区。这些地区最冷月平均气温在 0℃ 以下，也有在 –25℃ 以下的，如黑龙江地区。温带药用植物种类很多，它们喜温和冷凉的气候，一般能耐霜冻和寒冷。其中，玄参、川芎、红花、地黄、浙贝母和延胡索等喜温和气候；而人参、大黄、黄连、当归等喜冷凉气候。

**4. 高寒药用植物**　我国无典型的纬度地带的寒带区域，仅在西南部高海拔地区有被称作"世界屋脊"的青藏高原高寒地区，这里平均海拔 4000～5000m 及以上，寒冷干燥，日照强烈，多大风，干、湿季节分明，降水量 50～900mm，土壤有高山草甸土和寒漠土。植被主要有高寒灌丛、高寒草甸、高寒荒漠草原、湿性草原及温性干旱落叶灌丛等。有雪莲花、红景天、冬虫夏草、藏红花、羌活等寒带药用植物生长。

温度对植物生长的影响是通过影响其各种代谢过程而实现的，温度的变化直接影响植物的光合作用和呼吸作用。一般情况下，随温度的升高，光合作用和呼吸作用都会加强，但它们都有一个最低、最高和最适温度，即不同植物的温度三基点不同。一般植物的光合作用以 25～35℃ 为最适，超过这个温度光合作用强度随之下降，到 40～50℃ 或 0℃ 以下光合作用完全停止。若植物生长最适温度为 20～30℃，最高可耐受 40～50℃ 的高温，称为耐热植物；最适温度为 20～30℃，最低耐受温度在 10℃ 左右的植物，称为喜温植物；最适温度为

17 ～ 23℃，最低可耐受 –5 ～ –10℃低温的植物，称为半耐寒植物；最适温度为 15 ～ 20℃，最低耐受温度在 –20 ～ –10℃甚至 –50 ～ –10℃的植物，称为耐寒植物。我国的耐热植物和喜温植物多属于热带、亚热带植物；半耐寒植物多属于温带植物或热带、亚热带高海拔植物；耐寒植物则属于寒温带或高原高寒植物。

除此之外，其他的生理生化反应也都受到温度的影响，温度通过对代谢过程中各种反应的作用来影响植物生长的速度。如在一定范围内，温度上升，植物的蒸腾作用加强，酶的活性增强，同时，细胞膜透性增强，植物对生长所必需的水分、二氧化碳和盐类的吸收增强，整体表现为温度上升能促进植物细胞分裂和伸长，从而促进植物生长。

### （二）温度对药用植物分布的影响

药用植物对温度变幅的大小适应不同，因此其分布区的范围有显著差异。如松属植物等能适应较大的温度变幅，分布范围广，可以分布到我国大部分地区甚至全国；高山和高纬度是接近极端低温的生境，分布的植物往往是具有适应低温特性的特色药用植物，如雪莲花，其种子在 0℃发芽，在 3 ～ 5℃生长，幼苗能经受 –21℃的严寒；沙漠是常出现极端高温的环境，因此分布着能适应严酷高温的特有药用植物，如麻黄、甘草等。极限温度对广温性药用植物的作用不明显，但却能在一定程度上限制一些特色药用植物向低纬度或高纬度地区扩散的边界。

对耐热药用植物来讲，分布范围常受低温的限制，主要分布于南亚热带和热带。如沉香、砂仁、诃子、儿茶、苏木、降香等，当气温降至 0℃时会遭受伤害，爪哇肉豆蔻、大叶丁香、胖大海等则在 3 ～ 5℃出现伤害，甚至死亡。广藿香在 22 ～ 28℃时生长正常，低于 17℃时生长缓慢，低于 –2℃时大部分植株死亡。槟榔生长适宜温度为 24 ～ 28℃，若气温降至 5 ～ 6℃时出现落果，当气温降至 3℃，可以导致部分植株死亡。有的药用植物当低于一定温度时，植株不能获得充分的热能产生种子或使果实成熟，这是许多喜温药用植物不能在寒冷的温带分布或引种的主要原因。如益智开花期适宜温度为 24 ～ 26℃，低于 22℃时开花少，低于 10℃以下则不开花散粉或造成落花落果。

对耐寒药用植物而言，分布范围常受高温的限制，如松萝、石蕊、石耳等药用地衣均分布于较高海拔的山体。有些药用植物为了适应一定的温度，从北向南分布的海拔越来越高。如太子参在长江与淮河之间的低山丘陵分布于海拔 300m 以下的林下，向南到皖南山区时则分布于海拔 800m 左右的林下。太子参的栽培也反映了类似的现象，在长江沿岸丘陵平原的安徽宣城、江苏句容等地栽培于海拔 50m 以下的低山丘陵，向南到闽北山地的福建柘荣，则需栽培于海拔 600m 左右的山上，在贵州栽培的海拔又相应增高。

受温度的影响，一些药用植物只能分布于高纬度或高海拔地区，而另一些药用植物则只能分布于低纬度或低海拔地区，形成了一些药用植物的水平地带性替代或垂直地带性替代的分布现象。如在安徽境内的马尾松（ *Pinus massoniana* ）在垂直方向上，只生长在海拔 800m 以下，超过海拔 800m 以上被台湾松（ *P.taiwanensis* ）所替代；在水平方向上，过了淮河以北则被油松（ *P.tabuliformis* ）所替代。总体来说，从低纬度到高纬度、从低海拔到高海拔的药用植物呈现纬度地带性或垂直地带性分布。根据温度差异及综合其他气候因素，我国从北向南的气候带可以再细化为寒温带、中温带、南温带、北亚热带、中亚热带、南亚热带和热带等，这些气候带内分布着具有各自特色的药用植物。如温带 1 月平均气温在 –20℃以下，7 月平均气温 20 ～ 25℃，分布有落叶的桃、杏、酸枣等药用植物，其中酸枣仁道地产区在河北邢台及周边，是典型的温带干旱中药材品种；亚热带最冷月平均温度在2℃以上，冬季温暖，夏季炎热，分布有柑橘、樟、马尾松等药用植物，其中橘的最北分布线在淮河附近，即所谓的"淮河以南则为橘淮河以北则为枳"；热带地区年均温达24～30℃，最冷月平均温度在18℃以上，分布有槟榔、益智、高良姜等药用植物，其中槟榔在我国的盛产区是海南和台湾，其余地区只有云南、湖南等温度适宜的区域才有部分栽培。

### 三、温度胁迫对药用植物的影响

地球上植物的生长发育，深受周围环境温度的影响。虽然植物生长期间的温度一般也有相当大的变动，但是只有在一定幅度内变动才不妨碍植物的生长发育，使植物免受伤害。植物生活周期中每一个生长发育阶段要求的温度范围不同，需要的有效积温也不同，有的还要求比较独特的温度条件。如根生长的适宜温度在20℃以下；在较低的温度条件下，根晚熟，色白汁多，粗大而少分枝；如果温度过低，则由于各种生理机能减弱，根的生长速度放慢，整株植物的生长发育受阻；在较高的温度条件下，根成熟早，褐色，根小而多分枝，木栓化程度高；随着温度继续上升，根的木栓化面积增加，具有吸收作用的根毛区面积减少，根的功能受限。又如古柯、萝芙木等的早期发育需要20～40℃的高温期，而人参、北沙参等则需要0～20℃的低温阶段，否则植株就不能正常生长发育。

#### （一）低温对药用植物的影响

气候带的低温条件是限制植物生长和地带性分布的主要环境因子之一，根据对低温的反应植物可分为两大类群：一类是冷敏感植物（chilling-sensitive plant），或称不抗寒植物，属于喜温植物，原产于热带和亚热带地区，它们的生命活动需要较高的温度，一般在12℃以下的非冰冻低温即可引起植物生命活动的伤害。另一类是对冷不敏感植物（chilling-insensitive plant），往往属于耐寒植物，生长于温带地区，对低温有一定的抵抗力。但耐寒植物的不同种类之间存在差异，同一种植物的抗寒力也随着一年中季节性的温度变化而变化。在夏天的温暖生长季节里，这类植物的抗寒力不高，一般只能抵抗-5～-3℃的低温；随着秋末冬初低温的降临，它们的抗寒能力会迅速提高；到寒冬，其抗寒力发展到高峰，这时的最大抗寒力依植物种类的不同而异。越冬的多年生草本植物，一般在-20～-10℃下仍可生长，如北京地区的冬小麦；木本植物一般可抗-40～-20℃的低温，有些木本植物在寒冬时期的抗冻力能够发展到极高的程度，如杨树，将它们此时的枝条投入-196℃的超低温液氮中，化冻后仍能存活；当春天来临时，这类植物的抗寒力又随温度的升高而降低。

#### （二）高温对药用植物的影响

植物受高温伤害的温度指标包括植物体温、土壤温度和空气温度。植物体温的改变取决于其所处的空气和土壤温度的变化，其中以空气的温度为主，而以土壤温度和植物体温为辅。空气温度主要受太阳辐射和大气环境的影响，变化最为剧烈，影响也最为深刻。不同的植物对高温的适应不相同，一些高温条件热带植物尚能适应，但往往会导致温带和寒带植物的死亡，如生长在热带沙漠中的仙人掌、芦荟等肉质植物，在气温高达50～60℃时也不会受害，温带和高寒植物有的蓝绿藻类对高温也有极强的忍耐力，能生长在温度高达70℃以上的温泉里，但绝大多数植物不能生长在这样高温的环境里。

植物在不同的发育阶段，对于高温的适应性也不同，休眠期对于高温的抵抗力较强（有的干燥种子可以抵抗 100℃以上的高温）；生长初期抗性很弱，随着植物的生长，抗性逐渐增强；开花受精期对高温最敏感，是高温的临界期。以番茄为例，高温对番茄花蕾的影响依发育阶段而异，花芽分化初期耐高温，其后耐高温能力减弱，开花前 9 ～ 10 天的减数分裂期最不耐高温，幼果受精后耐高温性能又逐渐增强。

### （三）极端温度对药用植物的影响

昼夜变温和季节变温等节律性温度变化已成为地球上大多数植物赖以生存的必须条件，显著影响着植物的个体发育、物种繁衍和类群进化发展，但有时自然界的温度突然降低（低温），或突然升高（高温），并非是季节性的突然变温，称为非节律性变温，这种突然出现的极端温度对植物的影响非常大。

**1. 低温对植物的危害**　主要有寒害和冻害两种。寒害是指零上低温对植物的伤害；冻害是指零度以下低温引起植物体组织细胞内的水冰冻而造成的伤害。无论是冷敏感植物还是耐寒植物均有可能遭受低温的寒害或冻害。

（1）寒害　植物遭受寒害的异常表现比较多，如种子发芽和出苗延迟；植株生长缓慢；出现组织柔软、萎蔫、倒伏；从叶尖、叶缘开始逐渐出现水浸状斑块，似热水烫过一般；叶色变褐并逐步加深或呈现青枯状；根尖变黄或出现沤根、烂根等。

一般说来，寒害是由于低温造成了植物生理活动如光合、呼吸、蒸腾、吸收等活性的降低和生理平衡的破坏。植物生理活性降低的直接原因是在低温条件下 ATP（三磷酸腺苷）减少，酶的活性减弱。对植物寒害机理的阐述还有其他多种不同侧面解释的学说。

1）水分平衡失调学说　寒害引起植物最明显的生理变化是水分的丢失，最典型的表现是植物的萎蔫。这是由于这些敏感植物在低温胁迫下，脱落酸（ABA）的合成和运输受抑制，叶面气孔关闭能力减弱，造成水分丢失。另外，低温使根细胞的吸水能力急剧降低，进一步加剧体内水分的失衡，因而导致植物萎蔫。

2）代谢紊乱学说　寒害抑制植物的呼吸活性，降低植物细胞内 ATP 水平，从而导致原生质流动速度逐渐变慢，甚至完全停止。很多药用植物在低温初期，呼吸强度会增加；随低温时间的延长或程度加重，寒害症状出现，呼吸转而显著下降。寒害初期呼吸的增加，一方面是由于低温引起乙烯的产生，刺激了呼吸作用；另一方面，低温抑制有氧呼吸，而促进无氧呼吸，以抵御寒害的影响。此外，低温还引起氧化磷酸化解偶联，ATP 形成受阻及呼吸途径发生改变等，导致各种代谢过程逐渐紊乱。

3）碳水化合物减少学说　寒害能直接引起植物光合作用活性迅速降低，同时，叶绿素的光氧化，使绿叶褪色成黄白色，又进一步导致光合作用速率降低，产物减少。在寒害初期，淀粉水解，可溶性糖的含量增多，可提高对寒冷条件的抵抗能力，但随着受害时间的延长，可溶性糖和淀粉会逐渐减少，其中以可溶性糖减少最多。除此以外，呼吸消耗、糖类合成酶活性降低的同时，分解酶活性增高，也会加剧糖分的减少。大量研究数据显示，植物可溶性糖含量与其抗寒性密切相关。以冬甘薯为例，耐寒性品种的茎、叶可溶性糖含量都大于耐寒性弱的品种；在同一植株上，冬甘薯地上部分的可溶性糖的含量随着入冬后温度的下降而增多，可一定程度抵御低温的影响。

4）蛋白质合成受阻学说　有些植物的幼苗遭受寒害后，蛋白质合成酶活性降低，蛋白质分解酶的活性加强，导致蛋白质的分解大于合成，植株体内蛋白质含量减少，且水溶性氮含量随寒害天数的延长而增加。因游离氨基酸量的变化和死苗之间密切相关，所以蛋白质的合成受阻导致寒害。

5）细胞膜结构破坏学说　冷害引起植物核酸合成酶、脂类合成酶等酶的活性降低，导致NADP⁺（尼克酰胺腺嘌呤二核苷酸磷酸）水平降低、活性氧增加，造成细胞的膜结构被破坏，与膜相连的各种酶功能受损，同时细胞膜透性增加，细胞内可溶性物质大量外渗，进而出现水分过度散失、各种生理代谢异常等寒害现象。

（2）冻害　冻害是指当温度下降到冰点以下后，植物组织内部发生冰冻而引起的伤害。冻害的症状一般比较严重，除了前述的寒害症状进一步加重外，叶片受冻后会慢慢卷缩干枯，严重时脱落；枝梢变黄、枯死，严重时树干皮层腐烂，地上部死亡，幼树枯死；开花和受精过程停止，花芽脱落；果实受冻后形状异常、幼果掉落，严重时如开水烫熟，果实腐烂。

植物冻害表征的出现与植物种类有关，不同植物因细胞、组织生理状态的多样性，以及结冰条件的多样性，作用机理也有不同，通常有以下几种学说。

1）原生质伤害学说　当温度下降到冰点以下时，植物细胞间隙及原生质体和细胞壁之间的液体比细胞内液体的冰点温度高，因此冰核首先在细胞外形成。在相同温度条件下，冰的化学势比液态水的小，会形成低的蒸气压，结果水将从细胞内向外转移到冰晶上，随着冰晶的增大，细胞逐渐失水，造成原生质脱水伤害；原生质体失水引起细胞收缩，使细胞壁发生坍塌，会对细胞造成机械性损伤；冰点以下的低温直接对膜结构的破坏也是冻害产生的原因之一。如果冷却速率快或细胞透性低，细胞失水太慢，冰晶就会在细胞内出现，细胞内结冰对细胞更是致命性的，因为这种冰晶体会直接破坏细胞的各种超微结构。当然，近年来研究表明，细胞内结冰在自然界一般是不常见的。

2）解冻和解冻后的冻害学说　受冻害的植物在 0～5℃下解冻恢复能力强；在室温下恢复能力弱，受害程度大；立即转移到高温下则植物会死亡。因为解冻前后温差过大，会影响细胞各种代谢过程和生理功能的恢复和调整。

3）蛋白质沉淀学说　水分由于结冰而被吸到细胞间隙内时，细胞中盐类浓度和氢离子浓度都相应地增加，这将引起原生质中蛋白质失水变性而产生沉淀。如秋海棠在 -3℃时蛋白质就会发生沉淀，所以秋海棠很容易遭受冻害；黄连能忍受 -8℃的低温而不发生蛋白质沉淀；三尖杉、红豆杉在 -35℃时，毛白杨在 -40℃时，蛋白质才发生沉淀，所以这类植物的抗冻性很强。

**2. 高温对植物的伤害**　可以分为间接伤害和直接伤害两类。对大多数高等植物而言，耐高温的极限是 35～40℃，高于这个温度，植物受高温伤害，生理和生化代谢受到影响。如果光合反应系统受到破坏，不仅光合作用受抑制，光合速率下降，叶片上还会出现死斑，叶色变褐、变黄，提前衰老；如果配子发生过程异常，会出现雄性不育，花序或子房脱落等病态现象。高温还可以改变细胞原生质的理化特性，以致出现细胞超微结构的破坏。温度到45～55℃时，一般植物都会死亡。

（1）间接伤害　间接伤害是指高温使一些可逆的代谢异常转变成为不可逆，逐渐使植物受害。温度越高，或持续的时间越长，植物所受的伤害越严重。引起间接伤害的原因可能有以下几方面。

1）蛋白质的破坏　在高温胁迫下，植物体内的酶钝化，蛋白质合成速率相应下降，这与能量供应减少有密切关系。实验表明，玉米线粒体氧化磷酸化过程在 30～35℃时开始解偶联，到 40℃完全解偶联，丧失提供化学能量的功能，使蛋白质合成受阻而相继受害。高温还可以引起蛋白质的自溶。

2）毒物的生成　高温破坏植物体内含氮化合物的合成，导致体内易积累氨及其他含氮的有害中间代谢产物，造成植物中毒。有机酸与植物抗高温能力有密切关系，用 0.05% 的硫酸锌溶液处理叶片，能够激活脱氢酶的活性，叶片的有机酸含量明显增加，抗热能力也相应提高。其机理在于有机酸能与高温条件下生成的氨结合形成酰胺，从而解除氨的危害。所以，凡是在高温下呼吸系数减小，有机酸增加的植物，抗热能力都比较强。

3）饥饿　呼吸作用的最适温度通常比光合作用的最适温度高，呼吸作用的耐热能力也比光合作用强得多，原因是作为呼吸作用器官的线粒体在高温胁迫下比叶绿体要稳定得多，但在接近于致死温度的高温下，线粒体也会受到不同程度的伤害甚至解体破坏。因此植物在高温下呼吸作用占优势，同化产物的消耗更多，往往使植物处于饥饿状态。饥饿是光合同化作用和呼吸异化作用之间"入小于出"的负平衡的结果。另外，因为植物的温度补偿点因光照的减弱而降低，所以生活在隐蔽处的植物由于在温度不太高时就会因呼吸作用加强就导致"饥饿"，从而容易遭受高温伤害。

4）旱害　温度的升高会使植物的蒸腾速率显著增加，原因主要在于温度会直接影响水分扩散的快慢，同时使叶片和外界大气之间的蒸气压梯度加大，植物因过度蒸腾出现组织缺水、类似干旱的性状表现。

（2）直接伤害　直接伤害是指由短时间的接触高温而引起的，并很快出现的伤害。高温直接伤害有以下几种原因。

1）蛋白质变性　高温逆境会直接引起植物体内蛋白质的变性和凝聚。高温条件下，构成蛋白质的多肽链的氢键被破坏。蛋白质大分子具有从一种结构状态转变成另一种结构状态的能力，这种构象变化常常发生在高温下，会使蛋白质失去功能或变性。最初的变性是可逆的，但如果高温持续，就会使蛋白质迅速转变成不可逆的凝聚状态，50℃左右就会使其凝固失活。蛋白质合成酶也会因变性而钝化，从而影响蛋白质的合成速率，活性蛋白出现"分解或失活增多、合成减少"的负平衡，从而导致植物体内蛋白质的损耗。

2）脂溶　生物膜主要是靠静电或疏水键将脂类和蛋白质联合而成的，这些键在高温下裂解，从而使膜中的类脂性物质游离出来。蛋白质结构中拟脂成分的脂肪酸饱和程度越高，越不易被高温溶化，抗热性就越强。

# 第三节　药用植物对温度的生态适应

植物对温度的适应主要表现为对节律性变温和非节律性高低温的反应，以及由此产生的稳定特征。在长期的节律性变温作用下，植物形成了与之相适应的生态习性和适应性特征，如对年周期的适应，促使植物每一生长发育期均需要一定的积温，有特定的物候期等；对日周期的适应，使植物需要合适的昼夜温差值，且白天有必需的最高温和晚上有适当的低温等。植物对非节律性变温的适应主要通过地带性分布来规避高温或低温的伤害，同时还通过凸显某些形态特征和加强某些生理代谢过程等方式，以减少自身受高温或低温的不良影响。

## 一、形态与生理适应性

在长期低温或高温的影响下，药用植物会通过不同的方式产生多种生态适应性特性，归纳起来有形态和生理适应两方面。

### （一）药用植物对低温的适应

**1. 形态适应**　在面对低温胁迫时，不同植物采取的形态适应策略有所不同。

有的植物通过改变植物形态结构来适应低温，如南欧丹参（*Salvia sclarea*）、狭叶香科（*Teucrium polium*）、百里香（*Thymus mongolicus*）等在低温时叶片通常变小变厚；热带地区分布的辣木，0～20℃对它属于低温胁迫，辣木同样通过叶片变厚来适应"低温"；药用植物亚洲蓍（*Achillea asiatica*）栽培在低温环境下，叶片都会变短，并且叶片排列更加紧密。北极和高山植物通过芽上的鳞片、器官表面的蜡被和密毛等保护结构来抵御低温，如牛至（*Origanum vulgare*）角质层变厚，叶片表皮形成蜡层和密集的毛状体层等，对抗和适应低温的效果明显。木本植物的树皮产生发达的木栓组织能抵御低温。高寒草本植物通过植株变矮小，呈匍匐、垫状或莲座状等方式适应低温，如处于热带地区高山雪线附近的大型莲座植物，其叶子在夜间紧凑并且靠近顶端，可以保护顶芽和内部组织免受冰冻。多年生草本植物具有肉质直根、块根、块茎、鳞茎、根状茎等多种地下变态器官，有利于通过"宿根"方式越冬或抵御低温的影响。

有的植物通过改变形态建成的发育过程来适应低温，如北方一年生草本植物的发芽、繁殖和衰老等过程均发生在温暖的季节。多年生草本植物在冬季到来时地上部分枯萎死亡，地下部分和变态器官进入休眠状态，避过低温，等到冬季结束，再进行第二轮的营养生长。多年生木本植物通常会在其达到关键生物量的时候才开花结实。许多温带和北方树木在冬季之前落叶，而后休眠，既可以减少感受低温的植物体表面积，还能减少抵御低温的内能消耗。

**2. 生理适应**　植物对低温的适应与生理特性的改变相关。

（1）原生质特性的改变　原生质的适应性，特别是原生质保水力的大小是植物对于结冰低温的主动生理反应。保水力越大，抵抗结冰和干燥的能力越强。一方面，由于细胞中水分的减少，细胞质浓度增加；另一方面，由于淀粉的水解，使细胞液内逐渐积累糖类。同时，由于气温的降低，植物代谢放慢，糖类等物质的消耗减少，这些都有利于细胞渗透压的增加，减少细胞向细胞间隙脱水。细胞内糖类、脂肪和色素等增加，降低了植物冰点，从而防止原生质萎缩和蛋白质的凝固。如鹿蹄草属（*Pyrola*）植物叶细胞只有温度降低到 −31℃ 才结冰，与细胞大量蓄积了五碳糖、黏液和胶素等物质，使冰点大幅度下降有关。另外，植物可以通过增加不饱和脂肪酸的量来改善细胞膜流动性。非酶物质（如花青素、苯丙烷类和萜类化合物）的积累能增加细胞的抗氧化能力，从而减少低温引起的氧化应激。如在低温胁迫下，植物中花青素合成相关基因的表达显著增加，花青素在花、种子、果实和营养组织中的积累增加。花青素通过抗氧化活性提高植物的抗氧化能力，进而提高植物对低温的耐受性。在木本植物中，冬季花青素在幼叶中的积累同样可以减少氧化损伤并提高光合速率。

由于植物的抗寒性与细胞质的浓度高低及细胞内水分的多少密切相关，所以如果温度降低是逐渐的，植物就会有充足的时间来累积这些物质并减少水分，而突然的低温对植物则特别有害。

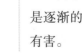

（2）红外线吸收的增加　低温地区植物对严寒气候的适应性还表现在能吸收更多的红外线，在可见光谱中的吸收带也较宽，细胞色素a、b、c有明显的光谱吸收。同样，植物在冬季吸收的红外线比夏季多也是抵御严冬的策略之一。有些植物如小檗、虎耳草、十大功劳等，叶片的颜色在秋、冬季由于叶绿素被破坏，花青素、胡萝卜素等相应增加而变成红色，能吸收更多的热量。

（3）休眠方式　耐寒植物在低温季节来临时能及时转入休眠。在休眠状态下，细胞发生强烈的质壁分离，原生质把贯穿在细胞壁中的胞间连丝吸入细胞腔内部，表面被一层厚的脂类性化合物覆盖，很难吸水膨胀，使植物体内不容易形成冰晶，避免细胞脱水，同时蛋白质不易变性沉淀，从而增强了抗低温的能力。

（4）代谢速度变慢　低温时植物生长减弱，酶的分解大于合成，分解物质增多，植物细胞的渗透压增加，有利于抗寒。

### （二）药用植物对高温的适应

药用植物采取多种策略来适应高温胁迫（表3-3）。植物体抵御高温最简单而有效的方法是避免高温逆境，如菘蓝、薪蒿、荠菜、夏枯草等大多数夏熟药用植物能在高温炎热的夏季来临之前完成其生活周期，初夏时果实已成熟，种子越夏到秋季时再萌发，从而有效地避免了夏季极端高温的伤害。又如，大多数植物会在春季或秋季开花，而不在夏季开花，也是为了避免植物对温度敏感的生殖阶段遭遇夏季的高温天气。植物生长周期的季节性变化特性，既是对高温逆境的长期适应性表现，也是植物本身回避高温胁迫的反应。这些特性有的会作为遗传特性固定地传递下去。除了植物不同种类本身固有的遗传性能之外，有些植物还形成特殊的形态解剖学性状和生理生化代谢特性，这些都直接影响植物抗热性的强弱。

表 3-3　一些药用植物对低温和高温胁迫的适应策略

| 植物 | 温度胁迫 | 适应策略 |
| --- | --- | --- |
| 南欧丹参（*Salvia sclarea*） | 低温 | 在寒冷条件下，单个叶面积减少，但穗的长度和数量增加，花序更长，精油含量更高 |
| 狭叶香科（*Teucrium polium*） | 低温 | 叶片较小、较厚，气孔和腺毛较多，光合速率和气孔导度较高 |
| 百里香（*Thymus sibthorpii*） | 低温 | 叶片变小变厚，光合速率和气孔导度更高 |
| 睡茄（*Withania somnifera*） | 低温 | 醉茄内脂（withanolide）含量增加 |
| 西洋参（*Panax quinquefolius*） | 高温 | 人参皂苷的增加和光合作用的减少 |
| 紫苏（*Perilla frutescens*） | 高温 | 花青素产量降低 |
| 罗勒（*Ocimum basilicum*） | 高温 | 水杨酸提高植物耐受性 |
| 土沉香（*Aquilaria sinensis*） | 高温 | 茉莉酸表达的上调 |

**1.形态适应**　生长在炎热沙漠中的仙人掌类药用植物叶片退化成针刺状以减少蒸腾作用，发达的肉质茎能贮存大量水分，因此能适应很强的高温干旱环境，并具有较强的抗热性，甚至能忍耐60℃的高温。另外，许多植物形态上有特殊的御热保护结构，如植物体表面的蜡质、鳞片和绒毛等，不仅在耐寒植物体上能保温御寒，还可以使耐热植物减少对太阳热辐射的吸收量，降低植物体的温度；有的植物叶片垂直排列，叶缘向光；有的植物在高温下叶片折叠，减

少对光的吸收面积，避免热害；有的植物树干、根茎附近具有很厚的木栓层，可以起到隔热的作用。

（1）含水量降低　细胞内糖或盐的浓度增加，同时含水量降低。细胞内原生质浓度增加，增强了抗凝结能力；细胞内水分的减少，促使细胞代谢减慢，也能增强抗高温能力。含水量的降低，使植物进入休眠状态，可以抵御高温，如植物体各部分中，种子的含水量最低，也是抵御高温最强的器官之一。

（2）蒸腾作用旺盛　蒸腾作用可以使体温下降。在一定温度范围内，一些植物在高温下气孔开启程度加大，通过加快蒸腾速率来带走叶片上的热量，使叶片免受高温损伤；若气温升到40℃以上，多数植物气孔将关闭，植物体会因失去蒸腾能力而受害。我国元江的干热河谷地区，雨季的温度也可能超过40℃，但这里的植物能通过高效的蒸腾降温，同时也保证了光合作用的顺利进行，从而有效地抵御高温胁迫。

（3）反射和放射红外线　某些植物具有反射红外线的能力。红外线是一种热线，照射在植物体上会使植物体的温度升高。据报道，植物在夏季比冬季反射更多的红外线，而且植物本身还可以辐射出红外线，这样就使得植物在高温环境下不会受热害。

（4）渗透调节物　渗透调节是植物体抵挡高温胁迫的重要生理反应之一。高温胁迫下，植物会自主积累有渗透调节作用的物质，如植物体内的可溶性糖含量增大，渗透压增大。又如，植物体内蛋白质的水解速率超过合成速率，致使植物体内游离氨基酸尤其是脯氨酸的含量增加。同时，脯氨酸合成酶活性被抑制确保了游离氨基酸的含量，而脯氨酸在植物体内增加，降低了植物细胞的水势，能有效预防植物水分的流失，提升原生胶体的稳定性，从而保证植物体内充足的水分，缓解因高温而加剧的蒸腾作用对植物的损害。金露梅（*Dasiphora fruticosa*）仅在高温胁迫下1天，叶片中游离脯氨酸和可溶性糖的含量就会显著升高；药用蒲公英（*Taraxacum mongolicum*）在高温下也以类似的方式提高对高温的适应。

（5）抗氧化酶活性　植物体细胞在高温胁迫下，会通过许多途径形成过氧化氢、超氧阴离子自由基、单线态氧、羟自由基等活性氧物质，进而产生氧化胁迫。植物体为适应这种胁迫，会启动防止活性氧危害的非酶系统（抗坏血酸、类胡萝卜素和谷胱甘肽等）和酶促防御系统（超氧化物歧化酶、过氧化物酶、过氧化氢酶、抗坏血酸过氧化物酶等）清除自由基，减轻过氧化损伤。如高山杜鹃面对高温时，通过增强POD、SOD、CAT的活性来清除因高温胁迫产生的过氧化氢及活性氧，以便维持细胞内活性氧的正常水平，保护细胞膜系统的稳定性，进而提高对高温逆境的抗性。又如，杭白菊在35℃时叶片SOD酶活性达到最大，以此提高对高温的适应。

植物还有一些其他的耐热方式，如有的植物在高温条件下光合作用仍可大于呼吸作用，可以使植物保持碳的代谢，免于饥饿作用；还有些植物体内饱和脂肪酸含量很高，能使植物在高温条件下保持生物膜系统的稳定性，避免因生物膜的脂溶现象而造成生理功能异常；大多数植物在高温条件下，会诱导产生热激蛋白（HSPs），以提高植物的耐热性等。

## 二、对温度适应的生态型

植物对温度适应的生态型主要有广温植物和窄温植物两类。

### （一）广温植物

广温植物（eurythermic plant）是指能在较宽的温度范围内生活的植物。如松、桦、栎等能在 –5 ～ 55℃温度范围内生活，但是只在 5 ～ 40℃才能完成正常的生长发育过程。由于广温植物分布范围较大，所以通常是广布种。

### （二）窄温植物

窄温植物（stenothermic plant）又称狭温植物，指只能在较窄的温度范围内生活，不能适应温度变动较大环境的植物。窄温植物对温度的要求很严格，它们必须生活在特定的温度条件下或气候带，才能保证生长发育正常进行。其中凡是仅能在低温范围内生长发育，高温容易成为其分布限制因子的植物，称为低温窄温植物，如雪球藻、雪衣藻只能在冰点附近的温度下发育和繁殖；仅能在高温条件下生长发育，低温往往是其分布限制因子的植物，称为高温窄温植物，如椰子、可可等只分布在热带地区。热带地区的气候波动性弱于温带地区，生活在热带地区的物种对气候因子具有较窄的生态幅，因而对气温的变化，尤其是低温的敏感性更强。

## 三、温度与药用植物品质形成

一般来说，中药材"顺境出产量，逆境出品质"。这也说明了药用植物的品质形成与生态因子的关系密切。植物对环境胁迫的防御机制会产生一些适应性次生代谢产物，即植物在次级代谢过程中合成的各种小分子化合物，而这些次生代谢产物大多数是药用植物的有效成分。次生代谢产物的合成需要大量的能量和物质，如果在适宜的环境条件下大量合成次生代谢产物，必然会导致初生代谢的减弱，进而影响生物的生长发育，降低生物在自然界中的竞争能力。所以，植物在漫长的进化过程中形成了一种特殊的调解机制，在逆境来临时，环境因子才通过调控次生代谢过程，迅速增加次生代谢产物的含量，其中温度是调节药用植物次生代谢产物积累的重要因子之一，因而，温度因子在药用植物的品质形成方面具有重要作用。

温度变化对栽培和野生药用植物次生代谢的影响均非常显著。有不少药用植物的活性成分的累积与温度相关，如鼓槌石斛中毛兰素、黄芩中黄芩苷、掌叶大黄活性成分、秦艽中的龙胆苦苷，以及黄芪中的黄芪甲苷、黄酮类成分和黄芪多糖等有效成分的含量，在一定范围内与温度呈正相关。高温诱导植物产生次生代谢产物是植物对温度胁迫的积极反应，如在高温条件下，颠茄、金鸡纳等植物体内生物碱的含量较高，银杏叶中槲皮素和总黄酮含量升高等。当然，也有药用植物有效成分与温度呈负相关的实例，如当归阿魏酸会随着海拔升高而累积增加，就是植物防御低温机制作用的结果；又如人参皂苷是人参的主要药效成分，也是评价人参药材质量的重要指标，有研究结果表明，温度是影响人参皂苷富集的关键生态因子，适度低温有利人参皂苷积累。

# 第四章
# 药用植物与水的生态关系

水是药用植物生存极为重要的生态因子，在药用植物生命活动的各个环节中起着极大的作用。水是原生质的主要组成成分，植物体一般含 60% ～ 80% 的水分；水是代谢过程的反应物质，光合作用、呼吸作用、有机物质的合成与分解等代谢过程都有水分的参与；水也是药用植物新陈代谢的介质，土壤中所有矿物质、氧、二氧化碳等必须先溶于水，才能被药用植物吸收和在体内运转，药用植物体中一系列的生物化学反应必须在水中才能进行；水可以维持细胞组织紧张度（膨压）和固有形态，以利于各种代谢的正常运行；水有很高的比热和汽化热，又有较高的导热性，当温度剧烈变动时，能缓和原生质的温度变化，以保护原生质免受伤害，这在一定程度上增强了药用植物的抗逆能力；水还能增加大气湿度，改善土壤和土壤表面空气的温度，进而影响药用植物的生长发育。

水主要通过不同形态、量及持续时间三方面的变化对药用植物产生影响。不同形态的水是指固态水、液态水及气态水；量是指降水量的多少和大气湿度的高低；持续时间是指降水、淹水、干旱等的持续日数。这些都能对药用植物的生长、发育及生理生化活动产生极重要的生态作用，从而影响药用植物的品质和产量。

水分平衡是药用植物正常生活的必要条件之一。要维持水分平衡，必须增加根系吸水能力和在干旱时减少叶片的水分蒸腾，药用植物对水分具有一系列的适应性。

水与药用植物的生产有着十分密切的关系。不同的药用植物、同一药用植物的不同发育阶段及不同的生长季节，对水分的需要量都是不同的。药用植物和水的这种供求关系，还受环境中其他生态因子，如温度、光照等的影响。在生产实践中，根据药用植物对水分的不同需求，对其进行合理的灌、排，以保证药用植物优质高产。

## 第一节　水及其变化规律

地球表面约有 70% 以上是被水覆盖的，总水量约有十四亿五千万立方公里，其 94% 是海水。生态环境中的水分形态有液态水、固态水和气态水。液态水主要包括雾、露、雨 3 种形式。固态水主要包括霜、雪、冰雹 3 种类型。气态水（大气湿度）主要包括空气中的水汽。

### 一、水的存在形式

#### （一）液态水

**1. 雾**　当空气中的水汽达到饱和时就形成雾。凡低层空气容易冷却的地区，如果水汽丰富、风力微和，并有大量的凝结核存在，便容易形成雾。雾能减少植物蒸腾和地面蒸发，并能补充植物水分的不足，尤其是在热带森林地区，由雾引起的降水量是可观的，它能弥补旱季降水的不足。有些种的分布常与雾带有关。

**2. 露** 在晴朗无风的夜晚，由于辐射冷却，相对湿度增加，地面迅速降温，当温度降低到露点温度（空气中的水分达到饱和时的温度）时，就形成露。任何物体只要善于辐射热量，而又不善于传热，都易形成露。例如，杂草、树叶等温度在夜间可较空气低6～8℃，极易形成露。露作为一种降水尽管量很小，对药用植物生长则有相当大的作用。通过露的凝结，可以有相当多的水分进入植物体内，影响其内部的水分平衡。例如，在非洲北部沙漠地区，在晚冬、早春期间，白天阳光强烈、温度高，夜间气温很低，露很大，在该地区生长的短命植物主要靠露水为生。

**3. 雨** 当空气上升，绝热膨胀冷却，水汽凝结时就形成雨。按其成因，雨可分为气旋雨、地形雨、对流雨、台风雨四种。

（1）气旋雨（又称锋面雨） 是指由北方南下的冷气团和南方的暖气团相交形成锋面，暖气团沿锋面上升，绝热膨胀冷却，凝结成雨。如果一个地区在某个时期受锋面控制较长，则可致雨量过多而发生水灾；反之，就可能发生干旱。一般气旋雨时间长、范围广，为我国大部分地区的主要降水。

（2）地形雨 是指暖湿气流在行进途中遇地形阻碍，气流被迫沿山坡上升，绝热膨胀冷却，水汽凝结形成地形雨。地形雨都集中在山地迎风面，而背风面因气流中水汽量减少，加上气流下降，绝热增温，空气逐渐干燥，形成一种干而热的风，即焚风。因而在背风面降雨量少，俗称"雨影"。很多与海洋气流垂直的山脉，常常是干湿气候的分水岭。

（3）对流雨（又称雷阵雨） 当光照强烈，地面空气层受热增温，造成不稳定的对流运动时常形成阵雨，称为对流雨。对流雨多发生在夏季，春秋季偶有发生。雷阵雨一般范围小，持续时间也较短。

（4）台风雨 由台风带来的降雨，即为台风雨。我国东南沿海在夏、秋之际，经常出现台风雨，它是这些地区重要的雨量来源之一。

雨对大部分地区来说是最重要的一种降水形式，大部分降水都是以雨的形式降落下来的。雨对植物的影响与雨量多少及在四季的分配有关。对于植物的水分平衡而言，在植物生长季雨量多的地方，其年雨量虽然较少，但比年雨量多而在生长季雨量少的地方有利。雨量对植物的影响，还与一次降雨量的大小有关。一次降雨量过小，在气温高的地方立刻蒸发，对植物的影响无足轻重。一次的降雨量过大，造成径流，土壤在短时间内不能吸收，导致侵蚀，发生水灾，间接地伤害植物。雨量的年变化量或月变化量对植物产生重大影响，常使植物产量不稳定。

**（二）固态水**

**1. 霜** 夜晚，由于地面辐射冷却，温度下降，空气中的水汽就会达到饱和，当露点温度在0℃以下时，空气中过饱和的水汽凝结成白色的冰晶，就形成霜。霜会对药用植物的生长产生不同程度的影响。由于霜的出现而使植物受害称为霜害。霜害是伴随低温而来的冻害。

**2. 雪** 当高空中空气的露点温度在0℃以下时，水汽就直接凝结成固体小冰晶，降落到地面就形成雪。雪是药用植物的重要水源之一。在早春干旱地区，雪是少雨季节的主要水分来源。早春气候转暖，植物开始恢复生长，积雪缓缓融化，变为地表径流，源源不断地增加土壤水分，以供植物生长发育的需要。雪不易传热，是一种良好的绝缘体。在寒冷多雪地区，雪能保护植物越冬，免受低温伤害。

但是，雪有时也能伤害药用植物。如土壤未冻结时，植物还未进入休眠期，过早积雪易使药用植物根系缺氧而窒息死亡；在生长季节短的地区春季融雪降低了土温，会缩短药用植物的生长期。另外，当冰雪融化成水渗入土中后重又冻结，越冬幼苗和草本植物连根和冻土一道拔起，甚至根部断裂，破坏体内水分平衡，导致植物枯萎。大雪还可使药用植物发生机械伤害，如折枝、断干、损冠，甚至倒树。通常常绿阔叶林比落叶阔叶林、密林比稀林、纯林比混交林更容易受到雪的伤害。

降雪的地区分布与该地的温度高低有一定关系。在两极，全年降水都是雪；在温带地区，降雪仅限于冬季；在低纬地区，高山上才有降雪。在我国北方，降雪是主要的水分来源之一。

**3. 冰雹**    是从积云雨中降下来的一种固体凝结物——冰粒。它的产生是地面空气受热，发生强烈而极不稳定的对流作用的结果，故常在雷雨中发生。冰雹是一种特殊的降水，它出现的范围虽小，时间又短促（不超过 30 分钟），但来势猛，强度大，对药用植物危害极大。雹粒降落在药用植物茎、叶和果实上，引起很大的机械损伤。通常草本药用植物受害比木本药用植物严重；枝叶茂盛、叶面积大的药用植物受害更重。冰雹主要出现在春、夏及早秋，一般始于 4 月，终于 10 月，以 6～7 月最多；一天内以午后最易发生。冰雹还与地形有关，通常大陆性气候强的内陆地区较多，沿海海洋性气候地区较少；高山边缘和丘陵地带较多，平原较少。

### （三）气态水

空气中的水汽主要来自海面，其次是湖泊、河流的蒸发和植物的蒸腾，其也是药用植物得以利用的重要部分。地衣、苔藓和某些蕨类植物可以直接从空气中吸收水分，如热带、亚热带的膜叶蕨属很薄的叶片和兰科植物根上的根被，都能直接吸收空气中的水分；沙漠中的某些小型浅根性一年生植物，往往依赖气态水更甚于液态水。

## 二、水的变化规律

### （一）水的循环

水是自然的驱使者，水循环使各种自然地理过程得以延续，也使人类赖以生存的水资源不断得到更新从而永续利用。降水量、蒸发量和径流量作为水循环的 3 个重要环节，同时也是水量平衡的 3 个重要因素。

水分在地球上的流动和再分配主要通过三种方式，即水汽的大气环流、洋流和河流，以维持地球各地的水分平衡。从全球范围水分循环总体来说，海洋和陆地的水量保持不变，达到平衡。

影响药用植物生态的水有降水、大气湿度和土壤水分。

降水是指当空气中水汽处于过饱和状态时，水汽的过饱和部分就会发生凝结现象，从而形成的液态水或固态水。各地区的降水量在年际间和逐月间都是变化的，变化程度因各地自然条件不同而有差别。

水常因蒸发（包括植物蒸腾）把水汽送入大气，而大气中的水汽又以雨、雪等形态降落到地面。固态、液态、气态三种形态的水因空间和时间的不同，从而发生很大的变化，这种变化是导致地球上各地区水分再分配的原因。

（二）降水分布规律

降水量的空间变化，受地理纬度、海陆位置、地形、气流运动、天气系统诸因素的影响。我国年降水量地理分布的一般规律是自东南沿海向西北内陆逐步递减，主要原因是来自东南方海洋上携带大量水汽的季风气流先经东南后到西北，水汽所经之处相继形成降水，随着水汽含量减少，降水强度也越来越小。

受季风、海陆分布和地形的影响，我国的降水各地区差异很大。南方多于北方，山地多于平地，年等雨量线大致由东北至西南延伸。年降水量 400mm 等雨线，沿大兴安岭西麓南下，经太行山麓向西南延伸至青海的同德、西藏的那曲和拉萨。此线以北和以西地区，基本上不受夏季湿润季风的影响，年降水量小于 400mm。其中内蒙古西部则只有 100～200mm，新疆的南疆一般在 100mm 以下，塔里木盆地东南部、吐鲁番盆地和青海的柴达木盆地，年降水量不足 20mm。此线以南和以东，普遍受夏季湿润季风的影响，年降水量为 400～2000mm。大致在淮河和秦岭一线，形成一条年降水量在 900mm 左右的等雨线。该线以北，降水量逐渐减少，黄河中下游和渭河流域为 500～700mm。东北地区的东部为 500～700mm，西部为 400～500mm。该线以南，降水量逐渐增加，长江中下游地区为 1000～1400mm，台湾、广东、浙江、江西大部分地区降水量为 1500～2000mm 以上，云贵高原除云南北部降水量不足 1000mm 以外，其余地区为 1000～1500mm。蒸发量和降水量的地区分布恰好相反，西北干旱地区年蒸发量约在 2500mm 以上，吐鲁番盆地和柴达木盆地达到 3000mm 以上；东北地区年蒸发量约在 1500mm；长江流域地区，年蒸发量一般只有 1000～1500mm。我国青藏高原和川西、云南地区蒸发量也比较高，除了其东部较湿润地区年蒸发量低于 1500mm 外，大部分地区都在 2000mm 以上。

我国各地降水量随季节不同，差别也很大。一般夏季降水量最多，约占全年降水量的一半，其次是春季或秋季，冬季降水量最少。我国北方雨季短，降水明显集中在夏季；南方雨季长，降水量全年分配较均匀。我国降水量的多少和同期的温度高低呈正相关，这对药用植物生长发育较为有利。但不同的降水方式对药用植物发生的效应是不同的，一般说来，降水强度越缓和，渗入土壤中的水分就越多，降水的效应也就越大。

# 第二节　水对药用植物的生态作用

水分在药用植物生命活动的各个环节中发挥极大的作用，影响着药用植物生长发育、分布，以及药用植物的产量和品质等诸多方面。

## 一、降水对药用植物的生态作用

### （一）降水的分布特点

我国位于亚欧大陆东部，太平洋西岸，地处北半球副热带和中纬度地区，自青藏高原向东到太平洋，西高东低、三级阶梯逐级递减是我国地形的主要特征。独特的地理位置和地势形成了我国复杂而多变的降水气候，导致全国降水变化非常复杂。

西北地区的降水分布受纬度变化影响为主，越往北降水越少，降水主要受区域性地理因子的影响，不同区域差异较大。西南地区的降水在各个季节呈现出不同的特征，体现出季风变化下地理、地形因素的复杂性。华东地区降水分布受到区域地理纬度、经度的变化和局地地形因子的影响，造成降水分布的空间差异。华北地区的降水分布受区域性地理因子经度、纬度和局地地形高程的影响为主；东北地区的降水分布有非常明显的局部地形降水特点，降水分布受到区域纬度、环流和地形的综合影响；华中地区的降水分布显著特征是降水与区域地理因子相关性非常大，南北区域性降水差异明显。华南地区的降水分布特征复杂多变，呈季节性变化特点，这与受海洋天气系统复杂多变有关。

由于降雨分布的复杂性，药用植物的分布也有多样性特点，出现了"关药""北药""怀药""淮药""浙药""南药""贵药""云药""川药""蒙药""秦药""维药""藏药""海洋药"等诸多道地药材。

雾、露、雪等降水形式对药用植物分布也产生不同的影响。雾和露在干燥地区可被浅根系植物所利用，以补充土壤和空气中水分的不足。石斛等附生药用植物主要分布于我国南方，这与该地区气候湿润有密切关系。地表积雪可以保护药用植物越冬，而且可以提供大量的水分条件。例如，天麻当土壤温度长时间低于－5℃时，易发生冻害，所以多分布在温暖湿润的南方地区。在东北高寒山区因为冬季有积雪覆盖，天麻也能安全越冬。

### （二）降水对药用植物的影响

药用植物体内的生理生化过程与降水密切相关。过多或过少的水分都会影响药用植物的产量和体内的次生代谢过程，进而影响有效成分的积累。药用植物产量方面：药用植物生长有一定的土壤含水量范围，存在最高、最适、最低含水量，处于最适含水范围的药用植物才能生长良好。不同的生长发育阶段，药用植物需水量不同，气象条件和栽培措施也影响药用植物需水量。药用植物生长前期需水量少，中期需水量多，生长后期需水量居中，生长后期尤其要注意防涝，特别是根及根茎类药材。有效成分的积累方面：研究发现，水分影响有效成分的积累，如高山红景天在土壤含水量为55%～75%时，红景天苷含量最高。雨季中的麻黄体内生物碱含量下降，而在干燥的秋季则上升到最高值。在气候干燥的情况下，当归体内的挥发油含量较高。薄荷开花期需要干燥气候，此时的潮湿气候可使薄荷油含量下降25%。干旱胁迫是次生代谢物积累的重要手段之一。如通过干旱胁迫可对银杏叶片中槲皮素含量的提高有一定的促进作用，短期干旱胁迫有利于黄芩黄酮类化合物的合成和积累等。

## 二、大气湿度对药用植物的生态作用

### （一）大气湿度的定义

空气中水汽含量的多少称为大气湿度。通常用水汽压、绝对湿度、相对湿度与饱和差等表示。

大气中由水汽所产生的分压强称为水汽压，通常用"$e$"来表示。在一定温度下，单位体积空气中能够容纳的水汽数量有一定的限度，达到该限度的空气为饱和空气，此时水汽压称为饱和水汽压（$E$），超过该限度，水汽就会凝结。饱和水汽压随温度升高而增大。

单位体积空气中所含水汽质量，称为绝对湿度。它表示空气中水汽的绝对含量。

大气中实际水汽压与饱和水汽压之比（$e:E$），称为相对湿度，常用百分比表示，即 R $= e/E \times 100\%$。相对湿度越小，空气越干燥，植物的蒸腾和土壤的蒸发就越大。相对湿度随温度的升高而降低。因此，在一天内相对湿度是早晨最高、下午最低；在一年内最干月份在冬季、最湿月在夏季。

饱和水汽压和实际水汽压的差数称为饱和差。如果空气中水汽含量不变，温度越低，饱和差越小，空气就越潮湿，蒸发和蒸腾就越弱；相反，饱和差越大，空气越干燥，蒸发和蒸腾就越强。

### （二）大气湿度对药用植物的影响

大气湿度的高低不仅影响降水的多少，同时还影响蒸发作用和植物的蒸腾作用。其通过对植物细胞间隙和大气之间的蒸气压梯度的作用影响蒸腾速度。在根系吸水充足、气孔开度不变的情况下，植物的蒸腾基本上和水分蒸发相似，水蒸气从叶内蒸发出来的程度决定于细胞间隙蒸腾表面的蒸气压和大气中蒸气压之间的饱和蒸气压差，饱和蒸气压差越大，蒸腾越强。

薄荷从苗期至营养生长期都需要一定水分，但进入开花期，则要求较干燥气候，若阴雨连绵，或久雨初晴，都可以使薄荷油的含量下降至正常量的 75% 左右。

## 三、土壤水分对药用植物的生态作用

### （一）土壤水分的类型

根系是陆生植物吸水的主要器官，根系吸水主要在根尖进行。根系吸水有两种动力：根压和蒸腾拉力。来自两种动力的吸水过程都是顺着从土壤介质到根系木质部的水势梯度进行的。根系能否吸水取决于根系水势与土壤水势之差，只有根系水势低于土壤的水势时，根才能从土壤中吸水。

根据土壤的持水能力和水分移动情况，可将土壤水分分为四种基本类型：固态水、汽态水、束缚水和自由水。

**1.固态水**　土壤水冻结时形成的冰晶。

**2.气态水**　存在于土壤空气中的水蒸气。

**3.束缚水**　包括吸湿水和膜状水。

（1）吸湿水　在土壤颗粒的分子引力作用下，土壤颗粒吸附空气中的水分子在其表面，成为吸湿水。土壤质地越黏，表面积越大时，它的吸湿能力也越大。重力也不能使其移动，只有在吸收能量转变为气态的先决条件下才能运动，称为紧束缚水。其吸附力的大小与土粒的表面积有关。一般砂土中吸湿水的含量仅为 0.5% ～ 1.0%，壤土为 10% ～ 15%，黏土则为 20% 左右。黏粒吸附吸湿水的力量很强，可以达到或超过 50 个大气压。这种水分只有在 100 ～ 105℃条件下，经过一定时间才能释放出来。因此，吸湿水不能为药用植物吸收利用。

（2）膜状水　土粒饱和了吸湿水后，还有剩余的吸收力，虽然这种力量已不能够吸着动能较高的水汽分子，但是仍足以吸引一部分液态水，在土粒周围的吸湿水层外围形成薄的水膜，以这种状态存在的水称为膜状水。重力不能使其移动，但其本身可从水膜较厚处移向较薄处，但速度极为缓慢，为松束缚水，高等植物可以利用一部分。

**4.自由水**　包括毛管水、重力水和地下水。

（1）毛管水　是由土壤毛细管的毛管力而保持在土中的水分。毛管水含量的多少也和土壤质地有关。黏土，毛管多而细，保水力强，透水力差；砂土，毛管少而粗，保水力差，透水力强。毛管水在土层中总是从湿润的地方朝着失去水的、干燥的地方移动。因此，它是药用植物最能利用的有效水分，在生产上要尽量减少毛管水的无益消耗。

（2）重力水  当大气降水或灌溉强度超过土壤吸持水分的能力时，土壤的剩余引力基本上已经饱和，多余的水就由于重力的作用通过大孔隙向下流失，这种形态的水称为重力水。重力水原则上可被植物吸收，但因其很快流失，因此实际上可被利用的机会很少。当重力水暂时滞留时，会占据土壤大孔隙，妨碍通气，对一般药用植物根系的生长和吸水不利。

（3）地下水  如果土壤或母质中有不透明水层存在，向下渗漏的重力水就会在它上面的土壤孔隙中聚积起来形成一定厚度的水分饱和层，其中的水可以流动，称为地下水。土壤的饱和水层没有明显的上限，但若在这种土壤中凿井，流出的地下水就会在井中形成自由水层，这一水层的水平面离地表的深度称为地下水位。

（二）土壤水分对药用植物的影响

土壤水分常常是决定植物生长和分布的限制因子，直接影响植物的生长发育及各种生理代谢过程。

植物的生长有一定的土壤含水量范围，即存在着最高、最适、最低含水量。高于最高点，植物根系常因缺氧导致烂根；低于最低点，植物缺水萎蔫，生长停止，枯萎；只有处于最适范围内，才能维持植物体内的水分平衡，以保证植物生长有最佳的水分条件。不同植物所需的最适土壤含水量不同，植物不同生理活动的最适土壤含水量也不同。

有些药用植物，如柑橘、荔枝、肉桂等的种子在成熟后的数日内，必须与湿土接触，否则就会丧失发芽的能力。

药用植物在种子萌发过程中土壤水分是必需的，种子只有在吸收了大量的水分后，其他的生理活动才逐渐开始。水可以软化种皮，增加其透性，使胚容易突破种皮；水可使种子中的凝胶物质转变为溶胶物质，加强代谢；水参与营养物质的水解；各类可溶性水解产物通过水分运输到正在生长的幼芽、幼根中，为种子的萌发创造必要条件。例如，当归在种子吸水量达到自身重量的25%时，种子开始萌动，而当吸水量达到40%时，种子萌发速率最快。人参、西洋参种子的后熟也要有水分的参与，人参种子的贮藏水分控制为10%～15%，西洋参的为12%～14%。

土壤中水分含量直接影响药用植物根系的发育。在潮湿土壤上生长的多为浅根系药用植物，在土壤干燥的地方多分布深根系药用植物。

此外，根的吸收表面积的大小也与土壤水分的多少有关，土壤湿度过大时，根毛稀少；土壤湿度较小时，根毛发达，增加了水分吸收面积。

药用植物在不同的生长发育时期，对土壤水分的需求是不一样的。如条叶龙胆（*Gentiana manshurica*）主要分布在松嫩平原的季节性积水地段的局部较高地区，这一生态条件是与东北龙胆种子萌发需要一定的湿度相关。当地群众将其生境概括为"洼中岗"，极其形象地揭示了它的生存依赖足够的水分而又不耐水淹的生态特点。

药用植物扦插时，插条体内的水分平衡容易被破坏。因此，扦插时要有较高的土壤含水量，但成活后必须慢慢减少土壤中的水分供应，以促进根系的发育。

土壤含水量也影响药用植物的品质。碳水化合物、氮素和蛋白质含量与土壤水分有直接关系。据报道，当归挥发油含量，甘肃武都为0.66%、云南丽江为0.50%、四川为0.25%。武都属半干旱气候环境，长期生长于多光干燥环境下的当归，挥发油含量高。而四川当归生长在少光潮湿的环境下，挥发油含量较低而非挥发性成分如糖、淀粉等组分高。金鸡纳树（*Cinchona calisaya*）在高温干燥条件下，奎宁含量较高，而在土壤湿度过大的环境下，含量就显著降低，甚至不能形成；日本欧莨菪（*Scopolia japonica*）在干燥条件下，阿托品的含量可高达 1% 左右，而在湿润环境中则只有 0.4% 左右；雨季中的麻黄生物碱含量急剧下降，而在干燥的秋季则上升到最高值。可见，对陆生药用植物来说，水分过多对次生代谢产物的形成是不利的，尤其对生物碱的形成不利。

### 四、药用植物体水分的动态平衡

#### （一）药用植物根吸水的影响因素

**1. 土壤的溶液浓度**　一般情况下，土壤溶液浓度较低，水势较高，有利于药用植物吸收水分。而盐碱土则相反，因为可溶性盐含量高，土壤水势降低，会使药用植物根系吸水困难，从而不能正常生长或成活（过量施用化肥也会出现这种危害）。

**2. 土壤温度**　低温能降低药用植物根系的吸水能力，原因很多：低温使根系代谢活动减弱，影响主动吸水；根系生长缓慢，有碍吸收表面的增加；低温使水和原生质的黏滞性增加，使水分子在土壤中和在药用植物原生质中的扩散速率减慢，水分不易通过原生质。土壤温度过高，对植物根系吸水也不利。高温容易导致根系代谢失调，使根系易衰老。温度过高使酶钝化，细胞质流动缓慢甚至停止。

**3. 土壤通气状况**　根系吸水以正常代谢为基础，与有氧呼吸密切相关。根系在良好的通气环境条件下，代谢活动正常进行，吸水旺盛。在通气不良的环境中，由于氧气缺乏，二氧化碳积累较多，使根系呼吸等代谢活动减弱，根系吸水减少。如果该情况持续时间较长，植物体会形成无氧呼吸，产生和积累较多乙醇，根系细胞会中毒受伤，进而吸水更少。因此土壤中水分过多，由于通气性差，也会造成萎蔫。而当植物受涝时，由于土壤空气不足，也会影响根系吸水。

黏土土壤通气不良，雨季深层黏土中的含氧气量几乎不到总气体体积的 3%。沙壤土中氧气含量较高，几乎接近大气中的氧气含量。不同植物对土壤通气不良的耐受能力差异很大。不同树种耐土壤缺氧能力也不同，柳树、红树等的根系能在被水淹没的土壤里正常生长，而马尾松、侧柏等却不能长期生活在缺氧的环境里。

#### （二）药用植物蒸腾作用的影响因素

陆生药用植物吸收的水分，仅一小部分（1%～5%）用于代谢过程，大部分都散失到体外。水分从植物体散失到外界去的方式有两种：一种以液体状态排出体外，即吐水现象；另一种以气体状态，即蒸腾作用，这是主要的方式。植物的蒸腾作用绝大部分是在叶片上进行的。叶片蒸腾作用有两种方式：通过叶片表面气孔的蒸腾，称为气孔蒸腾；通过叶片表皮角质层的蒸腾，称为角质蒸腾。气孔蒸腾是蒸腾作用的主要形式。

**1. 气孔蒸腾**　气孔是药用植物体与外界交换气体的"大门"，是蒸腾的主要通道。气孔蒸腾是一个扩散过程，水分由液相变为气相，通过气孔逸出。蒸汽再从植物体表面扩散到邻近空气层，并由此扩散进入空气中去。这一过程部分地受植物的构造和气孔的调节并与控制物理蒸发的因素共同起作用。

药用植物种类不同，调节气孔开闭的能力是不同的。一般来说，大部分树木和阴生草本药用植物在轻度缺水时，就能减少气孔开度，甚至能主动关闭气孔；阳生草本药用植物仅在相当干燥的环境里，气孔才缓缓关闭，以调控其气孔蒸腾。同一种药用植物生长在不同地区的个体，甚至同一个体不同部位的叶片，它们的气孔开闭规律也是各不相同的。

气孔的开张和关闭对蒸腾作用的影响最大。气孔一般在日出后缓缓开放，在黑夜降临时又逐渐关闭，在全天大部分时间保持开张的最适状态。

水分是从叶肉细胞壁蒸发到细胞间隙的，叶内部的蒸发表面常称为内表面。叶的内表面积越大，细胞间隙的水汽越容易保持饱和，从而有利于蒸腾。旱生药用植物和阳性药用植物叶子的内外表面积比中生药用植物或阴性药用植物大。气孔蒸腾速率还受到界面层厚薄的影响。界面层厚，阻力大，水汽通过速率减慢。有些药用植物，如麻黄（*Ephedra sinica*）、夹竹桃等气孔下陷，有些药用植物气孔外面有许多表皮毛，这些都能减缓水汽扩散，抑制蒸腾速率。叶片上下表皮细胞代谢机能有所差异，如下表皮保卫细胞淀粉水解和 $K^+$ 积累比上表皮多，从而影响气孔开闭。

**2. 角质蒸腾**　角质蒸腾是植物通过表皮角质化的外壁和角质层所进行的水分子的扩散。不同植物的角质蒸腾，因表皮外壁上角质片层和蜡质片层的排列、密度和数目及角质层的厚度不同而异。角质层虽不易使水分通过，但在角质层中含有亲水性的果胶物质，同时角质层也有极性孔隙可使水分通过。在幼嫩的叶子里，角质层蒸腾可达总蒸腾量的 40% ～ 70%，但成长后叶子其角质层蒸腾仅占 3% ～ 5%。因此气孔蒸腾是一般植物蒸腾的主要方式。气孔关闭后，主要靠角质层蒸腾。角质层扩散阻力很大，旱生药用植物和针叶药用植物扩散阻力可高达 400s/cm；湿生药用植物叶片可达 20 ～ 100s/cm。在低温和叶片外表皮干缩时，角质层扩散阻力会大大增加。因此，在革质叶药用植物中，角质层蒸腾仅占总蒸腾量的 1/30 ～ 1/20；柔软叶片角质层蒸腾量也只占 1/10 ～ 1/3。

蒸腾作用是药用植物吸水和水分运转的重要动力，蒸腾流是盐类和其他多种物质在药用植物内传导和运输的载体。此外，蒸腾作用具有降低叶面温度的效应。

### （三）外界因素对蒸腾作用的影响

**1. 光照**　光影响蒸腾的主要作用是促进气孔开放，是影响蒸腾的最主要的外界因子。气孔只要全日照的 1% ～ 2%，就可以明显的张开，但强光下开张会加速，且最终达到的稳态开张度也较大。一般气孔对蓝光的反应要比红光敏感。光照不仅可以提高大气的温度，同时也提高了药用植物体温，使叶内外的蒸气压差增大，蒸腾速率更快。

**2. 大气湿度**　大气湿度直接影响蒸腾速率。大气相对湿度的高低，使叶内外的水汽压梯度发生变化。当大气中的相对湿度低时，叶面与大气间的水汽压梯度大，加速蒸腾；反之，蒸腾速率减弱。

**3. 温度**　在一定范围内温度升高，蒸腾加速。这是因为细胞间隙内的水蒸气总是接近饱和，当温度升高时，水分子运动速率增加，饱和蒸气压的数值也升高，但此时大气中的水汽压却不会因气温升高而增加。因此增大了细胞间隙与外界的水汽压梯度，从而促进蒸腾作用。

**4. 风**　对蒸腾的影响比较复杂。在一定范围内，风能吹散叶面上的水蒸气分子，补充一些相对湿度较低的空气，增大了叶面和大气间的水汽压梯度，降低界面层厚度，加速蒸腾。风力摇动加速了叶内水汽分子的运动，有利于气孔内外气体交换，蒸腾加速。风速过大，会导致保卫细胞失水，气孔关闭，内部阻力加大，蒸腾减慢。此外，强风会降低叶温，使饱和水汽压下降，减少了气孔内外的水汽压梯度，因而降低蒸腾。

**5. 土壤条件**　土壤中有效水分的多少直接影响蒸腾作用的强弱。土壤溶液浓度、土壤温度和土壤通气状况等因素影响根系吸水，从而间接影响蒸腾的强度。

以上各种环境因素对蒸腾作用的影响并不是孤立的，它们综合作用于药用植物体。

## 五、水涝及干旱对药用植物的影响

### （一）水涝胁迫及其影响

土壤水分过多，对陆生药用植物会造成危害。其原因主要如下：

1. 涝害使土壤空隙充满水分，会引起土壤严重缺氧，土壤中氧化还原电势下降，进而抑制了好气性细菌如硝化细菌、氨化细菌、硫细菌等的活动。其结果使土壤中有机物质的分解和养分的释放变慢，影响植物对氮素等物质的吸收和利用。同时，嫌气细菌活动大为活跃，能把土壤中药用植物可以利用的氧化状态无机盐（硝酸盐、硫酸盐），还原成药用植物不能利用的状态，并且使有机质得不到完全的分解，产生多种有机酸，如甲酸、乙酸、草酸、乳酸、乙醇等，或产生硫化氢、甲烷、氧化亚铁等有毒物质。这些物质的积累能阻碍根系的呼吸和养分的释放，使根部细胞色素酶和多酚氧化酶遭受破坏，呼吸窒息，以致引起药用植物的死亡。

2. 涝害引起土壤中二氧化碳积累增加，从而导致原生质渗透性的减少，阻碍水分通过皮层向木质部移动，根的活动受到抑制。由于根际二氧化碳积累，根部吸收二氧化碳的量增加，当二氧化碳从根运至叶片时，可使气孔关闭，蒸腾受阻，茎叶萎蔫。

3. 涝害导致土壤底土板结，常使药用植物根系不能伸入底土形成浅根系。主根不发达，侧根常盘结在接近表土的一层，因此，在栽种根和根茎类药用植物时，为了得到粗壮肥大的根和根茎，必须种植在排水良好、土层深厚而疏松的土壤上。

4. 涝害还能使养料失效或流失，导致土壤肥力降低。

5. 涝害还会影响药用植物产品的质量。

### （二）药用植物的抗涝性

植物对于水分过多所引起的土壤缺氧存在一定的适应。水涝引起土壤中的氧慢慢下降，则植物根系相应木质化。木质化了的细胞吸收困难，却限制了还原物质的侵入，抗湿性增强。植物体内通气组织的形成，可提高抗涝性。如辣椒根的皮层木质化，较能耐水淹。泽泻由于有从叶向根输送氧气的通气组织，根系可以通过叶片取得氧气，并向土壤分泌氧以适应土壤的还原状态，所以能在较长期的淹水条件下生长。

植物对水涝的适应还有生物化学的途径，这与代谢过程有关。如鸢尾（*Iris tectorum*）的根在冬季淹水条件下，含有大量莽草酸；而夏季由于土壤干燥，通气良好，根内仅有痕量莽草酸。适应性强的鸢尾，其磷酸烯醇式丙酮酸转化为莽草酸，没有无氧呼吸所致的乙醇积累，不产生乙醇毒害。

对水涝的耐性强弱也依药用植物种类而异，薏苡、水菖蒲、香蒲、泽泻、莲、菱等水生或湿生药用植物等能在沼泽或充水的土壤中生长，耐水涝能力强，但大多数药用植物对水涝的耐性很弱，易受水涝危害。

药用植物生产实践中一定要注意选择地下水位低而排水良好的土地，并采取排涝措施以避免涝害。

### （三）干旱胁迫及其影响

药用植物常遭受到的另一个不良环境就是缺水。严重缺水的现象称为干旱，它分为大气干旱和土壤干旱两种。大气干旱的特征是气温高，阳光强，而大气相对湿度低（10% ～ 20%），致使植物蒸腾消耗水分大于根系吸收水分。大气干旱虽不致引起药用植物的死亡，但会抑制茎叶的生长，降低药材的产量。土壤干旱是指土壤中缺乏植物能吸收利用的有效水分，致使药用植物生长受阻或完全停止。大气干旱如果持续的时间长，也将并发土壤干旱。这时药用植物陷入永久萎蔫状态，时间久了就会死亡。此外，土温过低，或土壤溶液渗透浓度大而妨碍药用植物根部吸水，造成药用植物水分亏缺，称为生理干旱。

干旱对植物的危害性，主要表现在：

1. 干旱对原生质的影响很大，它会影响原生质的胶体性质，降低原生质的水合程度，增大原生质透性，造成细胞内电解质及可溶性物质大量外渗，并使胶体亲水性和张力降低，原生质结构遭受破坏，严重者会引起细胞死亡，导致植株干枯。有时，原生质在失水过程中未发生伤害，但在细胞骤然吸水膨胀时，细胞壁吸水膨胀比原生质快，两者不相适应，原生质在细胞的牵引下被撕裂。

2. 干旱使细胞缺水，膨压消失，药用植物呈现萎蔫现象，叶内 RNA 代谢受干扰，酶促反应趋向水解，蛋白质合成降低，生长受抑制，并加速叶子衰老过程。此外，萎蔫严重时还会使果实内的水分向叶片流动，从而引起果实的萎缩和早落。特别是在干旱季节又施以速效性氮肥的情况下，叶片的渗透压会迅速提高，最易发生上述情况。因此，在干旱年份除掌握灌溉技术外，还要注意控制叶片和果实的合适比例，以保证果实的正常生长。

3. 干旱使气孔关闭，蒸腾减弱，气体交换和矿质营养的吸收与运输缓慢。同时，由于淀粉水解成糖，增加呼吸基质，使光合作用受阻而呼吸强度反而加强，干物质消耗多于积累，从而影响药用植物产品的质量。金鸡纳树在缺水条件下，生物碱的总量和硫酸奎宁的含量均降低。生物碱含量的高低与蛋白质含量有相似的规律，生物碱含量高的植物多分布在大陆性气候地区。

4. 干旱使药用植物生长发育受抑制，水分亏缺影响细胞分生、延伸和分化，使分生生长及延伸生长提前结束，叶面积缩小，茎和根系生长差，生长量大为减少。薏苡等禾本科植物在幼穗分化时如果水分亏缺，则分化受阻、开花结实少。

5. 干旱还能削弱药用植物抗病虫害的能力。这是因为在土壤水分不足的条件下，由于药用植物体内氨态氮和可溶性氮（氨基酸、酰胺等）增多，使药用植物从土壤中吸收的硅酸量减少，并且还阻碍硅酸在药用植物体内的移动，导致茎、叶表皮细胞中硅酸的沉积量减少，以致病菌容易侵入。

药用植物在不同发育阶段受旱害程度不同。薏苡等禾本科植物幼苗期遇旱，分蘖受阻，穗数减少；拔节期遇旱，穗及小穗分化不能顺利进行，以致穗小粒少；孕穗期正是小花及雌雄蕊分化时期，缺水则妨碍花粉和子房的正常发育，使不孕小穗增多，每穗粒数减少；开花灌浆期是增加粒数和穗重的关键时期，此时干旱会使结实率锐减，粒数及千粒重下降，营养物质也会从已经形成的谷粒转移到茎叶组织内，严重影响产量。在上述发育阶段中，又以抽穗氧化期最易受干旱伤害，对干旱最敏感，可称为干旱临界期。此时期要特别保证水分供应，才能保证稳产高产。

### （四）药用植物的抗旱性

药用植物本身也有适应水分缺少，抵抗干旱的能力。例如，甘草（*Glycyrrhiza uralensis*）、黄芪（*Astragalus membranaceus* Var. *mongholicus*）、红花（*Carthamus tinctorius*）、知母（*Anemarrhena asphodeloides*）等抗旱的药用植物在一定的干旱条件下，仍有一定的产量。

药用植物抗旱性强弱随植物种类、品种、生育期等而有显著差异，其原因：一是由于药用植物的形态、解剖的特性；二是由于原生质的理化性质。

旱生药用植物抗旱性较强，其形态结构也有特异之处，如植物体表面积不发达，叶形小或退化为鳞片，细胞体积小，表皮角质层厚，叶结构致密，栅栏组织和叶脉都很发达，气孔少而小或陷于表皮层下，植物体肉质而贮藏水量大，体表茸毛发达，根系特别发达。具有这些形态结构的，常可使植物耐旱或抗御干旱的能力提高。

由于原生质理化性质和生理特点使药用植物的抗旱性增强，主要表现：遇旱时，原生质亲水胶体含量高，含吸湿水多，不易脱水；蛋白质和糖代谢等酶系统的活性始终能维持一定水平的合成作用；原生质的弹性较大，黏滞性较小，不易受细胞因干旱失水变形时的机械损伤影响；气孔的调节能力强，在干旱时可继续交换气体，使光合强度保持一定水平。水分亏缺条件下，植物根细胞可合成大量的脱落酸，脱落酸作为一种逆境信号分子，能够降低气孔的开度以减少水分的散失，从而有效地调控植物体内的水分平衡。干旱胁迫可以影响植物膜内在蛋白基因的表达方式。

植物根系不但担负着吸收水分和矿质营养，合成并输出一些信号物质，参与地上部分许多生理过程调节的重要作用，而且在一定条件下具有向干燥的土壤释放部分水分，以维持处于干旱土壤中根系的活力，从而增强植物的抗旱性，这就是植物根系的提水作用。提水作用是指植物在蒸腾降低的情况下，处于深层湿润土壤中的部分根系吸收水分，并通过输导组织运送至浅层根系，进而释放到周围较干燥土壤中的一种现象。在干旱条件下，植物通过根系提水作用能够维持浅层根系的生存，并维持其接近正常的生理代谢。

抗旱性强的药用植物可具有一种或几种如上所述的抗旱特性。但是，生产上常要求栽培的药用植物在干旱时既能显示其抗旱特性，又能维持较高的代谢水平和合成能力，保持一定产量。

为了提高植物的抗旱性，除进行抗旱育种外，在栽培实践上常采取抗旱锻炼的方法。"蹲苗"就是在作物苗期减少水分供应（如薏苡分蘖期以前逐渐减少土壤水分，达到田间持水量的20%～30%，经历20～30天）使经受适度缺水的锻炼，促使根系发达，根冠比增大，叶绿素含量增多，光合作用旺盛，干物质积累快。经过锻炼的药用植物如在孕穗期再次碰上干旱，药用植物体保水能力增强，抗旱能力显著增加。

用适当的干旱条件处理药用植物的种子是抗旱锻炼简便而有效的方法。一般做法是将种子湿润1～2天后，在15～25℃下干燥，反复数次，然后播种。此外，还可结合使用微量元素如用硼酸的低浓度溶液浸种，然后继之以抗旱锻炼，效果更好。据观察，经锻炼后长成的植株，细胞原生质的理化特性起了变化，从而提高抗旱性。

多施磷、钾肥在某种程度上也能提高药用植物的抗旱性。因磷、钾肥不仅能促进RNA和蛋白质的合成，提高胶体的水合度，还能改善药用植物碳水化合物代谢，增加原生质的含水量，从而增强药用植物的抗旱能力。而磷、钾肥不足能够使细胞渗透压下降，根系发育不良，在干旱时失水较快。

硼在抗旱中的作用与钾相似。铜肥也能提高药用植物的抗旱性。氮肥过多或不足都不利于植物抗旱，氮肥过多，枝叶徒长，蒸腾失水过多，药用植物体内含氮量高，使细胞透水性增大，容易脱水，抵抗干旱能力差；氮肥过少则根系发育不良，植株瘦弱，抗旱能力减弱。厩肥能增加土壤中腐殖质含量，增强土壤持水能力。

为了提高药用植物的抗旱性，在药用植物栽培生产实践中常采取多种抗旱锻炼的方法。

# 第三节　药用植物对水的生态适应

## 一、形态与生理适应

### （一）药用植物抗涝性

植物对积水或土壤过湿的适应力和抵抗能力称为抗涝性。不同植物，甚至同一作物不同品种的抗涝性都存在差异。总体来说，水深、时间长、水温高则对植物产生的涝害最大。药用植物的抗涝性大小决定于其形态和生理过程对缺氧的适应能力。

**1. 药用植物对水涝的形态适应**　抗涝性的植物最明显的形态特征是具有发达的通气系统，通过这些发达的通气组织可以将地上部分吸收的 $O_2$ 输送到根部或缺氧部位。抗涝性强的作物（如水稻）与抗涝性弱的作物（如小麦）相比，体内有发达的通气组织，可以把 $O_2$ 从叶片输送到根部，即使地下部淹水，也可以从地上部分获得 $O_2$。

**2. 药用植物对水涝的生理适应**　抗涝主要是抗缺氧带来的危害，缺氧引起的无氧呼吸使植物体内积累有毒物质。耐缺氧的植物能够通过某种生理生化代谢来消除有毒物质，或本身对有毒物质具有忍耐力，因而具有较强的抗涝性。某些植物（如甜茅属）在淹水时改变呼吸途径，开始缺 $O_2$ 刺激糖酵解途径，但以后磷酸戊糖途径占优势，从根本上消除有毒物质的形成；水稻根内乙醇氧化酶活性很高以减少乙醇的积累，提高有氧呼吸的能力。

### （二）药用植物抗旱性

植物对干旱的适应和抵抗能力称为抗旱性，植物对干旱的生态适应有形态结构与生理两个方面，两者有密切联系。抗旱性强的植物或品种往往具有某些形态上和生理上的特征。

**1. 药用植物对干旱的形态适应**　药用植物适应于干旱环境的形态特征表现：一是抗旱性强的植物往往根系发达，根扎得深；根冠比增加，能更有效地利用土壤水分，特别是土壤深处的水分；二是叶片表面茸毛多，角质层和蜡质较厚，减少水分散失；叶片形状发生变化，如退化为刺状，松柏类叶片呈针状或鳞片状，减少蒸腾；叶片细胞体积小或体积/表面积比值小，有利于减少细胞吸水膨胀和失水收缩时产生的细胞损伤；叶片气孔密集，叶脉较密，输导组织发达，有利于水分运输。

**2. 药用植物对干旱的生理适应**　药用植物适应于干旱环境的生理特征表现：一是细胞渗透势低，吸水能力强；二是原生质具较高的亲水性、黏性与弹性，既能抵抗过度脱水，又能减轻脱水时的机械损伤；三是缺水时合成反应仍占优势，而水解酶类活性变化不大，减少生物大分子的降解，使原生质稳定，生命活动正常。

药用植物对干旱的生理适应主要有气孔调节和渗透调节。气孔调节是指植物适应缺水的环境，通过气孔的开关，控制蒸腾作用速率，以减少水分丧失而抵御干旱。渗透调节是指植物在水分胁迫下除去失水被动浓缩外，通过代谢活动提高细胞内溶质浓度、降低水势，也能从外界水分减少的环境中继续吸水，维持一定的膨压，从而使植物能进行正常的代谢活动和生长发育。

## 二、对水适应的生态型

根据药用植物对水的适应能力和适应方式，可划分为水生药用植物、湿生药用植物、中生药用植物、旱生药用植物四种类型。

### （一）水生药用植物

这类药用植物通常根的吸收能力很弱，输导组织简单，通气组织发达。由于水生药用植物都生长在水中，水体与陆地环境差别很大，水体中光照弱，氧的含量很低（按体积计不超过2.5%，平均为0.6%～0.8%）。水生药用植物根、茎、叶内形成一整套相互联结的通气组织系统，以适应缺少氧气的外界环境。如莲，气孔进入的空气能通过叶柄、茎的通气组织，进入地下茎和根部的气室，形成一个完整的开放型的通气系统，以满足地下各器官、组织对氧的需要；另一类植物如金鱼藻，属于封闭式的通气组织系统，这个系统不和植物体外的大气直接相通，但可贮存由呼吸作用释放出来的二氧化碳，以供光合作用的需要，还贮存由光合作用释放出来的氧供呼吸用。药用植物体内存在大量通气组织就能减轻体重，增加药用植物体积，特别是叶片的漂浮能力。

水生药用植物由于长期适应水中弱光、缺氧的环境，水下的叶片常分裂成带状、线状或者很薄，以增加对光线、无机盐和二氧化碳的吸收表面积。如狸藻属（*Utricularia*）、金鱼藻属（*Ceratophyllum*）、狐尾藻属（*Myriophyllum*）植物沉没在水中的叶呈线状或带状；有些药用植物叶片非常薄，只有1～2层细胞，这不仅能增加受光面积，并且使水中的二氧化碳和无机盐类容易直接进入植物细胞内。异形叶型可作为水生药用植物叶片形态建成的一个典型例子，在同一植株上有两种以上类型的叶片，水面上的叶片执行光合作用任务，而沉没在水下、高度分裂的叶片还能执行吸收无机营养的使命。水中虽然光照很弱，但二氧化碳含量很高，约比大气中的二氧化碳高700倍，这多少能补偿水下光强的不足。

水生药用植物对环境和气候没有陆生药用植物那样敏感，主要是水中的环境较陆地上稳定的多，所以有些药用植物种类不仅广布全国，在世界上的分布也较为广泛，如芡（*Euryale ferox*）、睡莲（*Nymphaea tetragona*）、莲（*Nelumbo nucifera*）、泽泻（*Alisma plantago-aquatica*）、菖蒲（*Acorus calamus*）、宽叶香蒲（*Typha latifolia*）等。另一些水生药用植物，对环境有一定的选择性，如黑三棱属（*Sparganium*）主要生长在黄河以北，在南方的高山区或高原地带仅有少数种类。

水能溶解各种无机盐类，按照水中所含盐的成分和量的不同，可以把水体划分为海水（含盐量3.5%）和淡水（含盐量0.05%）。海水中的药用植物具有等渗透特点，因此缺乏调节渗透压的能力。淡水药用植物生活在低渗透的水环境中，药用植物必须具有自动调节渗透压的能力，才能保证其继续生存。

根据药用植物对水的深度适应性不同，可分为挺水药用植物、浮水药用植物和沉水药用植物。

**1. 挺水药用植物** 植物根和根状茎在水下土壤中，茎、叶露出水上，如泽泻、水菖蒲、莲、香蒲、芦苇等。挺水药用植物从外部形态很像中生药用植物。但由于根和根状茎长期生长在水中，具有非常发达的通气组织。

**2. 浮水药用植物** 浮水药用植物的叶片都漂浮在水面。根据浮水药用植物在水下扎根与否又可划分为两类：完全飘浮的如浮萍、槐叶萍、满江红等；扎根的如荇菜、菱、睡莲、芡、萍蓬草、莼菜等。

浮水药用植物气孔通常长在叶的上面，叶上表皮有蜡质，栅栏组织比较发达，但厚度常不及海绵组织，维管束和机械组织不发达，有完善的通气组织。

**3. 沉水药用植物** 整个药用植物体沉没在水下，与大气完全隔绝，如海带、紫菜、海蒿子、羊栖菜、螺旋藻、金鱼藻、黑藻等。沉水药用植物是典型的水生植物，表皮细胞不具角质层、蜡质层，能直接吸收水分、矿质营养和水中的气体，这些表皮细胞逐步取代根的机能，因此根逐渐退化甚至消失，如狸藻、金鱼藻等。沉水药用植物长期适应弱光的结果和阴性药用植物很相似，叶绿体大而多，栅栏组织极度退化。沉水药用植物适应水中氧的缺乏，形成一整套的通气组织。此外，沉水药用植物无性繁殖比有性繁殖发达，有性繁殖的受粉过程是在水面或水面以上进行。

### （二）湿生药用植物

湿生药用植物多生长在潮湿地区，如沼泽、河滩、山谷等地，抗旱能力差，水分缺乏将影响生长发育以致萎蔫。由于长期适应水分充沛的环境，蒸腾强度大，叶片两面均有气孔分布。根据环境的特点可以分为阴性湿生药用植物（弱光，大气潮湿）和阳性湿生药用植物（强光、土壤潮湿）两类。湿生药用植物分布于我国的湿润地区中比较潮湿的环境，如鱼腥草、风轮菜等典型湿生药用植物生长在阴湿的土壤上；灯心草、半边莲等阳性湿生药用植物适应向阳且潮湿的生境。沼泽中分布均是湿生植物。附生湿生药用植物通常着生在光线弱、空气潮湿的森林中的树上，如兰科石斛等药用植物。

**1. 阴性湿生药用植物** 是典型的湿生药用植物，主要分布在阴湿的森林下层，如热带雨林中的各种蕨类药用植物和附生兰科药用植物。这些药用植物或者由于叶片极薄，或者由于气根外有根被，都能直接从空气中吸收水汽；还有一类阴性湿生药用植物如天南星、七叶一枝花、八角莲、贯众、凤尾草等，它们生长在森林下层荫蔽湿润的环境中。由于所处环境光照弱，大气湿度大，药用植物蒸腾弱，容易保持水分平衡，因此这些药用植物根系不发达，叶片质地柔软，海绵组织发达，栅栏组织和机械组织不发达，防止蒸腾、调节水分平衡的能力极差。

**2. 阳性湿生药用植物** 主要生长在阳光充沛、土壤水分经常饱和的环境中，最典型的代表有毛茛、半边莲、三白草、薏苡、灯心草等。这类药用植物虽生长在潮湿的土壤上，但由于土壤常发生短期缺水，特别是大气湿度较低时，因而这类药用植物湿生形态结构不明显。叶片有角质层等防止蒸腾的各种适应结构，输导组织较发达。由于适应潮湿土壤的结果，根系不发达，没有根毛，根部有通气组织和茎叶的通气组织相连，以保证根部取得氧气。湿生药用植物抗涝性很强，一方面根部通过通气组织取得游离氧，另一方面根系氧化能力很强，能阻止铁离子进入根内。

### （三）中生药用植物

对水的适应性介于旱生药用植物与湿生药用植物之间，多生长在水湿条件适中的陆地上。绝大多数陆生的药用植物均属此类。原生质的黏性及弹性均小于旱生植物，故其耐高温及抗脱水均不如旱生植物。

中生药用植物不仅适应中等湿度的水湿条件，同时也要求有适度的营养、通气、温度条件，是种类最多、分布最广、数量最大的陆生植物。由于所处生境优越，许多药用植物均属此类。由于环境中水分的减少，中生药用植物逐步发展和形成了一整套保持水分平衡的结构和功能。中生药用植物的根系和输导系统比湿生药用植物发达，这样就保证能吸收、供应更多的水分；叶片表面具角质层，栅栏组织一般只有一层，比湿生药用植物发达，中生药用植物细胞的渗透压介于湿生和旱生药用植物之间，一般是 5 ～ 25 个大气压，能抵抗短期内轻微干旱；中生药用植物叶片虽有细胞间隙，但没有完整的通气系统，故不能在长期积水、缺氧的土壤上生长。中生药用植物很多，如芍药、凤丹、菘蓝、桔梗、白芷、前胡、菊花、牛蒡、苍术等，它们生产率很高，在保证合适的营养条件下能获得高产。

### （四）旱生药用植物

这类植物能在干旱的气候和土壤环境中维持正常的生长发育，具有高度的抗旱能力。它们在形态上和生理上常发生变化，表现出特殊适应性。一般分布在干热草原和荒漠区。如芦荟等肉质旱生药用植物的保水能力强，光合作用受到限制，生长一般比较缓慢，主要分布在干燥温暖并有固定雨季的环境，雨季是其吸水的必须条件。

根据旱生药用植物的形态、生理特征和抗旱方式，可以进一步区分为真旱生药用植物、深根性药用植物和肉质药用植物。

**1.真旱生药用植物**　这类药用植物一般叶面积小，叶表面常具有茸毛，蒸腾强度较低。如麻黄叶片退化成不明显的小鳞片状，绿色茎代行光合作用的任务。这些都在一定程度上缩小了蒸腾面积。有些真旱生药用植物还在叶片上设有减少蒸腾的防御工事，例如叶表皮细胞很厚，角质层发达，叶表面密被绒毛，有些涂有一层有光泽的蜡质，可反射部分光线。这类植物叶片栅栏组织多层、排列紧密，细胞空隙少，海绵组织不发达，气孔数量多且大多下陷，并有特殊的保护机构。有些禾本科叶片有多条棱和槽，气孔深陷在沟内，干燥时叶缘向内反卷或由中脉向下叠合起来，能大大地降低蒸腾量。总之，减少水分的消耗是真旱生药用植物的主要特征之一。

真旱生药用植物的另一个特征是原生质渗透压高。淡水水生药用植物细胞渗透压仅有 2 ～ 3 个大气压，中生药用植物细胞渗透压一般不超过 20 个大气压，但真旱生药用植物可高达 40 ～ 60 个大气压，甚至可高达 100 个大气压。渗透压高保证根系能从含水量很少的土壤中吸收水分，而不至于水分从细胞中反渗透到干旱的土壤里，这样就保证药用植物能生活在干旱的土壤中。此外，真旱生药用植物在干旱的条件下，能抑制碳水化合物和蛋白质分解酶的活性，保持合成酶的活性，从而使药用植物在干旱条件下仍能进行正常的代谢活动。

**2.深根性药用植物**　这类药用植物蒸腾强度一般较大，原生质不耐高温和脱水，但具有深根系，有的可深达地下水，增加吸水量保证水分供应以维持水分平衡。深根性药用植物的根系生长速度很快，扩展范围既广又深，以增加和土壤的接触面及吸收表面积。例如生长在沙漠地区的骆驼刺，地上部分只有几厘米而地下部分深达 15m，扩展的范围达 623m。生长在高温干旱（荒漠、草原）地区的深根性药用植物的多年生根外面，包有一层很厚的木栓层外壳，土壤高温干旱时期能保护根系，防止失水变干，如甘草（*Glycyrrhiza uralensis*）等。

**3. 肉质药用植物** 这类药用植物的茎或叶呈肉质，具有发达的薄壁组织，贮藏大量的水分，气孔少，角质层发达，蒸腾强度低，原生质黏性大，含束缚水多，能耐较高的温度。肉质药用植物由于本身储有水分，环境中又有充沛的光照和温度条件。因此，在极端干旱的沙漠地区，能长成高大乔木。如北美洲沙漠的仙人掌树，高达 15 ~ 20m，可储水 2000kg 以上；西非猴面包树，树干可粗达 4 人合围，可储水 4000kg 之多；又如，南美洲中部的瓶子树，树干粗达 5m，能储存大量水分。仙人掌科、大戟科、景天科、马齿苋科、石蒜科、百合科等都有肉质药用植物的代表。这类药用植物的一个主要特点是面积与体积的比例很小，因而可以减少蒸腾表面积。它们中大多数种类叶片退化，由绿色茎代行光合作用。茎的外壁覆有很厚的角质层，表皮下面有多层厚壁细胞；气孔数量较少，大多数种类的气孔深陷。这些结构特征都是适应于减少水分蒸腾。

肉质药用植物能在细胞里保持大量水分，其原因是含有一类特殊的五碳糖，这类五碳糖能提高细胞液的浓度，增强药用植物的保水性能，在极端干旱条件下也不会因失水过多而萎蔫、干枯。有人曾在亚利逊拿沙漠实验室做过这样一次实验，把一棵 37.5kg 重的球状仙人掌放在室内不浇水，经过 6 年，仅蒸腾了 11kg 水分，并且蒸腾量一年比一年减少。

肉质药用植物有特殊的代谢方式，气孔白天关闭以减少蒸腾量，而夜晚大气湿度缓和则气孔张开。夜间进行呼吸作用时，碳水化合物只分解到有机酸的阶段，白天在光照条件下，$CO_2$ 才分解出来，作为光合作用的原料。

肉质药用植物虽具有很强的抗旱能力，但由于代谢特殊，生长缓慢，一般说来生产量很低。

## 三、水与药用植物品质形成

我国幅员辽阔，地理环境的复杂性导致气候的多样性，而气候条件的复杂性又为我国药用生物的多样性奠定了良好的生态环境基础。气候是多个环境因子的综合，包括光、气温、空气湿度、雾量、降水量和风等要素，其中光照、温度和水分对药用生物生长与中药材品质的形成最为重要。

水分是维持植物生命所必需的，是中药材产量形成的基础。陆生植物生长过程中，水分过多对次生代谢产物的积累是不利的。例如，草麻黄（*Ephedra sinica*）植株体内生物碱含量在雨季急剧下降，而在干燥的秋季却含量较高；日本欧莨菪（*Scopolia japonica*）植株在干旱时阿托品含量高达 1%，而在湿润环境中则仅有 0.4%。同样在高温干旱条件下的金鸡纳的奎宁含量较高，而土壤相对湿度为 90% 的条件下奎宁含量显著降低；贝母鳞茎中的生物碱含量随土壤水分含量增加而下降。但并非所有植物都需要干旱的环境，一些植物如缬草（*Valeriana officinalis*）根和芫荽（*Coriandrum sativum*）果实中的挥发油，白芥（*Sinapis alba*）种子中的脂肪油和白芥子苷都随雨量的增加而增加。

水分供给程度对药材的外观性状也有影响，相对缺水的环境下种植丹参，其外皮呈鲜艳的红色，而在水分充裕的条件下，其外皮颜色暗红。

因此，在药用植物资源的生产中，如何调控水分供给，是提高中药材品质的重要环节。

# 第五章

# 药用植物与大气的生态关系

地球的表面到高空 1100～1400km 的范围环绕着大气层，大气层中的空气分布并不是均匀的，随着高度增加，空气渐渐稀薄，温度也越来越低。从地表到 23km 的高空均有生物分布，只是越往高空，因氧气减少，能生存的生物种类越来越少，到了 9～23km 的高空，仅有少量呈休眠状态的细菌和真菌的孢子存在。由于液态水缺乏和二氧化碳分压低的限制，绿色植物生活的最高限度为 6200m（喜马拉雅山上）。药用植物生活在地球上，大气是其重要的生存因子之一。

## 第一节 大气对药用植物的生态作用

### 一、大气的性质与组成

大气由气体、水气和一些固体杂质组成。干洁空气的主要成分是氮气（占 78.09%）和氧气（占 20.95%），二氧化碳占的比例较小，仅为空气体积的 0.033%，还有少量的氮氧物、硫化物、惰性气体等。在大气圈的外层包围有臭氧层，臭氧层对阻挡太阳紫外线、保护地球上的生物免受紫外线的灼伤起着关键作用。大气组成相对稳定，但地球表面空气中的各种成分含量会因地理、生态环境不同而有差异，特别是有些地区由于人类活动和工业生产造成局部空气污染，会对该地区植物的生长发育造成不良影响，甚至威胁其生存。

### 二、大气对药用植物的生态作用

#### （一）二氧化碳的生态作用

含碳有机物是生命有机体组成的重要部分，它们都是直接或间接由绿色植物光合作用合成的，而光合作用所需的原料之一就是 $CO_2$。可见，$CO_2$ 对植物的生长发育有着非常重要的意义。

**1. 大气中 $CO_2$ 的平衡** 大气中约有 7000 亿吨 $CO_2$，是 $CO_2$ 的主要贮存库。大气中 $CO_2$ 的含量并不是各处都一样的，在时间上也有日变化和年变化周期。在有植被覆盖的地段，当太阳升起时，植物光合作用开始，大气中 $CO_2$ 浓度迅速降低，中午前后，该植被顶层的浓度降为最低值，午后，随着光合作用逐渐减弱，$CO_2$ 消耗减少，积累量相应增加，到日落时，光合作用停止，而呼吸作用仍在继续，$CO_2$ 浓度逐渐升高，黎明前，大气 $CO_2$ 浓度达最大值。$CO_2$ 的年变化也很明显，春季和夏季是植物生长高峰期，光合作用旺盛，对 $CO_2$ 的消耗量很大，致使大气中 $CO_2$ 浓度显著降低，到了秋冬季，植物生长减慢，大气中 $CO_2$ 浓度上升。如在北纬 30°以北地区，4～9 月植物生长季节，大气中 $CO_2$ 含量要减少 3%。

地球上陆生植物每年通过光合作用能固定 $200 \sim 300$ 亿吨碳，森林起主要作用。气候和植被类型不同，对 $CO_2$ 固定速率和净生产率差异很大，热带雨林固定碳 $1 \sim 2kg/m^2$，中纬度森林是 $0.2 \sim 0.4kg/m^2$，北极冻土地带和荒漠仅为 $0.01 \sim 0.02kg/m^2$。

植物除了光合作用以外，与动物和微生物一样还要进行呼吸作用，释放出 $CO_2$ 返回到大气中，动植物和微生物残体分解也会释放出 $CO_2$。

$CO_2$ 的另一个贮存库是海洋，每年溶入海洋中的 $CO_2$ 约 1000 亿吨。海洋植物光合作用消耗一部分 $CO_2$，同时呼吸和有机物分解又释放出 $CO_2$，在海洋与大气的交界面上进行 $CO_2$ 交换。海洋水体从大气中吸收 $CO_2$ 的量取决于水体的温度，$CO_2$ 在高纬度冷水体中的溶解度大于在热带水体中的溶解度，故寒冷海洋大量吸收大气中的 $CO_2$，并通过深层"寒流"流向热带地区，从而完成了全球性水体和大气的 $CO_2$ 循环。

由于工业生产，开采出的化石燃料作为能源燃烧，释放出大量的 $CO_2$，使得大气中 $CO_2$ 浓度增高。$CO_2$ 允许可见光和紫外线等短波辐射透过，而不利于红外线等长波辐射透过。短波辐射到地面后，又以长波辐射返回大气层，此时 $CO_2$ 和水蒸气就像温室的玻璃顶棚，阻碍长波辐射的再散射，于是像温室能提高室内温度一样，大气温度（地球温度）因 $CO_2$ 增高而上升，形成"温室效应"。温室效应的最主要后果是导致极地冰的融化和形成全球性热带气候。但也有人认为在 $CO_2$ 增加的同时，大气中尘埃量也相应增加，尘埃能阻止一部分太阳光线到达地面，从而减少了太阳的一部分辐射能，降低了地球的温度。

**2. $CO_2$ 浓度升高对植物生长的影响**　工业革命以来，由于人类的活动使得 $CO_2$ 浓度在不断地升高，已从工业革命前的 $270\mu mol/mol$ 增加到目前的 $350\mu mol/mol$，到 20 世纪中叶会增加到 $700\mu mol/mol$。$CO_2$ 浓度的升高对植物的影响可表现在多方面：

在形态结构方面，高浓度的 $CO_2$ 使植物根系数量增多，生长出更多的细根，甚至影响根系在土壤中的分布，相对地促进根在土壤上层的生长，有些植物的根冠比增加，但无环境胁迫时，根冠比增加很小；茎中木质部年轮加宽，材积和木材密度增大；叶片数目增多，叶片厚度增加（栅栏组织或海绵组织层数增加，或细胞间隙加大所致），$C_3$ 植物叶片面积增大，上下表皮气孔数目绝对数量增加，但气孔密度相对减少，而 $C_4$ 植物上下表皮气孔密度变化相对不明显；果实种子增大。

在生长发育上，高浓度的 $CO_2$ 可促进部分植物的种子萌发；有许多植物在高浓度 $CO_2$ 作用下会提前进入花期，开花数量多，落花减少，如曼陀罗、秋海棠等，但对菊属植物、裂叶牵牛等作用却相反。紫花苜蓿在 $CO_2$ 倍增时不仅开花时间提前，开花数量多，而且花的各部分增大，子房内胚珠数目也增多。

在光合作用和呼吸作用方面，$CO_2$ 是植物光合作用的主要原料，植物通过光合作用将从大气中吸收的 $CO_2$ 与水合成碳水化合物，同时释放出氧气。植物的光合能力随 $CO_2$ 浓度增加而增加，其程度因不同植物尤其是光合途径不同的植物而异。$C_3$ 植物在 $CO_2$ 加倍下光合作用提高 $10\% \sim 50\%$，$C_4$ 植物提高的程度小于 $10\%$，或不增加。许多实验发现，植物在长期高 $CO_2$ 适应后，植物的光合作用恢复到原来的水平甚至下降，可能是因为当光合能力超过了植物转移与储藏碳水化合物的能力时，植物就减少光合作用装置及酶系统来适应。

一些植物的呼吸作用可能随 $CO_2$ 浓度升高而下降，$CO_2$ 浓度升高，导致胞间 $CO_2$ 浓度升高，气孔关闭。胞间 $CO_2$ 增加引起气孔关闭的生理机制一般解释为，在高浓度下 $CO_2$ 植物的光合作用增加，保卫细胞内光合产物多碳糖浓度随之提高，细胞水势增加，保卫细胞水分降低，使气孔关闭，导致细胞内氧分压降低，呼吸作用随之降低。另外，因呼吸作用的产物 $CO_2$ 分压提高，而使呼吸作用得到抑制。另一些植物呼吸作用随 $CO_2$ 浓度升高而升高或根本不发生变化，如棉花叶的夜间呼吸速率在高 $CO_2$ 下增加，而杜仲等植物的成熟叶片，较低的温度（15～20℃）对呼吸速率没有显著影响，较高的温度（30～35℃）下，多数呼吸速率显著增强。

在植物生物量和作物生长量方面，不同光合途径的植物生物量均会随 $CO_2$ 浓度的升高有所提高，$C_3$ 植物的生物量平均提高 41%，$C_4$ 植物 22%，CAM 植物 15%。Kimball 根据 37 种植物 430 个实验结果分析表明，若大气中 $CO_2$ 浓度由 350mL/L 增至 700mL/L 时，全球农作物产量和生物量可增加 24%～43%。有趣的是，有实验表明在逆境条件下，$CO_2$ 加倍的效果更好，即植物生物量越能得到促进。如无水分条件限制时，龙舌兰（Agave americana）生物量在 $CO_2$ 浓度加倍时不变，而在水分限制时提高 31%；北美枫香（Liquidambar styraciflua）在无水分限制时，$CO_2$ 加倍时提高 96%，而在水分限制及 $CO_2$ 加倍时则提高 282%。

$C_3$ 植物受高 $CO_2$ 浓度影响而提高生物量，但其单位叶面积上的含氮量却下降。高 $CO_2$ 浓度对植物化学成分的影响可表现在非结构性碳水化合物、关键酶及蛋白质、化学组成方面的改变。植物在增加 $CO_2$ 的情况下，所合成的碳水化合物主要以多糖、淀粉形式存在，故一些植物果实甜度增加。如对大豆进行的短期反应实验证明，高 $CO_2$ 浓度使植物光合作用提高，叶中的淀粉、多糖明显提高；长期反应中，这些碳水化合物可随着植物内物质的运输而转移到茎、果实、根等部位。除氮外，S 含量也会随着 $CO_2$ 浓度的升高而降低，从而影响到一些含 S 蛋白的合成。在种植的药用植物需要施 $CO_2$ 肥时，应注意根据不同种类或不同器官所含的化学成分要求不同而有区别。当药用植物光合作用受空气中 $CO_2$ 浓度低限制时，给药用植物增施 $CO_2$ 肥效果较好，但注意浓度不宜超过正常浓度的 10～20 倍为宜，因 $CO_2$ 浓度再升高，光合作用强度增加不多，有时反而引起气孔关闭，光合强度降低。

**3. 大气中 $CO_2$ 与植物中 $CO_2$ 的交换**　$CO_2$ 从大气进入叶肉细胞的叶绿体内速度慢，效率也较低。$CO_2$ 从大气进入叶绿体内需要经过三段路程，第一段为 $CO_2$ 从高层大气输送到叶片周围，$CO_2$ 与叶片的距离以米或厘米计；第二段为 $CO_2$ 从叶片周围通过气孔进入到叶肉表面，距离不到 1 cm；第三段路程是从叶肉细胞表面进入叶绿体内，距离最短，不到 1 mm。

$CO_2$ 经过这三段路程要克服的阻力大小与距离远近无关，第一段路程最长，阻力最小，通过湍流和对流交换，把 $CO_2$ 输送到叶片附近，供植物体需要。第二段是 $CO_2$ 通过气孔进入细胞间隙系统，属于气相运动，阻力相对较小，主要决定于气孔阻力的大小，气孔全开时阻力为 3～4s/cm，处于闭合或半闭合时为 35～40s/cm；其次，$CO_2$ 分子还要克服叶片内表皮阻力，才能到达叶肉细胞表面，内表皮的阻力相当大，常达 20～80s/cm，其中旱生植物内表皮阻力可高达 200s/cm，在克服内表皮阻力后，便到达叶肉细胞间隙；$CO_2$ 在细胞间隙中的扩散阻力与叶片的结构有关，在阴生叶比阳生叶中移动快，在草质叶中比革质叶中移动快，经分子扩散运动，到达叶肉细胞表面。第三段距离最短，但阻力却最大，因为 $CO_2$ 分子从叶肉细胞表面进入叶绿体的过程中，首先要克服叶肉的阻力（为 2～10s/cm），其后 $CO_2$ 分子要穿过原生质液相才能到达叶绿体，属于液相运动，而在液相内的扩散速度为气相扩散速度的万分之一，阻力极大。当 $CO_2$ 分子到达叶绿体后，再进入其内层的光化学反应中心，参加光合作用中的光化学反应。

各种植物利用 $CO_2$ 的效率是不同的，$C_3$ 植物仅以卡尔文循环同化碳素，$CO_2$ 固定是通过叶肉细胞中的核酮糖二磷酸羧化酶（RUDP 羧化酶）的作用来实现的，且叶肉细胞光呼吸较强，呼吸产生的 $CO_2$ 散失到大气中不能被重新利用而浪费掉。$C_4$ 植物的 $CO_2$ 固定是通过叶肉细胞中的磷酸烯醇式丙酮酸羧化酶（PER 羧化酶）催化来完成的，PER 羧化酶对 $CO_2$ 的亲和力比 RUDP 羧化酶强几十倍，并能利用低浓度的 $CO_2$，而 $C_3$ 植物不能。且 $C_4$ 植物的光呼吸只在维管束鞘细胞中进行，光呼吸微弱，释放出的 $CO_2$ 又会被叶肉细胞再次吸收利用而不易漏出。据测定，$C_3$ 植物光呼吸过程所释放的 $CO_2$ 常达到光合作用所需 $CO_2$ 的 1/3，有些甚至是 1/2，说明 $C_3$ 植物利用 $CO_2$ 的效率低。

（二）氧的生态作用

地球上的原始大气中没有氧气，地球发展的早期也没有生命，原始生命（藻、菌类）可能在海水 5～10m 深处产生。大气中的氧最初由海洋中的藻类植物光合作用产生，这些海产植物光合作用释放的大量氧气进入大气层中，使得原始大气层中的成分发生了本质的改变。高空的氧气在紫外线作用下从普通的氧气构型转变成了臭氧，当大气中的氧气含量上升到现在的 10% 以上时，臭氧层发育良好，臭氧层吸收了大量的短波紫外线后，才为生物由海洋登陆提供了可能，因此高水平同温层的臭氧的存在对陆生生物非常有利。臭氧在波长为 200～320nm 的紫外辐射下能进行光化学反应，解离为氧气。在自然情况下，对流层臭氧水平较低，但在阳光作用于化石燃料污染物形成光化学烟雾时会产生臭氧，此时的臭氧活性很大，会引起活体生物的细胞损伤，故低水平的对流层臭氧对生物是有毒害的。

许多生物离开氧气也能生存，富氧大气层对生物的重要性不在于氧气本身，而在于下一级化学反应需要氧气的参与。因此有了早期植物之后，才有可能演化出来需要氧气进行代谢的高等动植物。故游离状态的氧在生物演化和现在的功能中起着极其重要的作用。如果没有氧化代谢所特有的高水平的能量释放，高等动物就不可能发生演化。有氧呼吸释放能量的效率要比无氧呼吸（即发酵作用）高得多。1mol 葡萄糖通过呼吸氧化可产生 38 个 ATP；如果是无氧呼吸，则只能生成 2 个 ATP，两者相差 19 倍。所以，有氧呼吸大大提高了新陈代谢的效能，为生物圈的进一步发展提供了极其有利的条件。但无氧的发酵过程亦仍是生命的基本方式，它是氧化代谢形式的基础。

空气中的氧气在高活性含氧自由基等的存在下，可促使进入空气中各种污染物的氧化。一方面，氧化作用可能使污染物毒性减低甚至无毒，有利于大气环境的恢复；另一方面，使毒性和危害性增强，如形成酸雨，危害环境和人类健康。酸雨可导致淡水湖泊和河流的酸化，水质恶化将影响鱼类的繁殖，使其密度降低甚至种群消灭。酸雨还可导致土壤酸化，对陆生生态系统产生影响，使毒性金属溶出进入植物体内，引起植被死亡或进入人体产生危害。

由于绿色植物和动物呼吸作用及化石燃料的燃烧都会产生 $CO_2$，$CO_2$ 增加必然消耗大量的 $O_2$。当环境中 $CO_2$ 浓度增加，$O_2$ 浓度减少，一旦超过一定限度就破坏了 $CO_2$ 和 $O_2$ 的平衡，扰乱了环境中物质的正常循环，从而影响动植物的生长和人类的生活与健康。

植物是环境中 $CO_2$ 和 $O_2$ 的主要调节器，它能吸收 $CO_2$ 放出 $O_2$，能恢复和维持大气中 $CO_2$ 和 $O_2$ 的平衡。植物在光合作用中，每吸收 44g $CO_2$ 就能产生 32g $O_2$。植物也进行呼吸作用，但在白天，光合作用所释放的氧气要比呼吸作用所消耗的氧气大 20 倍。据计算，每公顷森林每日能吸收 1 吨 $CO_2$，放出 0.73 吨氧，所以绿化造林不仅能美化环境，更主要的是能调节环境中 $CO_2$ 和 $O_2$ 的平衡，净化空气，创造适合生物生存的环境。

（三）氮的生态作用

大气中氮的含量约占大气总体积的 79%，地表及底土只含有 0.03% 的氮。但大气中的氮是一种惰性气体，绝大多数生物不能直接利用，必须依靠固氮生物（固氮菌和蓝绿藻）、高能固氮或工业方法才能固定下来。某些蓝绿藻、豆科植物的根瘤菌及土壤中的固氮菌能把大气中的氮固定成为氨或铵盐。现在不仅发现有 100 多种非豆科植物具有固氮根瘤菌，还发现了一些生活在叶面上的细菌和藻类，以及热带森林中潮湿地上的附生植物也有固氮能力。据估计整个大气层中固定的氮约为 1 克 /（平方米·年），肥沃的土壤可高达 20 克 /（平方米·年）。

土壤中的氨或铵盐，经亚硝化细菌作用形成亚硝酸盐，再经硝化细菌作用形成硝酸盐，被植物吸收，合成植物体内的蛋白质。植物被动物采食后，氮随之进入动物体内，合成动物蛋白质，动物体内一部分蛋白质经代谢作用产生含氮废物如尿酸、尿素排出体外，这些含氮排泄物与动植物尸体经微生物分解作用，使有机态氮转化为无机态氮，形成硝酸盐，重新为植物所利用，形成生物小循环；硝酸盐也因反硝化细菌作用，形成氮气，进入大气中；还可因降水或灌溉水的淋溶转入地下水，随江河流入海洋。在海洋所形成的含氮有机物中，一部分继续参与海洋生物小循环，另一部分则沉积于海底进入海底沉积物中，离开循环。

含氮有机物的转化和分解过程主要包括有氨化作用、硝化作用和反硝化作用。

氨化作用：由于氨化细菌和真菌的作用将有机氮（氨基酸和核酸）分解成为氨与氨化物，氨溶水即成为 $NH_4^+$，可为植物直接利用。

硝化作用：通气良好的土壤中，氨化合物被亚硝酸盐细菌和硝酸盐细菌氧化为亚硝酸盐和硝酸盐，供植物吸收利用。

反硝化作用：也称脱氮作用，反硝化细菌将亚硝酸盐转变成大气氮，回到大气中。

因此，在自然生态系统中，各种固氮作用和反硝化作用、淋溶沉积等作用使氮处于一种平衡状态。

当水体中氮素含量较高时，易造成水体的富营养化，导致水生生物（主要是藻类）生长过分繁茂，水生植物死亡后在水体中腐烂分解，产生大量 $CH_4$、$H_2S$、$CO_2$、$NH_3$ 等，使水质变坏。有机物在分解时大量消耗水中溶解的氧，当水中的溶解氧含量少于 3 ~ 4mg/L 时，易造成有些水生动物死亡。

种植作物如偏施氮肥易造成土壤养分失衡，大棚温室中的土壤种植植物多年后，会出现土壤盐渍化现象，并使硝酸盐积累增加而在植物体内积累。

含氮有机物的燃烧、反硝化作用会导致大量气态氮氧化物的产生和释放，$N_2O$ 可长期滞留在平流层中，能催化臭氧的分解，破坏臭氧层。氮氧化物的过多排放会产生光化学烟雾，对植物的叶片有损害，重者可导致植物体死亡；光化学烟雾长期刺激人的呼吸道会造成病变。

（四）大气污染对药用植物的影响

大气污染主要指工业生产的污染物排放到大气中，大气污染物主要有粉尘、硫的氧化物、氮的氧化物、卤化物、碳氢化物等等，如城市中居民生活、采暖消耗的大量煤炭在燃烧过程中释放的烟尘、二氧化硫、一氧化碳；汽车、火车等交通工具排放的一氧化碳、二氧化硫、氮氧化物等。

大气污染使药用植物叶片组织坏死，表现为叶面出现点、片伤斑，进而使植物的叶、蕾、花、果实器官脱落，造成这种现象的主要原因是植物接触大气污染物后，体内产生应激乙烯或伤害乙烯。大气污染使植物的细胞和细胞器受到伤害，细胞的膜系统通透性被破坏，引起水分子和离子平衡失调，造成代谢紊乱。破坏严重时细胞内分隔作用消失，细胞器崩溃，导致最后死亡。大气污染物通过对植物酶系统的作用进而影响其生化反应，从而导致原有正常代谢平衡的破坏。大气污染还影响植物的个体发育和群落发展，使植物个体出现生长减慢、发育受阻、失绿黄化、早衰等现象。

大气污染物中对植物影响较大的是 $SO_2$、氟化物、氧化剂和乙烯。氮氧化物也会伤害植物，但毒性较小。氯、氨和氯化氢等虽会对植物产生毒害，但一般是由事故泄漏引起，危害范围也不大。

$SO_2$ 进入植物体内可使叶片变白而干枯，伤害症状出现在植物叶片的脉间，呈不规则的点状、条状或块状坏死区，坏死区和健康组织之间的界限比较分明，坏死区颜色以灰白色和黄褐色居多，有些植物叶片的坏死区在叶子边缘或前端，在同一株植物上，刚刚完成伸展的嫩叶最易受害，中龄叶次之，老叶和未伸展的嫩叶抗性较强。

氟、氟化氢等可以抑制植物的新陈代谢，高浓度的氟化物可导致植物组织坏死，低浓度氟化物可使植物黄化；氯气被植物吸收后可使叶绿素分解而变成黄白色；臭氧被植物吸收也可使叶片出现黄白色，高浓度时可使叶片坏死；大气中的粉尘落在植物体的表面会直接影响光合作用，导致植物生长发育不良。

如果大气受乙烯污染，就会干扰植物正常的调控机构，引起异常反应。乙烯对植物的危害不像其他污染物那样会造成叶组织的破坏，它的作用是多方面的，其中一个特殊的效应是"偏上生长"，就是使叶柄上下两边的生长速度不等，从而使叶片下垂。乙烯的另一个作用是引起叶片、花蕾、花和果实的脱落，因而影响药用植物生长。

大气污染物中的 $SO_2$、CO、氮氧化物、颗粒物和碳氢化合物，还可通过自然降水融入雨水中形成酸雨，酸雨与植物花粉充分接触，会引起花粉的显著失活从而影响植物的繁育，可能会导致植物的品质和产量下降，这种影响在不同的物种之间存在差异。但总体趋势表明，大气污染越严重的月份中收集的雨水对花粉活性和萌发率的影响越强，而空气质量优良的月份中收集的雨水对花粉活性的影响明显要弱。

### 三、大气与药用植物品质形成

大气中 $CO_2$ 含量对药用植物品质形成产生一定的影响，$CO_2$ 浓度升高直接影响植物的光合作用和气孔导度、碳-氮平衡、细胞周期特性和激素代谢，同时提高作物产量，促进植物中花青素、酚类、黄酮类化合物等含量的提高，改善药用植物的品质。

高浓度的 $CO_2$ 不仅对植物生长发育和生物量具有显著影响，还可以改变植物中营养元素含量，影响植物的品质。$CO_2$ 浓度增加，提高了作物的光合能力，净光合速率增大，夜间呼吸速率相对减弱，对干物质积累有利，$C_3$ 植物的增长率明显高于 $C_4$ 植物。

通过研究 $CO_2$ 对蛹虫草子座生长及品质的影响发现，在蛹虫草子座生长阶段，2.03% 浓度的 $CO_2$ 处理子座生长最快，外观品质与产量最佳；当 $CO_2$ 浓度高于 5.25% 时，出现大量畸形菇，外观品质与产量最差。主要活性成分分析表明，$CO_2$ 浓度为 1.08% 和 2.03% 时，子座中多糖含量较高；$CO_2$ 浓度为 2.03% 时，子座中虫草酸、游离氨基酸含量最高。$CO_2$ 浓度为 2.03% ～ 3.34% 时，有利于子座中虫草素的合成；而腺苷含量受 $CO_2$ 浓度影响不显著。$CO_2$ 浓度影响蛹虫草菌丝与子座生长发育，同时也是决定子座产量与品质的主要环境因素之一。

当大气中 $CO_2$ 浓度升高时，可使植物中可溶性糖积累，果糖、葡萄糖、总可溶性糖、总酚、总黄酮、抗坏血酸和钙的含量均增加。研究表明，高浓度 $CO_2$ 能够提升番茄的光合速率和水分利用效率，降低气孔导度和蒸腾速率，不仅能够提高番茄产量，还能提升番茄品质。对番茄增施 $CO_2$ 后，其对氮、磷、钾累积吸收量相比对照有所增加。$CO_2$ 施肥不仅可以增加番茄果实各个成熟时期可溶性固形物、可滴定有机酸、可溶性糖、糖酸比、维生素、番茄红素和类胡萝卜素的含量，还可以改变乙烯的释放量，以及番茄的挥发性芳香物质的释放量，从而提高番茄的风味品质。$CO_2$ 浓度增加使小麦籽粒的蛋白质、赖氨酸、脂肪含量增高，淀粉含量下降，品质得到提高；玉米则相反，其蛋白质、赖氨酸、脂肪含量随 $CO_2$ 浓度升高而减少，淀粉含量虽略有增高，但品质有所下降。

# 第二节　风对药用植物的生态作用

空气通常沿水平方向或垂直方向运动，处于平静状态的情况很少。空气水平方向的运动称为风。风是一种很重要的生态因子，它在一定范围内促进热量、水气、氧气、二氧化碳的流动，从而改变环境的气候，间接影响植物的生长发育。空气的垂直运动也有着重要的意义，如果空气在垂直运动中上升，空气则发生冷却，引起水气的凝结，结果产生了云和降水；如果在垂直运动中下沉，则发生增热。空气流动对植物具有一定的生态作用。

## 一、风的形成和类型

### （一）风的形成

地面上由于气温分布不均所引起的气压分布不均，于是产生了风。由于地理纬度和下垫面的不同，有些地区的地面增热较多，而另一些地区的地面增热较少，因此发生了温度差异。这种温度差异引起了气压差异。由于温暖地区的空气增热后膨胀，空气膨胀时把一部分空气向上排挤，被排挤出的空气在高气层中从温暖地区向较冷地区流去。因此在增热较多的地区，地面上气压较低而在增热较少的地区则气压较高。这种气压的差异会引起低空层的空气从较冷和气压较高的地区向较暖和气压较低的地区流动。流到温暖地区来的空气也将增热、膨胀并在高空层中流向寒冷地区，然后在该处下沉再从地面上移向增热较多的地区。因此风的成因就是由于地面上发生了气压的差异。

### （二）风的类型

**1. 季风**　季风是由于海陆分布、大气环流和大地形的差异，以一年为周期的空气大范围对流现象。大陆和海洋在一年中存在着增热与冷却的差异，在夏季，大陆较洋面增热强烈，大陆为低压区，洋面为高压区，气流从洋面流向大陆，称为海洋季风，又称夏季风；冬季相反，大陆较洋面冷却强烈，大陆为高压区，海洋为低压区，气流从大陆流向洋面，称为大陆季风，又称冬季风。我国季风属于东亚季风范畴，以海陆作用为主。冬季，势力强大的蒙古高压控制整个亚洲大陆，高压中心两股主流由此分别向南和东南发散，东南支呈气旋性弯曲，南支沿着大陆反气旋东部直下，顺着我国海岸线流过我国东南部，一直到南海，风力强盛，天气干冷。我国东北、华北沿海吹西北风，华中沿海为偏北风，至华南沿海转为东北风。夏季风在我国活动为6~9月，由于陆上的印度低压和海上的副热带高压，使得夏季风有两种：一是来自印度洋的西南风，一是来自副热带太平洋的东南风。东南风5月份先到达南岭，6月份到长江流域，7月初到华北、东北南部一带。东南季风最北可到达北纬50°。9月初随着蒙古高压的迅速建立，夏季风也随着副热带高压与印度低压一起迅速南撤。

季风区除了风的季节性变化外，气温季节变化也很明显，冬冷夏热。另一特点是降水量高度集中，在夏季季风盛行期间，我国华北降雨量占全年的60%~70%，长江流域占30%~50%。我国的降水变化是在季风背景下进行的，季风的进退与强弱和雨季长短与雨量多少有密切关系。夏季风期间，我国降水区域成一条东西的长带，5月造成华南的雨季，6月份到达长江流域并滞留于此，造成长江中、下游一个多月的梅雨期，7月中旬造成华北的雨季。

如果没有季节调节，我国黄河流域以南，包括整个长江流域与华南大部分地区，都在副热带高压控制下，势必形成干旱的沙漠。我国由于季风具有热量充足、植物生长期雨量充沛的气候条件，成为世界主要产粮区之一，也是众多药用植物生长的好环境。

**2. 海陆风**　沿海地区，日间风从海洋吹向陆地，夜间风从陆地吹向海洋，这种昼夜相反的风称为海陆风。海陆风成因是海陆之间的热力差异，是一种局部性的环流。海风比陆风强，涉及空间也大，海风可深入内地40~50km，所及高度达900m，陆风入海距离不到10km，高度仅300m。沿海地区在没有较强的天气系统侵入时，都会有海陆风。纬度越低越明显，温带地区在夏季才比较明显。海陆风对植物的生长发育和分布存在着一定的影响。

**3. 山谷风**　在晴朗干燥的天气里，在山区，白天地面风常从谷地吹向山坡；晚上地面风常从山坡吹向谷地，这就是山谷风。山谷风成因是白天坡上空气的增热比同一高度上自由空气增热要强烈得多，空气受热膨胀沿山坡上升为谷风；夜间空气冷却，空气变得稠密，顺山坡流入谷中成为山风。这样的气流可以更确切地称为上坡风和下坡风。一般日出后2~3小时开始出现谷风，并随着地面增热风速逐渐加强，午后达到最大。以后又随温度下降而风速减小，在日落前1~1.5小时谷风平息，山风渐渐代之而起。山谷风有明显季节变化，冬季山风比谷风强，夏季谷风比山风强。

谷风带有水蒸气，可以增加雨量，山风则干燥。山谷风也对局部温度有调节作用，因此也影响药用植物的分布和生长。如药用菊花的花期在11月，在此季节开花最易受到霜冻的危害，安徽歙县的贡菊花产地群众将菊花栽培于海拔300~600m的山坡上。由于山谷风的影响，海拔300m以下的谷地11月份霜冻出现的较早，易冻伤正在盛开的菊花，而在海拔300~600m的山坡之上栽培的菊花霜冻出现迟，可使盛开的菊花避开冻害，保证菊花的质量。

**4. 焚风**　焚风是一种由山上吹下来的干热风。产生焚风是由于两面山坡上出现了不同的气压当空气在运动中遇到了山脊的阻碍，气流沿迎风坡上升，这时发生绝热冷却。如果空气为非饱和空气，则在上升过程中未达到饱和状态以前，每升高100m温度降低1℃。空气在达到饱和状态以后再继续上升时，由于水汽凝结放出了汽化潜能，故气流每升高100m所降低的温度为0.50℃。在气流上升过程中水汽凝结产生降水。气流达到山顶以后即向相反的山坡下沉，这时空气发生绝热增温，每沉降100m其温度增高1℃。因此来到谷地的空气相对湿度低而温度高。

初春的焚风可使积雪融化，利于灌溉；夏季的焚风可使植物的果实早熟，强大持久的焚风可能造成干旱及发生森林火灾等。焚风影响温度和湿度，对药用植物生长也产生影响，如海南岛五指山东面迎风坡雨量充沛，植物繁茂，而五指山西坡则干燥，山麓出现稀树草原和沙滩，生长着仙人掌等耐旱植物。又如，位于太行山东麓的石家庄由于焚风影响，在出现焚风时，日平均温度比无焚风时可升高 10℃ 左右。

**5. 寒露风** 指我国南部地区在寒露节气前后，晚稻扬花期间，由于北方冷空气南侵带来低温的偏北风。寒露风带可使日平均气温下降 4～8℃，这种风对晚稻和其他作物是一种灾害性天气，对药用植物有一定影响。

**6. 热带气旋** 热带气旋是形成于热带洋面上强大而深厚的气旋性涡旋。它来临时，伴随着狂风、暴雨和惊涛骇浪，具有很大的破坏力。国际上关于热带气旋的等级标准：近中心最大风力 ≤ 7 级的称为热带低压；近中心最大风力 8～9 级的称为热带风暴；近中心的最大风力 10～11 级的称为强热带风暴；近中心最大风力 ≥ 12 级的称为台风。为了简述方便，有时将热带气旋称为台风。

我国是太平洋沿岸中受台风袭击最严重的国家之一，每年 7～9 月是台风在我国登陆的盛期。热带气旋在沿海地区有很大的破坏作用，摧毁庄稼，引起山洪暴发，海水倒灌，是农业上灾害性天气之一。特别是在 6～7 月份早稻抽穗成熟期和 9～10 月份晚稻抽穗开花期，热带气旋影响更大，会造成严重减产。但热带气旋也是当地的主要降雨来源之一，它对全年降雨量和减轻夏秋干旱有明显的作用。

## 二、风对药用植物的生态作用

### （一）风对药用植物的影响

植物的花粉成熟后，可以借助风进行异花传粉，借助风传粉的花称风媒花。风还能使地球上分布不均匀的 $CO_2$ 循环流动到达叶面，使叶子能进行光合作用。但也能使盐分和其他大气污染物扩散，损伤甚至毁灭野生或栽种的药用植物。

风影响植物水分平衡，能调节叶面的蒸腾，使叶肉细胞间隙里的水蒸气散出，故风对植物体内的水分状况起着重大影响。

长在风口中的树木变成旗形树，就是由于连续的单向风使树木迎风面生长的叶芽受到风的损伤，而背风面由于树干挡风，枝叶生长较长。生长在高山多风环境中的植株会变矮，是由于风降低了大气湿度，破坏了植物体内的水分平衡，使细胞不能正常扩大。再者变矮的植株抵抗风的能力更强，不易被风吹倒和拔起，因此匍匐树形是高山森林的一个典型特征。生长在多风环境中的药用植物如根系固着力量不强，易被风吹倒。

风能够影响药用植物的分布。风力过大的地区，蒸腾作用加剧，使植物体内水分平衡受到破坏，携带的沙砾能使植株受伤，强风还使植物倒伏、折断。在内陆，阴山以北的内蒙古高原是我国最大风区之一，自然植被覆盖率相当低，多为半荒漠、荒漠及沙漠，分布的药用植物有耐旱的麻黄等少数种类。在我国华南地区，特别是沿海地区常有大风出现，使许多不耐强风的乔木药用植物不能生长。如雷州半岛中丁香、槟榔、沉香等只能选择在避风良好的地形中生长。

### （二）药用植物对风的适应

风是许多药用植物的花粉和果实种子的主要传播者，依靠风作媒介的植物，会产生对风适应的结构和习性，如松树的花粉有气囊；玉蜀黍、水稻等禾本科植物和大麻、杨柳等的花无花被，花粉粒小，花粉量大，柱头面积大，黏液多。

一些药用植物的果实、种子小而轻可以借助风力传播。蒲公英、白术等菊科植物的果实冠毛排成伞状；杜仲、青钱柳、榆树的果实具翅；马利筋的种子顶端具种毛，铁线莲属植物的瘦果具宿存的羽毛状花柱残基；如秦皮的基原植物白蜡树、尖叶白蜡树、苦枥白蜡树等果实具有翼状附属物等；白及等兰科植物种子的体积和重量都非常微小。这些特征均与风力传播相适应，可以在风中飞舞。落叶林的树木多在展叶前开花等等，均是风媒植物对风的适应。

在沙漠、草原地区，有的植物还具有特殊的风滚型传播体，能沿地面随风滚动传播种子。沙拐枣的果实具刺毛状附属物，在风力不足 1m/s 时就能以 20 ～ 30m/min 的速度移动，秋季被流沙掩盖，次年遇雨即可萌发。当风滚植物种子成熟时，植株呈球状，多年生植物茎基断裂，一年生植物连根拔起，风吹滚动，使种子得以散播。风滚植物的传播必须借助风的作用。常见的风滚植物有丝石竹、刺藜、猪毛菜等，它们种了很多，轻而细小，藏于果实的底部，在果实的开口处常有密密的茸毛，只有当果实受到滚动而大力振荡时，种子才能均匀地从果内逸出，散播在地上。

# 第六章

# 植物与土壤的生态关系

土壤是岩石圈表面能够生长植物的疏松表层，是陆生植物生活的基质，是生态系统中物质与能量交换的重要场所。同时，土壤又是生态系统中生物部分和无机环境部分相互作用的产物。

由于植物根系和土壤之间具有极大的接触面，在植物和土壤之间有频繁的物质交换，因此土壤是一个重要的生态因子。从某种意义上讲，栽培养护几乎都是围绕调控与改良土壤环境，使其最大限度地满足药用植物生长发育的需要。这就增加了研究土壤因素的重要性。

土壤是由固体（无机体和有机体）、液体（土壤水分）和气体（土壤空气）组成的。每个组分相互间处于不同程度的变化状态。在较小的土壤容积里，液相和气相处于相当均匀的状态，而固相是不均匀的。土壤矿物是土壤的主要组成物质，构成了土壤的"骨骼"，一般占土壤固相部分重量的95%～98%，固相的其余部分为有机质、土壤微生物体，占固相重量的5%以下，适于植物生长的土壤，这几种成分都有一定的容积比例。固体部分的矿物质占土壤容积的38%，有机质占12%；空隙（土壤水分和土壤空气）约占50%，其中土壤空气和土壤水分各占15%～35%。在自然条件下，土壤空气和水分的比例是经常变动的，当土壤水分含量最适于植物生长时，50%孔隙中有25%是水分，25%是空气（图6-1）。这4种组成成分，不是简单机械地混合在一起，而是相互联系、相互制约，构成一个统一体。

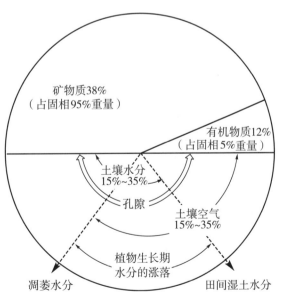

**图6-1 土壤组分的容积百分比率**

除了上述成分之外，土壤环境里，还有另外一个喧闹的世界，即土壤生物世界。没有它们就等于没有土壤，更没有土壤肥力。每一种土壤都有特定的生物种类，大量的是细菌、真菌、放线菌等土壤微生物，以及原生动物、轮虫、线虫、环虫、软体动物、节肢动物和藻类等动植物。这些生物在土壤中的活动意义特别重大，对土壤中有机物质的分解和转化以及元素的生物循环具有重要的作用，并能影响、改变土壤的化学性质和物理结构，构成了各类土壤特有的土壤生物作用。

土壤中的各种组成成分及它们之间的相互关系，都影响着土壤的性质和肥力，从而影响植物的生长。植物的生长发育需要从土壤中获得一定数量的水分、养料、温度和空气。土壤及时满足药用植物对水、肥、气、热要求的能力，称为土壤肥力。肥力不足的称为瘦土，肥力充足的叫沃土。肥沃的土壤同时能满足药用植物对水、肥、气、热的要求，是药用植物正常生长发育的基础。

因此，土壤肥力是土壤的物理、化学、生物等性质的综合反映，这些基本性质都能直接或间接的影响药用植物生长。要使土壤具有高的肥力，就必须使土壤同时具有良好的物理性质、化学性质和生物性质。

# 第一节　土壤对药用植物的生态作用

土壤的性质可分为物理性质、化学性质和生物性质，三者综合表现为土壤肥力。

## 一、土壤物理性质与药用植物的生态关系

土壤的基本物理性质是指土壤质地、结构、容量、孔隙度等。土壤的质地、结构性质，均能引起土壤水分、土壤空气和土壤热量的变化规律，这些都能对植物根系的生长和药用植物的营养状况产生明显的影响。

### （一）土壤质地与结构对药用植物的影响

在沙土类土壤中以粗砂和细砂为主，粉砂和黏粒所占比重不到10%，因此该类土壤黏性小、孔隙多，通气透水性强，蓄水和保肥能力差，适于甘草、麻黄等耐旱、对土壤养分要求不高的植物生长。在黏土类土壤中以粉砂和黏粒为主，约占60%以上，甚至可超过85%；黏土类土壤质地黏重，结构紧密，保水保肥能力强，但孔隙小，通气透水性能差，湿时黏干时硬，不适于大多数药用植物的生长。壤土类土壤的质地比较均匀，其中砂粒、粉砂和黏粒所占比重大体相等，土壤既不太松也不太黏，通气透水性能良好且有一定的保水保肥能力，是比较理想的土壤，适于大多数药用植物的生长。

土壤结构则是指固相颗粒的排列方式、孔隙的数量和大小以及团聚体的大小和数量等。土壤结构可分为微团粒结构（直径小于0.25mm）、团粒结构（直径为0.25～10mm）和比团粒结构更大的各种结构。团粒结构是土壤中的腐殖质把矿质土粒黏结成直径为0.25～10 mm的小团块，具有泡水不散的水稳性特点。具有团粒结构的土壤是结构良好的土壤，因为它能协调土壤中水分、空气和营养物之间的关系，改善土壤的理化性质，是土壤肥力的基础。无结构或结构不良的土壤，土体坚实、通气透水性差，植物根系发育不良，土壤微生物和土壤动物的活动亦受到限制。所以，土壤的质地和结构与土壤中的水分、空气和温度状况有密切关系，并直接或间接地影响着药用植物的生活。

（二）土壤水分对药用植物的影响

土壤中的水分来自降雨、降雪和灌水或地下水上升及水蒸气遇冷凝结，可直接被药用植物的根系吸收，是植物生长不可缺少的重要因素。

土壤水分在药用植物生长中的意义有以下几方面：

土壤水分的过多或过少都会影响药用植物的正常生长。水分过少时，药用植物会受到干旱的威胁，同时由于好气细菌氧化作用的加强，使土壤有机质的含量急剧下降而造成药用植物缺少养分。土壤水分过多会使土壤中的空气流通不畅，引起有机质的嫌气分解，使有机质不能充分分解，从而产生许多还原物质如 $H_2S$ 和多种有机酸，抑制植物根的生长并易使之老化。土壤水分过多也使营养物随水流失，降低土壤的肥力。

土壤水分和盐类组合成土壤溶液，作为向药用植物供给养分的媒介。各种养分只有溶于水后，才能供药用植物吸收利用。

土壤水分积极参与土壤中的物质转化过程，如矿物养分的溶解和转化、有机物的分解与合成等，都只有在水分存在并直接参与下才能进行。在一定范围内，土壤水分的增多有利于养分的溶解和移动，对药用植物吸收有利。

此外，土壤水分还能调节土壤中的温度，灌溉防霜就是一个典型调节土温的例子。

生产实践中，可以通过合理灌溉和干、湿交替等途径，来控制和改善土壤水分的状况。

（三）土壤空气对药用植物的影响

土壤空气虽然基本上来自大气，但和大气并不完全相同。如土壤空气饱和着水气，这种饱和水气，有助于土壤中化学变化的进行和微生物的活动、生长和繁殖。

土壤空气的含氧量比大气低，但 $CO_2$ 的含量却比大气高得多。一般大气中 $CO_2$ 含量为 0.03%，$O_2$ 含量为 20.96%；而土壤空气中 $CO_2$ 含量为 0.15% ～ 1.24%，$O_2$ 含量为 10.35% ～ 20.03%。土壤空气中各种成分的含量不如大气稳定，常依季节、昼夜和深度而变化。在积水和透气不良的情况下，土壤空气的含氧量可降低到 10% 以下，从而抑制药用植物根系的呼吸和影响药用植物正常的生理功能。

土壤空气中高浓度的 $CO_2$ 一部分可扩散到近地面的大气中被药用植物叶子在光合作用中吸收，一部分可直接被药用植物根系吸收。但是在通气不良的土壤中，$CO_2$ 的浓度常可达到 10% ～ 15%，如此高浓度的 $CO_2$ 不利于药用植物根系的发育和种子萌发。$CO_2$ 浓度的进一步增加会对药用植物产生毒害作用，破坏根系的呼吸功能，甚至导致药用植物窒息。

（四）土壤温度对药用植物的影响

土壤温度除了有周期性的日变化和季节变化外，还有空间上的垂直变化。一般来说，夏季的土壤温度随深度的增加而下降，冬季的土壤温度随深度的增加而升高。白天的土壤温度随深度的增加而下降，夜间的土壤温度随深度的增加而升高。但土壤温度在 35 ～ 100cm 深度以下无昼夜变化，30m 以下无季节变化。

土壤温度对药用植物的生长有密切的关系。土温直接影响药用植物种子萌发和生根出苗。不同种类或品种的药用植物，种子萌发时所需的土温是不相同的，如决明子发芽的最低温度为 15℃，最适为 25℃；川白芷和欧白芷发芽的最低温度是 15℃，最适为 20℃。同一药用植物在不同的生育时期，对土温的要求也不同。

土壤温度还对药用植物根系的生长、呼吸和吸收能力有很大影响。大多数药用植物在

10～35℃的温度范围内，其生长速度随温度的升高而加快。温带植物的根系在冬季停止生长，就是因为土温太低阻碍了根部在冬季的代谢活动，并由于光合产物向根部的供应减少之故。但若土温过高（通常气温也高），这时在根内和茎内呼吸作用与蛋白质合成的比率可能都很高，以致药用植物体内贮藏的碳水化合物被消耗殆尽，这样也会使根系或地下贮藏器官的生长减弱。土壤温度太高和太低都能减弱根的呼吸能力。土温对根系呼吸和吸收作用的影响随药用植物种类不同而有差异。一般来说，喜温植物当温度降低时，呼吸和吸水减弱比耐寒植物显著，同一种药用植物的南方品种，也比北方品种显著。低的土温使根系吸收作用减弱是由于土壤供水能力减弱，并且低温增加水的滞性，减弱原生质对水分的透性，增大了水分在根部生长组织中移动的阻力。同时，因为低的土温抑制根系生长，降低其代谢和呼吸强度，从而减弱其吸水作用，所以生产上不宜在中午蒸腾旺盛时灌水，主要就是避免因土温骤降而影响根系吸水。土温过高也影响根系的吸收，高温可促使根系过早成熟，根部木质化程度增加，从而减少根系的吸收面积。幼苗的根系及浅根系更易受到过高土温的伤害。

此外，土壤温度对土壤微生物的活动、土壤气体的交换、水分的蒸发、各种盐类的溶解度及腐殖质的分解都有着明显影响，而土壤的这些理化性质又都与药用植物的生长有着密切关系。

## 二、土壤化学性质与药用植物的生态关系

土壤酸度、土壤有机质及土壤矿质元素与药用植物营养存在密切关系，因为这些都涉及土壤养分的供应特点。

### （一）土壤酸度对药用植物的影响

土壤酸度是土壤最重要的化学性质，它是土壤各种化学性质的综合反应，对土壤肥力、土壤微生物的活动、土壤有机质的合成和分解、各种营养元素的转化和释放、矿质元素的有效性以及药用植物在土壤中的分布都有着重要影响。土壤酸度包括酸性强度和数量两方面，或称为活性酸度和潜在酸度。酸性强度（活性酸度）又称土壤反应，是指与土壤固相处于平衡的土壤溶液中的 $H^+$ 离子浓度，用 pH 值表示。土壤反应多为 pH4～9。我国土壤酸碱度可分为 5 级：强酸性（pH ＜ 5.0）、酸性（pH5.0～6.5）、中性（pH6.5～7.5）、碱性（pH7.5～8.5）、强碱性（pH ＞ 8.5）。

酸度数量（潜在酸度）是指酸度总量和缓冲性能。酸度总量代表土壤所含的交换性氢、铝总量，一般用交换性酸量表示。土壤的缓冲性能代表土壤缓冲酸碱变化的能力。由于土壤的潜在酸度大大超过其活性酸度，因此在调节土壤酸性时，应按潜在酸含量来确定石灰等的施用量。

土壤酸度对土壤养分的有效性有重要影响。在不同的酸碱度下，土壤矿质元素的有效性不同。在 pH 值 6～7 的微酸条件下，土壤养分的有效性最好，最有利于大多数的药用植物生长。pH 增大或减小时，有些养分变为难溶或不溶，药用植物的养分供应受到一定的限制。在强碱性的土壤中容易发生 Fe、B、Cu、Mn 和 Zn 等的缺乏；在 pH 值 7.5 以上的石灰性土壤中，矿质 P 由于和 Ca 结合而降低了有效性。在酸性土壤中，常发生 P、K、Ca 和 Mg 的缺乏；多雨地区，还会引起 B、Zn 和 Mo 的缺乏。在 pH 值过低时，过量的 Al、Fe、Mn 和 Cu 等都可能对植物发生毒害。Fe、Al 还易与钼酸形成难溶性的化合物，从而使药用植物缺 Mo，如豆科植

物常因缺 Mo 而不能形成根瘤。因此，在 pH 值低于 3.5 或高于 8.5 的情况下，大部分维管植物根系会受到伤害而不能生存。

土壤酸碱度还通过影响微生物的活动而影响药用植物的生长。土壤微生物适宜生长的 pH 值范围都较窄。细菌最适宜于生活在中性的环境下，酸性土壤一般不利于细菌的活动，根瘤菌、褐色固氮菌、氨化细菌和硝化细菌大多生长在中性土壤中，它们在酸性土壤中难以生存，很多豆科植物的根瘤常因土壤酸度的增加而死亡。当 pH 值小于 6.0 或大于 7.0 时，硝化作用与一些腐生生物的作用都会削减，有机质分解缓慢，常引起分解不完全的中间产物积累。这样，影响了对药用植物的养分供应，而且有些中间产物积聚到一定程度，还会对药用植物根系造成毒害作用。

### （二）土壤有机质对药用植物的影响

土壤有机质是土壤的重要组成部分。土壤的许多属性，都直接或间接地与有机质的存在有关。土壤有机质是药用植物所需各种养料的源泉，它可与某些微量元素形成络合物，改变这些元素的有效性，还能改善土壤的物理和化学性质。

土壤有机质是指各种形态存在于土壤中的所有含碳的有机物质，包括土壤中的各种动、植物残体，微生物及其分解和合成的各种有机物质。土壤有机质可分为非腐殖质和腐殖质两大类。腐殖质是土壤微生物在分解有机质时重新合成的多聚体化合物，是土壤有机质的主体，是土壤有机质中比较稳定的部分，占土壤有机质的 85% ～ 90%。腐殖质是药用植物营养的重要碳源和氮源，土壤中含氮化合物 95% 以上是有机态的，易被微生物分解。我国大多数土壤的有机质含量一般为 1% ～ 2%，高的可达 6% ～ 10% 以上，和矿物质相比其含量虽然不多，但对土壤肥力的影响很大。

有机质对土壤肥力的作用，概括起来有以下几个方面。

**1. 药用植物养分的重要来源** 土壤有机质经微生物分解后释放出氮、磷等养分，供药用植物吸收利用。

**2. 改善土壤的物理性状** 腐殖质含量多的土壤，土壤结构良好，水和气的矛盾也能适当解决。腐殖质的黏结力和黏着力都比黏粒小，比沙粒大。含有腐殖质的土壤就可减少土壤板结，有利于根系的发育，同时也可减少耕作阻力。土壤腐殖质还可使土色变深，提高土壤吸热保温能力。

**3. 提高土壤保水保肥能力** 腐殖酸是一种亲水胶体，有很强的吸水能力，单位重量腐殖物质的持水量是硅酸盐黏土矿物的 4 ～ 5 倍，最大吸水量可以超过其本身重量的 500%。

**4. 促进药用植物的生长发育** 有机质含有一些芳香族物质和有机酸，能刺激植物的生长，如胡敏酸是植物生长的一种激素，有加强植物呼吸作用和促进植物对养分的吸收能力，加速细胞分裂，增强根系发育。

**5. 促进有益微生物的活动** 有机质在分解过程中能产生大量的简单物质，可为微生物利用，因此当土壤有机质丰富、其他条件又适宜时，就能促进有益微生物的旺盛活动。土壤中微生物活动加强，又可促进有机质的分解和腐殖质的形成，这样既为药用植物提供了有效养分，又推动了土壤中物质的转化。

此外，有机质也能提高土壤溶液的缓冲性，使土壤溶液不致因施肥等而发生酸碱度的剧烈变化，影响药用植物的生长和微生物的活动。

### （三）土壤矿质元素对药用植物的影响

药用植物在生长发育过程中，需要不断地从土壤中吸取大量的矿质元素。药用植物生活中必需的元素，包括大量元素 C、H、O、N、P、K、S、Mg、Ca 等，以及微量元素 Fe、Mn、Zn、B、Cu 等。此外，还有一些元素仅为某些药用植物所必需，如豆科植物必需 Co、藜科植物必需 Na、蕨类植物必需 Al 和硅藻必需 Si 等。在这些元素中，除了 C 主要来自空气，O 和 H 来自水以外，其他元素都来自土壤，所以土壤养分状况直接影响到药用植物根系营养。

在土壤中，约 98% 的养分呈束缚态，存在于矿物中或结合于有机碎屑、腐殖质或较难溶解的无机物中，构成了养分的贮备源。只有通过风化作用或腐殖质的矿质化，溶解在水中形成离子，才能被植物吸收，而溶解态的养分只占很小一部分，吸附在土壤胶体上。

不同的药用植物，它们所吸收的矿质元素常常不同。例如，柳叶菜（*Epilobiun hirsutum*）正常生长需要的养分比千屈菜（*Lythrum salicaria*）多。在中等程度缺钾情况下，柳叶菜生殖过程明显受到阻碍，因此柳叶菜对土壤的要求就高于千屈菜。同一地方生长的扁枝石松（*Diphasiastrum*）和越橘（*Viccinium vitis-idaea*），前者能吸收大量的 Al，后者却能吸收大量的 Mn。

有些药用植物种属在浓集和蓄积作用方面具特定的遗传性，称为蓄积植物（accumulator plant）。黄芪属（*Astragalus*）植物有选择性吸收和富集硒；Si 的化合物在土壤里的溶解度极小，但禾本科植物、木贼、棕榈、硅藻等都有在体内富集 Si 的能力；在十字花科和伞形科植物体内，S 的含量比其他植物体内高 5～10 倍；豆科、景天科的许多植物体内有大量的 Ca 等；石竹科、报春花科、茄科植物能富集 K；毛茛科特别是毛茛属植物和唐松草属植物、菊科植物能富集大量的 Li，石松能积累 Al。药用植物对矿质元素的这种选择性吸收和富集能力，可以用来提取工业原料、医药原料等，如海带有选择性吸收和富集 $I_2$ 的能力，可用以治疗因缺乏 $I_2$ 而引起的地方性甲状腺肿大症。

药用植物对土壤中矿质元素吸收的多少，与根系的生长情况及土壤中其他因子如温度、水分、空气、孔隙度等也有关系。有些土壤里虽含有大量的矿质元素，但由于各种原因使药用植物无法吸收，这种土壤对于植物生理上来讲仍是贫瘠的。

## 三、土壤生物性质对药用植物的生态作用

土壤的生物特性是土壤动、植物和微生物活动所造成的一种生物化学和生物物理学特性，这个特性对于药用植物营养也有十分密切的关系。而从土壤发生的意义上来说，只有通过生物的生活活动，岩石表面的风化物才能称为土壤。

### （一）土壤动物对药用植物的影响

土壤动物数量庞大、种类繁多，对环境变化敏感度较高。小型土壤动物有原生动物、线虫等，中型土壤动物有跳虫、螨虫等，大型土壤动物有蚯蚓、蜈蚣等。土壤动物通过粉碎、分解土壤中枯落物影响土壤结构和功能，从而改变药用植物根际微生态环境。

### （二）土壤微生物对药用植物的影响

土壤中的微生物数量非常庞大，据测算，在 1g 土壤中，其数目可达数千万乃至数十亿。种类也相当复杂，主要有细菌、放射菌、真菌等。它们大都分布在根系附近。

土壤微生物直接参与有机物质的腐殖质化和矿质化过程，分解动植物残体，释放无机养

分，对增进土壤肥力和改善植物营养起着极重要的作用。植物的枯枝败叶为土壤微生物提供养料，经微生物分解成多元酚、糖和氨基酸等中间产物，再经微生物的作用，缩合成含氮的化合物，这就是腐殖化过程。腐殖质的形成，有利于改善土壤结构，提高土壤肥力。固氮菌能使游离态氮固定为药用植物吸收的化合态氮，某些微生物产生的有机酸、生长素，既是营养物质，又是植物生长的激素。有些细菌可使硫化氢、甲烷等有毒气体氧化成无毒的气体。

土壤中除有很多的有益微生物外，也有一些有害微生物，这些微生物的存在会导致土壤微生态环境劣化，使药用植物遭受病害。如地黄枯萎病就是由土壤中的一种半知菌所引起的病害。研究发现，白及根腐病发病植株根际土壤中子囊菌门相对丰度显著升高；发生根腐病的潞党参与健康植株相比，根际真菌群落丰度显著降低。药用植物在生长过程中，根部产生的化感物质也会刺激或诱导土壤微生态发生变化，土壤微生态环境变化反过来也会影响药用植物的生长。如三七根系通过分泌人参皂苷富集潜在致病镰刀菌属菌，促进根腐病原菌的生长，影响土壤微生物群落结构。因此在中药栽培过程中，为了提高土壤肥力，应创造条件来增加土壤的有益微生物，抑制有害微生物的活动。如甘草与棉花、小麦轮作可以显著提高土壤微生物数量，从而改善土壤理化性质、提高土壤肥力。

# 第二节　药用植物对土壤的生态适应

## 一、形态与生理适应

植物在土壤环境的影响下，逐渐演化出各种各样的形态和生理功能来适应所生长的环境。例如，有的植物的花粉粒小而数量多，容易随风飘散，适用于风力传粉。有的花颜色鲜艳、气味芳香，适用于昆虫传粉。靠动物传播的果实和种子，如针草、苍耳等，其果实的表面都有刺或黏液，容易附着在动物的身体上随动物的运动而携带到其他地方去。借风传播的种子，如蒲公英、枫杨等，果实上生有毛茸茸的白色纤维或带有翅，随风飞扬。这些都体现出植物形态结构与生理功能的适应。

### （一）药用植物对土壤的形态适应

**1.药用植物对土壤质地的形态适应**　由于土壤质地对水分的渗入和移动速度、持水量、通气性、土壤温度、土壤吸收能力、土壤微生物活动等各种物理、化学和生物性质都有很大影响，因而直接影响药用植物的生长和分布。例如，沙质土壤中水分向下移动的速度快，降水的大部分都向下移动到浅根系所不能达到范围以下。因此，沙质土壤上的多年生药用植物几乎都是深根系药用植物。沙质土通气好、持水量低，在春天比黏土的温高，对药用植物生长有利。此外，土壤质地越粗，保肥能力越差，因而沙质土肥力很低，砂土药用植物多系贫养分药用植物。

土壤质地条件在有些情况下可以引起根系的变化，如大麻（*Cannabis sativa*）在砂质土壤中发展成直根系，在细质土壤中则形成须根系；萹蓄（*Polygonum aviculare*）在小溪边形成直根系，而生长在干旱的山路旁则形成须根系。

**2.药用植物对矿质养分的形态适应**　根冠比主要受 N、P 肥的影响，当 N 肥供应较多时，叶片光合产物大多用于合成蛋白质，用来满足自身生长需要，减少根系的碳素供应，抑制根的生长，使根冠比变小；反之，当 N 肥不足时，叶片的扩大受到抑制，光合产物大量供给根系，促进根系生长，使根冠比变大。磷素促进光合产物的运输，而且根系对磷素的需求量较大。因此，当磷素充足时，根冠比较大。研究发现，N、P、K 营养影响膜荚黄芪的根冠比，根冠比大小顺序为 N＞P＞K＞NPK，分别为 1.85，0.58，0.27 和 0.26；缺 N 时，幼苗地上部分矮小，根系细长。

缺钙时，植株生长受阻，节间缩短，故植株矮小而纤弱。由于钙的运输与蒸腾流等因素有关，故钙富集于老叶中。缺钙时蒸腾作用弱或生长旺盛的组织如顶芽、侧芽、根尖等分生组织容易腐烂死亡，幼叶卷曲畸形、多缺刻或从叶缘开始焦黄坏死，果实生长发育不良。甘蓝、白菜、莴苣和草莓等会出现叶焦病（或称缘叶病，嫩叶边缘呈烧灼状），番茄、辣椒、西瓜等易发生脐腐病（又称顶腐病，在果实顶部产生圆形腐烂的病状，常在幼果期发生，以后继续扩展），苹果缺钙易患苦痘病（又称苦陷病，先在果皮下呈现褐斑，以后斑点在果皮上露出，病部微凹，味苦）或水心病（病状出现于果心，呈水渍半透明状，味清甜，山梨醇含量增加，易腐烂）。研究表明，水心病苹果的果皮和果肉中钙的含量都较正常低，而且与 K、mg 含量之间的比例有密切关系：当果皮 K/Ca 超过 11.6 ∶1、（K+mg）/Ca 超过 12.6 ∶1 或 K/（Ca+mg）超过 5.37 ∶1，果肉 K/Ca、（K+mg）/Ca 超过 33 ∶1 或 K/（Ca+mg）超过 16 ∶1 都会发生较严重的水心病。每年对果实喷施 0.5% 硝酸钙 4 次，水心病便会大大减少。在豆科植物中，缺 Ca 往往阻碍根瘤发育，大粒种子的作物如蚕豆、花生等对缺 Ca 更为敏感，缺 Ca 时植株胚珠败育，种子发育不良，致使空粒或瘪粒增加。

**3. 药用植物对风沙的形态适应**　沙生植物在长期自然适应的过程中，表现出适应这种生境的特殊生物学和生态学的特征。沙生植物的根和茎都具有很强的萌芽能力和生根能力，因而在风沙、埋没或被风暴露的时候，仍能长出不定芽和不定根，在风沙滚滚的条件下仍能顽强生存。如沙鞭（*Psammochloa villosa*）被流沙埋没时，茎节处仍能继续抽出不定根和不定芽，其他如黄柳（*Salix gordejevii*）、蓼子朴（*Inula salsoloides*）等，也都具有这种适应特征。

**4. 药用植物对土壤水分的形态适应**　多数沙生植物根系发达，一般根深和根幅都比株高和株幅大许多倍，水平根（侧根）可向四面八方扩展很远，不具有分层性，而是均匀地扩散生长，避免集中在一处消耗过多的沙层水分。如蝎（*Corispermum hyssopifoliam*），株高 10cm，主根长 20cm，侧根幅 80cm。灌木黄柳的株高一般仅 2m 左右，而它的主根可以钻到沙土里 3.5m 深，水平根可伸展到 30m 以外，即使受风蚀露出一层水平根，也不会造成全株枯死。强大的根系是最大限度地吸取水分的一种适应。同时，发达的根系也起到了良好的固沙作用。但是，一些短命植物的根却很浅，春天偶然降了点雨，只要地表湿润就能蓬勃地生长、开花、结实，在相当短暂的时间里完成它的生活周期，以便躲过干旱高温的夏季。

很多沙生植物具有沙粒黏结成的根套，以保护根免受灼伤和风沙的机械损伤，同时能使根系减少蒸腾和防止反渗透失水现象的发生，如沙芦草（*Agropyron mongolicum*）、沙芥（*Pugionium cornutum*）的根。还有的植物如蒙古韭（*Allium mongolicum*）的根有厚的纤维鞘，黑沙蒿（*Artemisia ordosica*）、圆头蒿（*Artemisia sphaerocephala*）等半灌木的根则强烈木质化，有的植物根内有厚的木栓层或皮层，这些结构也都能起到类似于根套的作用。为减少水分的消耗，减少蒸腾面积，许多植物的叶子缩小或退化，呈针状、鳞片状，甚至无叶，直接以绿色小枝或茎进行光合作用，如梭梭。许多沙生植物为了抵抗夏天强烈的太阳光照射，免于受沙面高温的炙灼，枝干表面变成白色或灰白色，如沙拐枣（*Calligonum mongolicum*）。

为减少水分的消耗，减少蒸腾面积，许多植物的叶子缩小或退化，呈针状、鳞片状，甚至无叶，直接以绿色小枝或茎进行光合作用，如梭梭（*Haloxyon ammodendron*）就是无叶，由绿色枝条营同化作用的，故称为"无叶树"。内部结构更具有特殊的适应，有的具有贮水细胞或贮水组织。细枝羊柴（*Corethrodendron scoparium*）叶的下表皮内和叶轴的表皮内，有一层网状的贮水组织，细胞中含有大量的鞣质，是一种亲水胶体，在叶的上表皮下面及根、茎中均有零散分布的圆柱状大型异型细胞，它们常与维管束相连，可能与水分的输导有关。

有很多植物的萌蘖性强，侧枝韧性大，能耐风沙的袭击和沙埋。柽柳就是这样，沙埋仍可生不定根，萌枝生长更旺。我国沙漠、戈壁地区，风沙活动强烈，生长在低湿地的柽柳经常遭到流沙的侵袭，使灌丛不断积沙。而柽柳在沙埋后由于不定根的作用，仍能继续生长，形成了高大的灌丛沙堆（沙包）。有些植物组织细胞液中积累大量的可溶性盐（导致渗透压提高），从而可以吸收较高盐渍度的潜水或土壤水。如红砂（*Reaumuria songarica*）、珍珠柴（*Caroxylon passerinum*）的渗透压可达 50 个大气压左右，梭梭可高达 80 个大气压，这使根系主动吸水的能力大为加强，大大提高植物的抗旱性。

在繁殖方面，大部分沙生植物具有对流动沙子的特殊适应性。有些植物种子上长了翅膀或毛，种子成熟后随风飘扬，遇到合适的地方就发芽生长。如柽柳的种子粒小，具白色冠毛，随风飘落到湿地上，一般 2～3 天就可发芽出苗，种子萌发率可达 80% 以上。还有的植物，如花棒的荚果有节，成熟时节间断落，每节鼓起呈球状，体轻，遇风即在沙地表面滚动，不被沙埋，在条件合适时迅速发芽生长。再有一种油蒿的种子，遇水立即渗出胶质，俗称"油蒿胶"，使种子胶着在沙粒上发芽生根。

**5. 药用植物对盐碱的形态适应** 土壤酸碱度与土壤微生物活动、有机质的合成与分解、营养元素的转化与释放、矿质元素的有效性、土壤保持养分的能力及生物生长等有密切关系。

盐土和碱土对药用植物的害处有以下几个方面。

（1）盐分浓度过大，植物的根或种子均不能在土壤盐溶液中吸取足够的水分，甚至细胞中的水分还向盐溶液中倒渗，引起植物生理干旱而枯萎死亡。

（2）直接伤害植物组织，尤其是碳酸钠和碳酸钾，常常引起植物死亡。

（3）盐分浓度过大，原生质受害，蛋白质合成受损，致使含氮中间产物的积累，出现"自身中毒"现象。

（4）高盐浓度下，气孔不能关闭，使植物枯萎死亡。

（5）碱土的碱性过大，破坏了土壤结构，植物无法生存。

盐碱土植物有强烈的适应这种恶劣生境的特点，如下。

在形态上，多干瘦矮小，叶子退化或无叶，有的组织变红，有的叶肉质化，并有特殊贮水细胞，能在高盐浓度下进行正常的同化作用。此外还和旱生的适应性结合在一起，具有许多类似旱生植物的特点，如蒸腾面积缩小，气孔下陷，具灰白色绒毛，细胞间隙缩小，栅栏组织发达等。世界上最著名的耐盐植物是盐角草（*Salicornia europaea*），它能生长在含盐量高达 0.5%～6.5% 高浓度潮湿盐沼中，这种植物在我国西北和华北的盐土中很多。盐角草是不长叶子的肉质植物，茎的表面薄而光滑，气孔裸露出来。植物体内含水量可达 92%，所含的灰分可达鲜重的 4%，干重的 45%。盐角草由于体内所含的盐分高，体液的浓度大，所以最能适应在盐土上生长。

### （二）药用植物对土壤的生理适应

各种药用植物都有其适宜的土壤酸碱范围，超过这个范围时，其生长发育都会受阻。长期生活在不同土壤上的植物，对土壤产生了一定的适应特征，形成了不同的植物生态类型。根据药用植物对土壤酸碱度的反应，把植物分为酸性土植物（pH < 6.5）、中性土植物（pH 6.5 ~ 7.5）和碱性土植物（pH > 7.5）。根据植物对土壤中矿质盐类（钙质）的关系，可以把植物划分为钙质土植物和嫌钙植物；根据植物对土壤与含盐量的关系，可以划分出盐碱土植物；根据植物与风沙基质的关系，可划分出沙生植物。

酸性土植物只能生长在酸性或强酸性土壤中，它们在碱性土或钙质土上不能生长或生长不良。石松（*Lycopodium japonicum*）、狗脊（*Woodwardia japonica*），越橘属（*Vaccinium*）、杜鹃属（*Rhododendron*）、柑橘属（*Citrus*）中的很多种，都是比较典型的酸性土植物。

在土壤 pH > 7.5 的生境上生长良好的植物，称为碱性土植物，常常是喜钙植物或钙土植物，如甘草、枸杞等。在排水正常的土壤中，含钙情况与 pH 值有密切关系，当 pII > 8.3 时，土壤中有游离的钙质；pH8.3 ~ 6.0 时，钙质很丰富；pH 6.0 ~ 5.0 以下时，钙就很少了。在石灰岩母质的土壤上生长的植物多属于这种类型。

大多数植物适应生长在 pH 6.5 ~ 7.5 的土壤中，这些都属于中性土植物。嗜酸性植物生于强酸性的环境中，对 pH 变化的耐受力很差，如水藓属（*Fontinalis*）的某些种类只能生长在 pH3 ~ 4 的强酸性沼泽土壤中，即使在中性范围内也会死亡。嗜酸耐碱植物生于酸性土壤中，但也可以在中性以至弱碱性土壤中生长，如帚石南（*Calluna vulgaris*）在 pH4 ~ 5 范围内生长最好，也能生长于中性范围并能忍受弱碱性土壤。款冬则具有相反的特性，它在中性至碱性范围内表现最适，但在 pH 为 4 时也能忍耐，为嗜碱耐酸植物。嗜碱性植物生于强碱性的环境中，对 pH 变化的耐受力差，多半是某些细菌，当 pH 低于 6 时它们就会受害。还有少数植物如熊果（*Arctostahylos uva-ursi*）则表现为具有两侧耐性（*amphitolerant*），既能分布于酸性土壤上，又能分布于碱性土壤上，而在中性土壤上却较少，为"耐酸碱"植物。

植物按照需钙量的多少可以分为喜钙植物和嫌钙植物。喜钙植物是适应于生长在含有高量代换性 $Ca^{2+}$、$Mg^{2+}$ 离子而缺乏代换性 $H^+$ 离子的钙质土或石灰性土壤上，称为钙质土植物，它们在酸性土壤上不能生长，如蜈蚣凤尾蕨（*Pteris vittata*）、铁线蕨（*Adiantum cappillusveneris*）、南天竹（*Nandina domestica*）、甘草、柏木（*Cupressus funebris*）等都是较典型的钙质土植物。而嫌钙植物需钙量少，可在较高的 $H^+$ 浓度中生长。药用植物体内的钙大部分与不扩散的有机阴离子如羧基、羟基、磷酰基和酚羟基结合，也可以形成草酸钙、碳酸钙或磷酸钙等沉积在液泡里，还有少量的 Ca 在木质部或在液泡中，而不对药用植物本身造成伤害，这是一种生理适应现象。

### 二、对土壤适应的生态型

长期生活在不同土壤上的植物，对该种土壤产生了一定的适应特征，形成了不同的植物生态类型。根据植物对土壤酸度的反应，可以把植物划分为 3 类：酸性土植物、中性土植物和碱性土植物。根据植物对土壤中钙质的关系，可划分为钙质土植物和嫌钙植物。生活在盐碱土中的植物和风沙基质中的植物，分别归为盐碱土植物和沙生植物。

下面分述不同土壤（或基质）的生态适应特性。

### （一）酸性土药用植物

H.Ellenberg 把植物对土壤酸碱性的反应细分为嗜酸（acidophilic）、嗜酸耐碱（acidophilic and alkali resistant）、嗜碱耐酸（basophilic and acid resistant）、嗜碱（basophilic）和耐酸碱（acid and alkali resistant）五类。嗜酸性植物生于强酸性的环境中，对 pH 变化的耐受力很差，如水藓属的某些种类只能生长在 pH3～4 的强酸性沼泽土壤中，即使在中性范围内也会死亡。嗜酸耐碱植物生于酸性土壤中，但也可以在中性以至弱碱性土壤中生长，如帚石南在 pH4～5 范围内生长最好，也能生长于中性范围并能忍受弱碱性土壤。款冬（*Tussilago farfara*）则具有相反的特性，它在中性至碱性范围内表现最适，但在 pH4 时也能忍耐，为嗜碱耐酸植物。嗜碱性植物生于强碱性的环境中，对 pH 变化的耐受力差，多半是某些细菌，当 pH 低于 6 时它们就会受害。还有少数植物如熊果则表现为具有两侧耐性（amphitolerant），既能分布于酸性土壤上，又能分布于碱性土壤上，而在中性土壤上却较少，为"耐酸碱"植物。

### （二）喜钙与嫌钙药用植物

钙是植物生长所必需的，植物干物质含钙量一般为 0.5%～3%，比镁多而比钾少。植物按照需钙量的多少可以分为喜钙植物和嫌钙植物。喜钙植物是适应于生长在含有高量代换性 Ca、Mg 离子而缺乏代换性 H 离子的钙质土或石灰性土壤上，称为钙质土植物，它们在酸性土壤上不能生长。嫌钙植物需钙量少，可在较高的 $H^+$ 浓度中生长，如红三叶草（喜钙植物）含钙 2.14%，而水稻（嫌钙植物）仅含钙 0.23%；番茄（喜钙植物）水培时需要钙 0.1 mmol/L 才能达到最大生长量，植株内含钙量（以干重计）为 12.9 mg/g，而黑麦草（嫌钙植物）只需钙 0.005mmol/L 就达到最大生长量，含钙（以干重计）仅 0.7mg/g。有人在同一土壤中栽培 100 多种植物，发现一般双子叶植物含钙量高于单子叶植物，可能是因为细胞壁中果胶质含量不同，前者游离羧基较多，需要与较多的钙结合；而后者游离羧基较少，因而需钙量较低，但两者在细胞质中对钙的要求却没有什么差别。嫌钙植物在缺钙时同样会出现症状。

药用植物各器官含钙量地上部较多，根部较少，茎叶（特别是老叶）较多，果实、种子较少。在同一叶片中，老叶的边缘含钙量高于中部，而嫩叶则是中部高于边缘。如从单个细胞来看，钙主要富集于细胞壁，特别是集中在细胞壁的中间层与果胶中的羧基（R–COO⁻）结合。阳离子交换量比较高的植物如甜菜，在外界供钙较低的条件下，其细胞内 50% 以上的钙被结合成为果胶酸盐。此外，一些细胞器如质膜、核糖体和液泡中钙含量也较多。

药用植物体内的钙大部分与不扩散的有机阴离子，如羧基、羟基、磷酰基和酚羟基结合，也可以形成草酸钙、碳酸钙或磷酸钙等沉积在液泡里，还有少量的 $Ca^{2+}$ 在木质部或在液泡中。

### （三）盐碱土药用植物

在我国内陆干旱和半干旱地区，气候干燥，地面蒸发强烈；在不能排水的低洼地区或地下水位过高而又进行灌溉的地区，广泛分布着盐碱化土壤。在滨海地区，由于受海水浸渍，也有盐土的分布。当土壤中 NaCl 和 $Na_2SO_4$ 较多时，称为盐土；$Na_2CO_3$ 与 $NaHCO_3$ 较多时，称为碱土。在自然界中，这两种情况往往同时出现，这种土壤就称为盐碱土。

盐土的土壤中可溶性盐含量相当于干土重的 1% 以上，有的可达 3% 以上。对于植物生长来说，土壤含盐量在 0.2% 以下，对植物无妨碍；在 0.2%～0.5% 仅对幼苗有危害；在 0.5%～

1%，大多数植物不能生长，只有少数耐盐性强的植物，如棉花、苜蓿、番茄、西瓜、甜菜等才能生长。含盐量超过 1% 以上的土壤，农作物就很难生长，只有少数耐盐性特别强的野生植物能够生长。盐土植物包括生长在内陆和海滨的两类，长在内陆的为旱生盐土植物（xero-halophytes），如鸦葱（*Takhtajaniantha austriaca*）、海枣（*Phoenix dactylifera*）等，分布于我国温和、寒温气候区的内陆盐土上。长在海滨的盐土植物为湿生盐土植物（hygro-halophytes），如盐蓬（*Halimocnemis sclerosema*）等。

盐土中含氯化钠和硫酸钠，常在地表形成白色的盐结皮，土壤结构尚未破坏，pH 值为中性。内陆盐土的形成是由于蒸发量大于降雨量，地下含盐水经毛细管上升到地表而形成。此外，盐分借地表径流集中于低洼处。因此干涸的内陆湖也能形成盐土。滨海盐土则是海水浸渍形成，海水含盐 3.5%，当海潮退后，盐分便存留于土壤中。内陆盐土以硫酸盐为主，氯化钠次之；海滨则以氯化钠为主，硫酸盐次之。

碱土则是另一类型，含碳酸钠、碳酸氢钠和硫酸钾。由于土壤中含有交换性的钠，经水解成氢氧化钠，再与 $CO_2$ 结合而生成碳酸钠。这一类碱土在我国仅分布在东北及西北的一部分地区。

在生理上，根据抗盐能力的强弱分为三类：

（1）积盐性植物（真性盐生植物）　这类植物特别能忍受高盐浓度，它的根部细胞的渗透压大于 40 个大气压，甚至达到 70 ～ 100 个大气压，可吸收大量可溶性盐分，并在体内积累，能忍受 6% 或更浓的氯化钠溶液。这种植物放到嘴里能尝到盐味。聚盐性植物的种类不同，积累的盐分种类也不一样，如盐角草、碱蓬能吸收并积累较多的 NaCl 或 $Na_2SO_4$，滨藜（*Atriplex patens*）吸收并积累较多的硝酸盐。属于这类聚盐性植物的还有盐角草（*Salicornia europaea*）、盐节木（*Halocnemum strobilaceum*）、盐穗木（*Halostachys caspica*）、黑果枸杞（*Lycium ruthenicum*）等。

（2）排盐性植物（泌盐植物）　这类植物的根细胞的渗透压仍很高，但吸收的盐分并不积累在体内，而是通过茎叶表面密布的分泌腺（盐腺），将盐分排出体外，在体表留下盐结晶硬壳。这类植物在非盐土上仍能良好生长，所以又称它们为耐盐植物或兼性盐生植物。如柽柳（*Tamarix chinensis*）、大米草（*Spoortina anglica*）、补血草（*Limonium sinenso*）等。

（3）不透盐性植物（抗盐植物）　这一类植物虽然生长在盐碱土中，但并不吸收过量的盐分。由于体内含有较多的有机酸、糖类、氨基酸等，细胞有较高的渗透压，从而提高了根系从盐碱土中吸取水分的能力，所以常把这类植物看作是抗盐植物，如蒿属、盐地紫菀、盐地凤毛菊（*Saussurea salsa*）、碱地凤毛菊（*S.runcinata*）等。不透盐性植物，一般只能在盐渍化程度较轻的土壤上生长。

盐碱土是地球陆地上分布广泛的一种土壤类型，全球盐碱地面积为 9.5438 亿公顷，盐碱地改良是世界性难题。我国有盐碱土地 14.87 亿亩（约 9913 万公顷）。盐土主要分布于华北、西北、东北西部地区，以及从辽宁到广东的滨海地带。大量的土地荒废，成为制约我国生态环境建设和农业可持续发展的最大障碍因素。近年来，从国家到地方都投入了大量人力、物力和财力以物理、水利、化学、生物等方式进行盐碱地的治理，把经济效益、环境保护和可持续发展结合起来，对于我国这样一个耕地资源日趋减少的人口大国而言，具有十分广阔的应用前景。

### （四）沙生药用植物

我国是世界上沙漠最多的国家之一，沙漠广袤千里，呈一条弧形带绵亘于西北、华北和东北的土地上，面积有 71 万多平方公里，若连同戈壁，总面积达 128 万多平方公里，占全国陆地总面积的 13%。

沙漠地区气候干旱少雨，风大沙多，光照强烈，冷热剧变。这些严酷的生境条件成为许多植物生长的限制因素，只有一些能适应于这种沙区生境的植物，才能在其上生长，称为沙生植物。

我国是世界上土地沙化危害最严重的国家之一。土地沙化是我国当前面临的严重的生态环境问题，不仅使我国的生态环境日益恶化，而且吞噬着中华民族的生存空间，给国民经济和社会可持续发展造成了极大危害。造成我国沙化土地的不断扩大，除气候变化、自然灾害等自然原因外，主要是由于不合理的人为活动引起的。盲目开荒，大规模的毁林毁草，使原来的滩地、固定沙丘变成流动沙丘；过度放牧，沙化地区草场超载率高达 50% ~ 120%，有些地区高达 300%；滥采滥伐，大量破坏沙生植被；滥挖野生中药材等沙生植物，每挖 1 kg 甘草要破坏 8 ~ 10 亩土地；水资源开发利用不合理，大水漫灌，过度开采地下水，河流上游大规模开垦，造成下游断流等，加剧了土地沙漠化的趋势，给一些地区造成了"生态危机"。

由于地区辽阔，我国沙漠地区的野生植物资源有 1000 种左右，其中包括不少药用植物。如沙漠地区药用植物资源肉苁蓉、锁阳，盐化草甸土上的甘草、枸杞，戈壁上的麻黄等。种类组成以藜科的属、种最多。此外，蒺藜科、柽柳科、菊科、豆科、麻黄科、蓼科、禾本科等也占相当比重。但人类目前对于荒漠植物仍缺乏深度的了解和认识，所能利用的植物种类极少。有目的地开发利用沙生植物，既维持着荒漠区域能量与物质的循环过程，又防止了风蚀、流沙和进一步荒漠化，并为人类提供药材、肥料及其他副产品，具有重要的生态和经济意义。

## 三、土壤与药用植物品质形成

药用植物通过根系从土壤中吸收其生长发育所需要的水分和营养物质。土壤的物理和化学性质，以及土壤中所含有的各种化学元素的种类和比例，对药用植物的生长发育及药用活性成分的形成和积累都有一定作用。

不同类型的土壤因其物理和化学性质不同，对中药材外观形状和内在质量都会产生一定影响。例如，在东北地区不同类型土壤上种植的黄芪，其药材质量明显不同。棕壤土地上黄芪的根系长而直、分枝少，根皮黄棕色表皮光滑，折断面纤维细腻粉性好，商品质量最佳。在含碳酸盐的盐碱土上，根皮受盐碱侵蚀锈斑严重，折断面纤维木质化粉性很小。在地下水丰富的冲积砂土上，因土壤含水量大，根皮有部分腐烂。在白浆土上，主根短而弯曲，分枝特别严重，呈鸡爪形，折断面纤维较粗粉性较小，商品质量最次。在科尔沁草原，生长在沙地上的甘草皮色棕红根条顺直，而在低湿洼地黏质土壤上生长者皮色灰褐根条弯曲。据测定，在沙质土壤上生长的薄荷，其挥发油含量较高；生长在碱性土壤中的曼陀罗，其生物碱含量较高。

由于土壤水分状况不同，药材的外观形状和内在质量也会受到一定影响。在鄂尔多斯高原，生长在地下水位较高的低洼地上甘草的表皮呈灰褐色，而在水分缺乏的缓坡和梁地表皮侧呈红棕色。在高温干旱条件下生长的金鸡纳，奎宁的含量较高，而土壤相对湿度为 90% 条件下的含量则显著降低。较高的土壤含水量，不利于伊贝母生物碱的积累。

土壤所含化学成分及其含量的不同，对药材质量也会产生一定的影响。据研究在四川、青海等地区，土壤中 K、Mn、Zn、P 元素含量的差异是导致川贝母品质差异的重要因子。在具有较高氮素含量的土壤上，罂粟属（*Papaver*）、颠茄属（*Atropa*）和曼陀罗属（*Datura*）药用植物，体内生物碱含量较高。在富硒土壤上生长的苍术，体内硒的含量也较高。

施肥对药材中药用活性成分含量具有明显影响。例如，N 素对药用植物体内生物碱、皂苷和维生素类的形成具有积极作用。施用适量 N 肥对生物碱的合成与积累具有一定的促进作用，但施用过量则对其他成分如绿原酸、黄酮类等都有抑制作用。栽培全草或叶类药用植物时，可偏施 N 肥，以促进叶片生长。N 素还能提高种子产量，如曼陀罗叶和根中的总生物碱含量随着土壤中氮素含量水平的提高而增加。P 是药用植物细胞核的组成成分之一，特别在细胞分裂和分生组织发展过程中更为重要；P 能促进根系生长，使根系扩大吸收面积，促进植株生长充实，提高对低温、干旱的抗性；更重要的是，P 有利于糖类与油脂等物质的合成，栽培以果实籽粒为主要收获对象的药用植物时，要多施一些 P 肥，以利籽粒饱满，提高种子产量。K 能促进植株纤维素的合成，利于木质化，在生长季节后期，能促进淀粉转化为糖，提高植株的抗寒性。K 还有利于糖类与油脂等物质的合成，K 肥能促进块根、块茎的发育等。栽培根茎类作物（如地黄、山药）时，则可多施 K 肥，促进地下部分累积糖类。钾肥对促进盾叶薯（*Dioscorea zingiberensis*）植株光合作用、营养物质运输和根状茎内含物的形成与积累有重要作用，对皂苷元含量具有明显效应。施用锰肥，可使单雄蕊蛔蒿花蕾中山道年的含量提高。通过大量施用有机肥，可使西洋参中的人参总皂苷含量提高。同时，几种营养元素同施，对药用植物的品质形成也具有重要作用。磷与钾有利于碳水化合物与油脂等物质的合成，施用 N、P 肥料能不同程度的提高伊贝母体内生物碱的含量，施用 K 肥其体内生物碱含量侧呈降低趋势。施用硼肥和钼肥，可使圆叶千金藤（*Stephania rotunda*）的多种生物碱含量的增加，特别是在两种元素混合施用时能显著提高块茎中托环藤宁的含量。又如豆类对 Ca、P 和 N 吸收较多，且能增加土壤中 N 素含量；而根及根茎类入药的药用植物，需 K 较多；叶及全草入药的药用植物，需 N、P 较多；豆类、十字花科及荞麦（*Pagopyrum esculentum*）等药用植物利用土壤中难溶性 P 的能力较强。

同种药用植物在不同产地，因其土壤物理化学环境的不同，植株体内各器官吸收积累 N、P、K 的数量不同。河南省沁阳产区山药（*Dioscorea opposita*）各器官 N 含量均在根茎膨大盛期最高，而山西省平遥产区山药的根茎 N 的含量最高期在叶枯期，茎、叶中 N 含量高峰期与沁阳产山药同。沁阳产的山药根茎、叶中 N 含量在不同生育时期分别比平遥产的山药高，而茎中 N 含量两产区差异不大。两产区山药生长时期内 P 含量变化趋势基本相同，根茎膨大盛期 P 含量最高，沁阳产的山药根茎中 P 含量在不同生育时期均比平遥的高，茎、叶中 P 含量差别不大。沁阳山药植株不同生育时期根茎中 K 含量均比平遥的高。

近年来，合理应用微量元素肥料受到人们重视。例如，在栽培党参中，施用 Mo、Zn、Mn、Fe 等微肥，不但比对照增产 5% ~ 17%，而且对其多糖等有效成分能有效提高，其中以微量元素 Zn 肥对其内在品质影响最为显著。

土壤的生态环境条件对药用植物的品质形成也起着至关重要的作用。在药用植物生长期间，适宜土壤温度或湿润土壤环境，有利于促进有机体的无氮物质形成积累，特别有利于糖类及脂肪的合成，不利于生物碱和蛋白质的合成；若土壤适度干旱和土壤高温偏高，则可促进蛋白质和与蛋白质近似的物质形成，但不利于糖类及脂肪的合成。例如，麻黄总碱的含量及其组成，既可因原药用植物种的不同，也可因生长环境的差异而产生较大变化。如相对湿度小、阳光充足的环境可促使其优质、高产。又如，当归主要有效成分挥发油，在半干旱气候条件下，其含量则高（如产于甘肃武都等地的"岷归"达 0.65%）；而在少光潮湿的生态环境下，其含量则低（如产于四川汉源等地的"川归"为 0.25%），非挥发性的成分如糖、淀粉等却高。而居于"岷归"与"川归"之间的"云归"（如主产于丽江的"云归"含挥发油为 0.59%），性质则居中。在海拔 600m 以下阳光充足、排水良好、土壤肥力较高的沙质土栽培的青蒿，比野生青蒿植株高大、枝叶繁茂，叶片中青蒿素含量也比野生品高。

同时，土壤中的一些有害微生物使药用植物遭受病害，进而影响其品质。药用植物病害的症状主要表现在变色、斑点、腐烂、萎蔫、畸形等，如真菌腐霉菌引起人参、三七、颠茄等多种药用植物的猝倒病，疫霉菌能引起牡丹（*Paeonia suffruticosa*）疫病，霜霉菌能引起延胡索、菘蓝、枸杞、大黄、当归等多种药用植物的霜霉病，白锈菌能引起牛膝、蔡蓝、牵牛（*Pharbitis nil*）、白芥（*Sinapis alba*）、马齿苋（*Portulaca oleracea* var.*sativa*）等药用植物的白锈病。真菌毛霉菌常引起药用植物产品贮藏期的腐烂，真菌根霉菌能引起人参、百合（*Lilium brouenii* var.*viridulum*）、芍药等腐烂。真菌白粉菌能引起药用植物的白粉病，如菊花、土木香（*Inula helenium*）、黄芩、枸杞、黄芪、防风（*Saposhnikovia divaricata*）、川芎、甘草、大黄和黄连等的白粉病；真菌核盘菌能引起北细辛、番红花（*Crocus sativus*）、人参、补骨脂、红花、三七及延胡索等的菌核病。真菌黑粉菌多引起禾本科和石竹科药用植物的黑粉病，如薏苡、瞿麦的黑粉病等；真菌锈菌引起枯斑、落叶、畸形等锈病，如大戟（*Euphorbia pekinensis*）、孩儿参、芍药、牡丹、白及（*Bletilla striata*）、沙参、桔梗、党参（*Codonopsis pilosula*）、紫苏、木瓜、乌头（*Aconitum carmichaelii*）、黄芪、甘草、连翘、平贝母、何首乌、当归、苍术、细辛、白术、北柴胡（*Bupleurum chinense*）、红花、秦艽（*Gentianamacrophylla*）、薄荷、白芷（*Angelica dahurica*）、前胡、大黄、款冬、三七、五加（*Acanthopanax giacilistylus*）和黄芩等的锈病。半知菌亚门的真菌能危害药用植物的所有器官，引起局部坏死、腐烂、畸形及萎蔫等症状。如沙参、北柴胡、人参、白术、红花、党参、黄连、白芷、地黄（*Rehmariniag lutinosa*）、龙胆、牛蒡、藿香（*Agastache rugosus*）、莲、牡丹、菊花、紫苏、前胡和桔梗等药用植物的斑枯病；玄参（*Serophularia ningpocnsis*）、三七、枸杞、大黄、木瓜和半夏等药用植物的炭疽病；地榆（*Sanguisorba officinahis*）、防风、芍药、黄芪、牛蒡和枸杞等药用植物白粉病；高原犁头尖、牡丹、百合等药用植物的灰霉病；大黄、益母草（*Leonurus japonicas*）、白芷、龙胆、薄荷、颠茄和接骨木（*Sambucus williamsii*）等药用植物的角斑、白斑、褐斑等症状；人参、西洋参、三七、高原犁头尖、何首乌和红花等药用植物的褐斑病；牛膝、甘草、石刁柏、天南星、决明、颠茄、红花、枸杞和洋地黄（*Digitalis purpurea*）等药用植物的叶斑病；人参、三七、地黄、党参、菊花、红花、巴戟天（*Morinda officinalis*）等药用植物茎基和根的腐烂病、人参、颠茄、三七等药用植物苗期立枯病；人参、白术、附子、丹参（*Salvia miltiorrhiza*）和黄芩等药用植物的白绢病或叶枯病。

除了病原真菌能引起以上药用植物发生病害外，病原细菌也对有较大的影响。如药用植物细菌会引起药用植物急性坏死病，呈现腐烂、斑点、枯焦、萎蔫等症状。其中假单胞杆菌多引起药用植物叶枯和腐烂，如人参细菌性烂根、白术枯萎病；野杆菌多引起肿瘤和根畸形；欧氏杆菌引起药用植物萎蔫、软腐和叶片坏死等，如浙贝母、人参、天麻等软腐病等都是生产上的较难解决的问题。

　　同时，病原病毒、植原体也会对药用植物造成很大的伤害。感染了药用植物病毒病的植株，一般在全株表现出系统性的病变。病毒性病害的常见症状有花叶、黄化、卷叶、缩顶、丛枝矮化、畸形等。例如，珊瑚菜、白术、桔梗、孩儿参、白花曼陀罗和八角莲（*Dysosma versipellis*）的花叶病；独角莲、败酱（*Patrinia scabiosifolia*）皱缩花叶病；人参、牛膝、萝芙木（*Rausolfa verticillata*）、天南星、玉竹、地黄、毛地黄和欧白芷（*Angelica archangelica*）等都较易感染病毒病。植原体侵染药用植物均为全株性，独特的症状是丛枝、花色变绿等，其他变色和畸形症状与病毒病很难区分，如牛劳矮化病。

　　在国内已发现被寄生线虫侵染的药用植物，大多发病部位在根部，如人参、川芎、北乌头（*Aconitum kusnezoffii*）、丹参、罗汉果、牛膝和小蔓长春花（*Vinca minor*）等 50 多种药用植物有根结线虫病；如紫苏、菊花、薄荷等药用植物矮化的矮化线虫；芍药、栝楼（*Trichosanthes ririlowii*）、益智、砂仁、地黄和麦冬等根部损伤的根腐线虫、针线虫等。

　　同时，土壤是害虫的一个特殊的生态环境，大部分害虫都和土壤有着密切关系。有些种类终生生活在土壤中，如蝼蛄、地老虎、金龟子、金针虫等，它们严重危害药用植物的生长发育，严重影响药用植物的品质。

植物界与人类关系最密切的是种子植物（有花植物），我国的药用植物 11146 种，其中种子植物（有花植物）为 10153 种，占 91.1%。种子植物的花中有雄蕊和雌蕊，当雄蕊的花粉传到雌蕊的柱头上，使胚珠受精而形成种子，被子植物同时也形成果实。种子不仅是种子植物的重要生殖器官，也是我们人类赖以生存的粮食主要来源，同时也与人类生活各方面密切相关，在常用中药中，至少四分之一为植物的果实与种子。

# 第一节 药用植物的传粉生态

## 一、开花与传粉

### （一）开花

种子植物生长发育到一定阶段后，就能开花结实。花中雄蕊的花粉粒和雌蕊的胚囊成熟后，花被开放，露出雄蕊和雌蕊，这种现象称为开花（anthesis）。

**1. 开花年龄** 一年生和二年生植物，生长几个月后就可开花，一生中只开花一次。多年生木本植物要到一定的年龄才开花，具体年龄因种而异，如木本的桃属植物 3～5 年即可开花，柑橘属植物 6～8 年，而椴属植物则需要 20～25 年。多年生草本植物开花年龄往往早于木本植物，如当归种植第二年即可开花。多年生植物一旦开花后，每年到时即开，直至枯死为止；竹类虽是多年生植物，生长周期有数十年，但一生只开花一次，花后即枯死。药用植物生长环境变化，或人为干预，可使开花年龄提前或推迟，如木瓜、山茱萸、玉兰、银杏等木本植物，实生苗及根蘖苗开花迟，若用成年树枝嫁接，可提前开花年龄；有些草本药用植物通过抑制营养供给的方法，可明显推迟开花年龄，如前胡、当归、防风等药用植物。

**2. 开花季节** 开花季节随药用植物和环境而不同，多数药用植物春、夏开花，但也有早春、深秋和冬季开花的，热带的一些药用植物几乎终年开花，如桉树、可可、柠檬等。有些植物在早春先开花后长叶，如白玉兰、山茱萸、桃、杏等植物；有些则花与叶并发，如凤丹、延胡索、细辛等植物；大多数植物叶长成后才开花；少数植物冬季开花，如枇杷、蜡梅等。同属植物开花季节往往不同，如木兰属植物的花期，白玉兰 2～3 月，凹叶厚朴 4～5 月，厚朴5～6 月；毛茛属植物的花期，小毛茛（猫爪草）3～5 月，毛茛 4～8 月。

**3. 花时与花期** 一天的不同时间，往往有不同植物开花，人们常根据植物花开放时间的不同编制出"花时钟"。有的植物花昼开夜合，如亚麻；也有夜开昼闭者，如曼陀罗；但大多数药用植物花开放后，不再闭合直至萎谢。植物的开花期可分为朵、株、种三个等级，但习惯上所说的花期是指某种植物开花的延续时间。单朵花的开放时间，短者如小麦，仅 5～30 分钟；有的可达数小时，如木槿花开放 2～3 小时；有的开放时间较长，如菊花可达 10 天以上；长者可达数月，如某些热带兰科植物的花，每朵开放 1～2 月之久。单朵花开花时间长短往往与花的数目、雄蕊的数目及花粉量有关，如果一些植物花的数目多，并且产生很多花粉，开花时间往往很短；而另一些植物，如独丽花（*Moneses unifloa*）只有一朵花，兰属植物花中只有一个雄蕊，传粉机会相对较少，因而此类植物开花时间较长。

一株植物花期长短差异很大，如桃、杏、梨、紫荆等植物花期仅 6～12 天，它们的花开放时间集中，一次盛开后全部凋落。有些植物的花或花序陆续形成，花期延续数月之久，如丝瓜、补骨脂、决明等。

植物开花习性是植物在长期演化过程中形成的遗传特性，某种植物花期的长短、开花时间与分布范围、生态环境相关，如分布范围小、生态环境单一的种，花期相对较为集中；而那些分布广、生态环境多样化的种，则花期可能延续很久。一些春季开花的植物，如遇上早春气温回升较快时，花期普遍提前；若遇到倒春寒，花期则推迟。

### （二）传粉

植物开花后，雄蕊的花药开裂，花粉从花粉囊中散出，以各种不同的方式传送至雌蕊的柱头上，称为传粉（pollination）。传粉有两种方式，自花传粉（self-pollination）和异花传粉（cross-pollination）。

**1. 自花传粉**　花粉从花粉囊散出后，落到同一花的柱头上的传粉方式，称为自花传粉。但在实际应用时，自花传粉还包括果树的同品种间传粉及农业上的同株异花间传粉。自花传粉植物花的构造有适应机制，如两性花，雄蕊常围绕雌蕊并靠近，使花粉易于落在本花的柱头上；雄蕊花粉囊与雌蕊的胚囊同时成熟；雌蕊柱头对于本花的花粉萌发和花粉管中雄配子发育无任何生理阻碍。高山淫羊藿（*Epimedium alpinum*）的自花传粉是由于花粉囊反卷和花柱伸长的结果（图 7-1）。桃儿七（*Sinopodohyllum hexandrum*）花开放前，雌蕊直立，开放后，子房柄弯曲而使雌蕊倒向一侧的雄蕊，柱头与已纵裂的花药贴合授粉，完成授粉后，雌蕊重新直立（图7-2）。

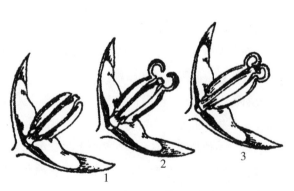

图 7-1　高山淫羊藿自花传粉

1. 花初开放；2. 花粉囊自花药中反卷向上；
3. 花柱伸长与花粉囊接触而传粉

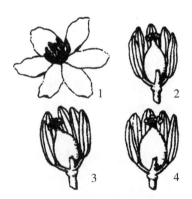

图 7-2　桃儿七自花传粉

1. 花；2. 雄蕊和雌蕊；3. 雌蕊发生弯曲；
4. 雌蕊回到原来位置

自花传粉植物在自然界中占一定的比例，如禾本科植物的大麦属（*Hordeum*）与小麦属（*Trilicum*），豆科植物的豌豆属（*Pisum*）、菜豆（*Phaseolus vulgaris*）和落花生等。在自花传粉中有闭花受精（cleistogamy）的现象，与一般开花传粉和开花受精（chasmogamy）不同。闭花受精的植物花未开就已完成受精作用，其花粉直接在花粉囊里萌发，花粉管穿过花粉囊的壁，向柱头生长，完成受精。在这种情况下，严格讲并不存在传粉过程。在药用植物中堇菜科（Violaceae）的紫花地丁（*Viola philipica*）、石竹科（Caryophyllaceae）的孩儿参（*Pseudostellaria heterophylla*）、酢浆草属（*Oxalis*）、凤仙花属（*Impatiens*）等均有自花受精现象。它们的花粉粒不会受到雨淋影响，也不会遭到昆虫吞食。很多植物由于异花受精受限制，只有进行闭花受精才能结实。因此，闭花受精也被认为是一种合理的适应。

**2. 异花传粉** 一朵花的花粉传送到另一朵花的柱头上的传粉方式，称为异花传粉。在自然界中，异花传粉比较普遍。植物产生了许多奇特的方式，避免自花传粉。

（1）单性花 有些药用植物花为单性并且异株，在这种情况下，是严格的异株异花传粉，如银杏、绞股蓝、栝楼、麻黄、桑、大麻、杜仲、薯蓣、天南星等。也有些药用植物花为单性同株，如丝瓜、蓖麻、胡桃、玉蜀黍等。还有些植物既有单性花，又有两性花，如刺五加（*Eleutherococcus senticosus*）是单全异株植物，种群中既有雄株，又具有雌株，还具有两性株，主要依靠传粉者活动进行异花传粉。

（2）雌雄异熟 两性花的植物，雄蕊与雌蕊不同时成熟，也有效避免了自花传粉。雄蕊先熟的药用植物较多，如豆科、石竹科、锦葵科、牻牛儿苗科、伞形科、唇形科、桔梗科、菊科等。也有的药用植物是雌蕊先熟，如车前（*Plantago asiatica*）为穗状花序，自下而上开花，每朵花中雌蕊先熟、雄蕊后熟，在同一花序中，逐步成熟的雌蕊都位于成熟的雄蕊之上，这种排列方式有效地避免了自花传粉（图 7-3）。另外，马兜铃科、忍冬科、灯心草科、十字花科、茄科、禾本科、柳叶菜科等也属雌蕊先熟植物。

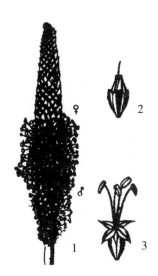

**图 7-3 车前草花蕊异熟**

1. 花序：上部花未开，中部花雌蕊成熟，下部花柱已萎缩，雄蕊成熟；2. 单花：雌蕊先熟，花柱伸出；

3. 单花：雌蕊萎缩，雄蕊成熟

（3）雄蕊花丝与雌蕊花柱长度变化 有的植物产生两型花，一种为花柱长，花丝短的花称为长柱花；一种为花柱短，花丝长的花称为短柱花。传粉时，只有短柱花的花粉落到长柱花的柱头上或长柱花的花粉落到短柱花的柱头上才能受精。这类植物有报春花属（*Primula*）（图7-4）、荞麦等。千屈菜（*Lythrum salicaria*）产生三型花，花中有12枚雄蕊，6长6短，第一种花的花柱比所有雄蕊都长；第二种花的花柱比所有雄蕊都短，第三种花的花柱长度介于长短雄蕊之间（图7-5）。这种长短不同的雄蕊和花柱同昆虫配合增加了异花传粉的效果。

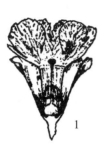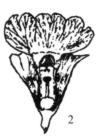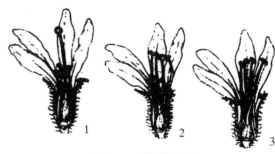

图7-4　报春花属植物花蕊异长异位　　　　　图7-5　千屈菜三型花

1.长柱花；2.短柱花　　　　　1.长花柱花；2.短花柱花；3.中花柱花（仿Hickey，1981）

（4）生理障碍　有些植物自花的花粉在柱头上不萌发，或萌发而不受精，这种生理障碍也可避免自花传粉。

## 二、传粉媒介

药用植物在进行异花传粉时，花粉可借助一定的媒介进行传送。昆虫、鸟、风、水等，都可成为传粉的媒介，可分为风媒（anemophily）、水媒（hydrophily）、虫媒（entomophily）等。

### （一）风媒

最简单的异花传粉媒介是依靠风力。风媒植物（anemophilous plant）的花具有很多形态上的特征：多为荑黄花序；常为单性花；花被一般较小，不具鲜艳的颜色，甚至花被完全退化成为无被花；无蜜腺；无香气；有的花丝很长；雌雄蕊常是异熟；花粉量大，花粉粒细小光滑，干燥而轻，易于被风吹送；有的雌蕊的柱头分裂并成羽毛状，以扩大表面积，增加接受花粉的机会。风媒植物的花多位于枝叶外，暴露于大气中，叶面积常较小或先花后叶。在不同的植物区系中，风媒植物出现的频率有较大差别，热带地区的风媒植物出现频率比较低，随纬度和海拔增高风媒植物出现频率也增高。

裸子植物多数均为风媒植物，如银杏科、松科、柏科、麻黄科等植物。被子植物中也有很多为风媒植物，如杨柳科、壳斗科、小檗科、蓼科、荨麻科、榆科、胡桃科、金缕梅科、桑科、杜仲科、桦木科、禾本科、莎草科、灯心草科等科中有许多植物均是风媒植物。风媒植物盛花季节，大气中漂浮有大量花粉，甚至可导致人的花粉过敏反应。在风媒植物盛花时，若遇雨天或强烈的风，植物传粉的机会就会减少。

### （二）水媒

通过水进行传送花粉的植物只有18个水下生活的属，其中单子叶植物17属、双子叶植物1属。大多数淡水的被子植物并不是水媒植物，而生活在海水中的12个属被子植物却都是水媒植物。水媒植物的花通常单性，花被少，柱头大而硬，每花仅一个胚珠。水媒有两种情况，一类传粉在水面进行，如水马齿（*Callitriche palustris*）花粉壁含脂类物质使其不被浸湿，花粉释放在水中后浮至水面，通过水波将花粉带到柱头处。苦菜（*Vallisneria natans*）雄花脱离母株，在水面漂浮开放，在雌花近处，水膜稍稍低下，雄花滑入而完成传粉。另一类为水下传粉，如金鱼藻属（*Ceratophyllum*）植物，释放的花粉在水中缓慢下沉而与柱头接触完成传粉。

（三）虫媒

异花传粉最有效的媒介，是借昆虫来传递花粉。常见的传粉昆虫有蜂类、蝇类、蝶类、蛾类，还有甲虫类、蚁类等。虫媒植物的花往往具有引诱昆虫的结构，如有鲜艳的花被、特殊的气味和有蜜腺分泌蜜汁。虫媒花的花粉量少，花粉粒体积较大，表面粗糙，具有突起或刺，有的甚至黏着成块，易于附着昆虫身上而被携带。虫媒花结构也常与传粉昆虫间形成互为适应的关系，如花的大小、花的构造、蜜腺的位置与虫体的大小、体形、结构和行动等都密切相关。

**1. 蜂媒（melittophily）** 蜂类是最著名的传粉昆虫，它们是昆虫中演化程度较高的类群，有许多蜂类是喜花的，不少种类以花为生。蜜蜂科是很大的一个科，包括蜜蜂属（*Apis*）、熊蜂属（*Bumbus*）、切叶蜂属（*Megachile*）、木蜂属（*Xylocopa*）和无刺蜂属（*Trigona*）等，有很多是社会性种类，种群数量大，在某种意义上说，它们是传粉的主力军。熊蜂和蜜蜂都是社会性昆虫，都已适应了采集花蜜和花粉的生活。它们的后足都特化成采粉足，有花粉刷和花粉篮，消化道的前端形成能暂时贮存花蜜的蜜胃，建有贮存花粉和花蜜的巢房，在行为上能通过气味标记和曲折飞动的舞蹈方式给同伴传递蜜源信息。另外，花粉胡蜂（*Masarine*）、部分马蜂（*Polistes*）、独居性的雄地蜂（*Andrena*）及专为榕属（*Ficus*）植物传粉的榕小蜂（*Blastophaga*）等均是传粉昆虫。

蜂媒花多是两侧对称，花较坚实，并有一个供蜂降落的平面，色多为黄色或蓝色，花瓣多有导向机制，气味清香但不浓郁，花蜜隐藏在不深处，花蜜量适中，雄蕊不多，每个子房有多个胚珠。被子植物中最大的三个科菊科、兰科、豆科均主要是蜂媒花植物，另外十字花科、罂粟科、毛茛科、小檗科、蔷薇科、芸香科、唇形科、玄参科、姜科等科中很多植物均是蜂媒花植物。

**2. 蝶媒（psychophily）和蛾媒（phalaenophily）** 蝶类和蛾类是鳞翅目昆虫，它们是重要的传粉者。蝶类多为昼行性，视觉发达，嗅觉迟钝，具细长的口喙，不太善于飞行，取食花蜜时停落在花上，传粉的植物花为昼开型，夜不闭合，色彩斑斓，直立，漏斗状或喇叭形，花蜜丰富，藏于蜜管或蜜距中。传粉的植物有伞形科、马鞭草科、醉鱼草科、菊科、兰科等的很多种类。蛾类多为夜行性，视觉在夜光下敏感，嗅觉敏感，口喙更细长，善于飞翔，取食花蜜时翱悬在花的顶前方而不停落在花上。传粉的植物花绝大多数为夜开昼闭型，散发出浓郁香气，常为白色或浅色，花平展或下垂，花筒、蜜距更细长。传粉的植物有仙人掌科、凤仙花科、柳叶菜科、锦葵科、旋花科、忍冬科、茜草科、百合科、兰科等的很多植物。蝶类和蛾类不像蜂类需要哺育后代，它们都不孵卵、不哺育后代，采蜜只为自身需要。还有一些蝶蛾类将卵产在花中，使其幼虫在花中取食。

**3. 蝇媒（myiophily）** 许多蝇类的成虫是喜花的，主要采食花蜜。它们体表的毛刺有助于携带花粉，有对花色具选择能力的色视觉，跗节具有化学感受器，对含糖液汁敏感，吻能分泌涎液稀释浆状的花蜜以便吸取。长喙的蝇类能采食深处的花蜜。体小、喙短的蝇类传粉植物的花常常是辐射对称，颜色浅而无光彩，无明显气味，花蜜外泄易于获得，如伞形科、五加科、冬青科、玄参科、柳叶菜科等科的很多植物。另有一类腐蝇，它们喜腐臭味，给释放腐臭味的花传粉。这类蝇常常体形细小，可以在一朵花中出现较多。它们传粉的植物有萝藦科、马兜铃科、梧桐科、五加科、大花草科、蒟蒻薯科、天南星科、水玉簪科和兰科的一些植物。蝇类不哺育后代，采集只供自身需要，因此多不慌不忙地取食。蝇类一般利用多种不同的食物资源，传粉缺少规律，可依赖性小。但由于蝇类在整个生长季都出现，不像蜂类多呈周期性出现而且要求高，因此蝇类传粉在某些情况下却是重要的。

**4. 甲虫媒（cantharophily）**　甲虫是昆虫中最古老的类型之一，在地质史上，甲虫是最早的传粉昆虫。常见于花上的甲虫有叩头虫科（Elateridae）、金龟子科（Scarabaeidae）、郭公虫科（Cleridae）、露尾甲科（Nitidulidae）、叶甲科（Chrysomelidae）、隐翅虫科（Staphylinidae）、芫菁科（Meloidae）和天牛科（Cerambycidae）。甲虫正颌口器，适宜给一些花大而平展的植物传粉。甲虫对气味敏感，散发较强气味的植物也是甲虫传粉的对象。甲虫传粉的植物有木兰科、肉豆蔻科、芍药科、壳斗科、天南星科、睡莲科、棕榈科、番荔枝科、蜡梅科的一些植物。

**5. 其他传粉昆虫**　蚁类通常情况下不被看作是传粉昆虫，因为其个体小而光滑，不适于携带花粉，虽采蜜，但难起传粉作用。在干燥沙漠环境中，一些植物花小而不显，靠近地面，蜜腺小产生蜜汁少，花粉少，蚁类则成为有意义的传粉者，这类植物有大戟科、蓼科等。另外，好斗的蚁类为食花外蜜而不准木蜂在花外刺食花蜜，迫使其进入花中采蜜，这种产生额外花蜜供养蚂蚁对其保护的植物有爵床科、豆科、鸢尾科、锦葵科、旋花科等部分植物。有些种类的蚤蠊是传粉昆虫；蓟马对杜鹃花科有传粉作用。猎蝽科（Reduviidae）、盲蝽科（Miridae）、长蝽科（Lygaeidae）、缘蝽科（Coreidae）和蝽科（Pentatomidae）均是传粉昆虫，它们从菊科、伞形科等获得蜜汁和传粉。卷甲虫科的鼠妇（*Porcellio scaber*）是一些花开贴地的细辛属（*Asarum*）植物传粉者。

### （四）脊椎动物传粉

脊椎动物传粉者主要有鸟类、蝙蝠和一些兽类，它们取食大量花粉满足和补充对蛋白质的需求，或在取食花蜜的同时帮助了植物传粉。

**1. 鸟媒（ornithophily）**　鸟类传粉集中分布于低纬度地区。鸟类有粗糙的外表很适合携带花粉，最著名的传粉鸟类是蜂鸟，它个体小，颜色鲜艳，并能在高山低温环境下为花传粉。重要的传粉鸟类还有太阳鸟、管舌鸟、吸蜜鸟、蜜鹦鹉、黄鹂。在温带曾发现麻雀参与梨树传粉。食花蜜鸟视觉发达，对红色比较敏感，嗅觉不发达，有长而尖的或弯曲的喙。蜂鸟传粉的花有鲜艳的颜色，坚实的花被，常形成深的花冠，含有丰富的花蜜而没有挥发性气味。鸟媒花植物主要有山龙眼科、苦苣苔科、忍冬科、芭蕉科等。

**2. 蝙蝠媒（chiropterophily）**　蝙蝠取食花粉与花蜜，具有传粉能力，活动范围大，可采集数十公里外的花粉。传粉的蝙蝠有小长舌果蝠（Macroglossus）、蕉蝠（Musonycteris）等，它们往往体型小，齿退化，有长的鼻和舌。适合蝙蝠传粉的植物大多在夜间开放，颜色土褐、绿或紫色，并有很浓的气味，单花较小但含有大量的花粉和花蜜，如龙舌兰（*Agave americana*）、猴面包树（*Adansonia digitata*）等植物。

**3. 哺乳动物传粉**　某些松鼠、鼠和一些低等灵长类也喜食花粉和花蜜，也是传粉者。如婴猴（Galaga）帮助猴面包树传粉，狐猴（*Varecia varreyata*）是旅人蕉（*Ravenala madagascariensis*）的传粉者。澳大利亚的有袋类动物，如宽足袋鼩（*Agile antechinus*）是山龙眼科植物的传粉者。

### （五）人工辅助授粉

栽培的药用植物，往往由于传粉条件不良而导致严重减产，如风媒花的银杏在开花期间或缺少风，或雄株太少，使传粉机会减少而减产。在银杏花期，选晴天无风的上午 10 时左右，采集花粉，1∶250 比例与清水混合，用高压喷雾器均匀地喷到雌株树冠上，可大大提高结实率。虫媒花的砂仁花器构造特殊，自花和异花授粉都很困难。在缺少优良的传粉昆虫条件下，自然结果率极低。进行人工辅助授粉，可以大幅度提高砂仁结实率和产量。

## 三、花色、花气味与传粉的关系

典型的被子植物花包括花萼、花瓣、雄蕊群和雌蕊群，花瓣的颜色往往最为鲜艳，有时花萼、苞片、总苞也展现出不同的颜色。花的颜色丰富多彩，这是药用植物与传粉者共同选择的结果。花色刺激传粉生物视觉，并吸引它们。花中所含的色素种类、浓度和比例不同而产生各种颜色，不同的传粉生物偏爱不同的花色。

### （一）花色与传粉的关系

**1. 花色的化学成分** 花呈现出各种颜色是花内含有不同的色素，主要色素有黄酮类化合物和类胡萝卜素。黄酮类化合物包括花色素和黄酮及黄酮醇，花色素又可分为花青素、花葵素和花翠素。

（1）黄酮类化合物 黄酮类化合物具有 $C_6$–$C_3$–$C_6$ 结构，和花色相关的主要有花色素、黄酮和黄酮醇，还有查耳酮、橙酮等。花色素有 260 余种，能呈现橙色、粉红色、红色和紫色等。花色素的种类很多，花青素（anthoc yanidin）、花葵素（delphinidin chloride）和花翠素（delphinidin）是 3 种主要的花色素。花色素在酸性溶液中呈红色，中性溶液中呈紫色，碱性溶液中呈蓝色。花青素多见于风媒花的植物花中及一些植物的叶片中；花葵素主要存在于热带的一些植物花中；花翠素则常见于温带的唇形科、报春花科、紫草科等植物中。

（2）类胡萝卜素 类胡萝卜素是胡萝卜素（carotene）和胡萝卜醇（carrot alcohol）的总称，它们广泛存在于植物根、叶、花和果实中。许多黄色的花均含有类胡萝卜素，深橘黄色的花常含有大量的 β–胡萝卜素。类胡萝卜素类化合物不溶于水，存在于细胞质的质体中，这与黄酮类色素很容易分辨。

**2. 花的导向** 大多数传粉生物访问花是为了取食花蜜和花粉，药用植物必须给传粉生物以指示，使其发现花，并找到取食的部分。药用植物花的颜色及条纹斑点是可见导向。另外，药用植物的花中还存在着能被昆虫视觉感受的紫外导向。

（1）可见导向 花的颜色对传粉生物是醒目的标志，植物演化出各种花色和花纹结构来吸引传粉生物，不同传粉生物被不同花色吸引。有的植物花小不显眼，它们就形成各种大型的花序，并将总苞变成各种鲜艳的颜色以吸引传粉生物，如三白草、蕺菜的总苞呈白色，一品红、猩猩红的总苞呈红色等。当传粉生物根据花色发现了花而降落后，花上还有各种花纹图案，再将传粉生物导入花的深处，品尝为传粉昆虫准备的花蜜。如罂粟的花瓣外缘淡红色或白色，中间粉红色，基部黑色，这种花瓣不同部位颜色的不同起着向导作用。番红花的淡红色花被上有紫色条纹，卷丹花被橘黄色，内面密生紫黑色斑点，并且向中心逐渐增多，这种结构产生是与其传粉导向有着密切关系的。

（2）紫外导向 有些药用植物的花在可见光下呈现均匀颜色，而紫外光照射下由于不同部位吸收紫外线的不同而出现不同的颜色。如有些黄色的花，在日光下呈现均匀的黄色，在紫外光照射下，花外缘由于对紫外光反射而明亮，内缘吸收紫外线呈黑色。这是由于这类黄色的花中含有类胡萝卜素和花色素，其中类胡萝卜素在花中分布均匀，反射紫外线；黄酮醇和其他花色素则分布在内缘，吸收紫外线，这样就导致了花中颜色的不同。昆虫视觉能感受到紫外线变化而起导向作用。十字花科和菊科植物中有一些开白色花的种类，也具紫外导向，在这些药用植物花瓣中具有无色的黄酮醇，无色的黄酮醇吸收了紫外线而对昆虫起紫外导向。

**3. 传粉生物的选择**　传粉生物对花色存在着偏爱，如蜜蜂最喜欢黄色和蓝色花，蜂媒花多为这两种颜色，十字花科、豆科、唇形科、玄参科、菊科很多植物花是黄色或蓝色。蜜蜂虽对红花不敏感，但也光顾开红花的罂粟，这是因为花中存在吸收紫外线的黄酮类化合物，蜜蜂能区别黄酮和黄酮醇对紫外光吸收的差别。

蜂鸟对红色敏感，锦葵科一些药用植物花为深红色，是蜂鸟喜欢访问的花。热带的紫葳科、苦苣苔科、玄参科、芭蕉科植物往往是鸟媒花，这些植物具有红、橘红和黄红的颜色。蝶类喜欢红色和紫色等较鲜艳的花；蛾类喜欢白色、淡红色或红色花，大多数夜间活动；蝇类喜欢暗色、褐色或绿色的花；甲虫喜欢暗色、淡黄色或草绿色的花；蝙蝠喜欢白色、上褐色的花，多数蝙蝠是色盲，夜间活动，对气味敏感。

由于传粉生物对花色的偏爱和选择，使不同的生境中有不同颜色的花。药用植物在花色上有一定的可塑性，以保持与传粉生物的相适应，如有一种花葱科植物，在一年中花色从红色经粉红色到白色，红色适应蜂鸟传粉，蜂鸟迁移后，则吸引蛾类传粉，所以花色由红变成白色。生活在不同地区的同种植物，常有不同颜色的花，如有一些药用草本植物，生活在开阔地带时开黄色，适用于蜂媒；当生活在郁闭的林中，开白色或粉红色花，适用于蛾媒。有些药用植物花色多态，如马鞭草科的马缨丹、紫茉莉科的紫茉莉、凤仙花科的凤仙花等，花色多态机制可能是适应不同传粉者的行为而保持下来。

### （二）花气味与传粉的关系

药用植物不仅有颜色鲜艳的花朵，并且随着花的开放而散发出不同的气味，加强对传粉者的吸引。药用植物的忍冬、栀子、蔷薇、玫瑰、楝、莲、菊花、女贞等在花开放时，都散发出不同的气味，有的香气浓郁，有的淡雅，有的甚至难闻。不同的气味符合不同传粉者的偏爱。蜂类对气味较蝶类敏感，蜂媒花往往比蝶媒花气味更浓，夜间靠蛾类传粉的花，气味更为重要。蛾类被花色引至一定的位置，但仍需花的气味刺激才能使其降落及喙的伸出。

**1. 香味**　不同的花含有不同成分的挥发油，散发出不同的香味。这些挥发油分布在花的表皮细胞或油细胞中。根据嗅觉和化学标准将香味分为 4 型。

（1）白色花型　该类型占有气味的花 10%，药用植物的栀子、茉莉花、柚、橘等属于此类。这些花大多是白色，具有花蜜，在傍晚或夜间开放，蛾类是主要的传粉生物。属于此类型的一些春兰白天不具香味，在夜间才能散发出强烈的香味，是蛾媒花的特征。

（2）玫瑰花型　玫瑰花型的花都具有玫瑰花香，药用植物的蔷薇科植物玫瑰属于此类，花清晨开放，散发浓郁香味，吸引蜂类传粉。另外，百合科百合属植物，豆科甜豆属植物、报春花科的一些药用植物也属这类植物。

（3）紫罗兰花型　这一花型同时也含有大量胡萝卜素，因此，花色除了呈现紫罗兰色外，有的药用植物花呈橘黄色或黄褐色等颜色。该花型是蜂媒花，常见的药用植物有十字花科植物紫罗兰、木樨科植物木樨、木兰科植物含笑花等。

（4）芳香花型 该类型植物类型多样，如石竹科植物石竹、豆科植物决明、兰科的许多兰属植物。

**2. 臭味** 在植物开花过程中，有的散发出令人不愉快的腐臭或粪臭味，花中臭味成分主要是胺类，大多数是单胺，有甲胺、乙胺、丁胺、己胺等，有强烈的挥发性并多具鱼腥气味。另外，还有一些药用植物花中含有双胺，如腐胺、尸胺、吲哚、甲基吲哚等成分；有的药用植物含有脂肪酸，如异丁酸，也有腐臭味。

花开放时散发出臭味，是一种化学拟态。药用植物的花模拟了腐烂蛋白质或粪便发酵产生的气味，以诱使昆虫来访。对臭味敏感的昆虫有蝇类和甲虫等。具臭味的有天南星科、马兜铃科、紫茉莉科、棕榈科、伞形科等的一些植物，如马兜铃科植物马兜铃，是藤本植物，花为长管状，开放时散发的气味吸引蝇类来访。马兜铃科植物细辛，是林下小草本，花贴地面，开放时气味吸引爬行的甲虫类传粉。

具臭味的花往往开放时有温度升高现象，如天南星肉穗花序的佛焰苞开放时，花内温度可升高 30℃，蛋白质降解产生的胺类散发出很强的臭味，许多腐食性甲虫和蝇类被吸引进入花中。有很多科植物开花时都有升温现象，如马兜铃科、紫茉莉科、棕榈科、天南星科等。斑龙芋是天南星科植物，开放时花序内温度可高出环境 22℃，产热是由花中的水杨酸浓度增高所致，在开花前一天的下午，佛焰苞中水杨酸浓度可提高到基数的 100 倍，次日上午佛焰苞开放。水杨酸刺激线粒体的呼吸，产生热量，佛焰苞中温度升高后，臭味也释放出来。

**3. 花气味与昆虫信息素** 昆虫依靠化学信息物质进行觅食和寻偶活动，它们能辨识不同的气味。植物的花中含有各种化学信息物质，散发到空气中吸引昆虫。据统计，访问花的蜂类有 80% 是为了觅食，还有 20% 的访问花蜂类不是为了取食，花发出的气味诱使它们产生与取食完全不同的反应。

兰科一些植物与蜂类建立了特殊的信息利用关系。盔兰或爪唇兰等兰科植物有强烈香味，但花中却没有花蜜，一种长舌蜂的雄蜂被花的气味吸引而来，这种气味是由盔兰等花表面微滴中散发出来，90% 以上是 2-N-甲氨基苯甲醛。长舌蜂的雄蜂用前足的毛刷下这些气味微滴，在收集过程中往往滑进盔兰的诱捕器中，当从另一头爬出时，就已替盔兰雌蕊传粉并带走了花粉。雄性长舌蜂收集这种气味成分是作为吸引雌性长舌蜂的信息素或信息素原料。盔兰的气味不仅有利于自身的繁殖，也对传粉生物繁育起着决定性的作用。甲基丁子香酚是一种昆虫信息素，能吸引雄性实蝇等昆虫的聚集和嗜食。豆科植物决明花中含有这种化学信息物质。甲基丁子香酚对雄实蝇有强烈的刺激取食效果，采用决明花放在实蝇大发生的果园内，可诱捕危害果树的实蝇。

### 四、传粉的协同演化

药用植物与传粉者在演化上是相互影响的。目前，被子植物和传粉动物之间已形成了广泛互惠的依存关系。动物按其采集植物花的种类多少分为广集性、寡集性和单集性。广集性指传粉者不加区别地采集多种植物的花，它们的形态与行为与被采集的花没有特殊关系，这类传粉动物为蝇类、甲虫等。寡集性指传粉者喜欢采集一类或几类植物的花，当这类植物花消失或出现更有利的花时，它们也有能力转而采集另一类花，这类传粉动物有许多蜂类和蜂鸟等。单集性指该类动物一般只采集一种或几种植物的花，这类传粉动物多为一些特殊的蜂类。

广集性传粉者与植物间难以形成协同演化，而寡集性或单集性传粉者与植物之间有可能形成协同演化，这对双方均是有利的。药用植物与传粉动物的协同演化而产生的特殊形态结构，可以看作是传粉的微环境。

（一）花的群体效应

药用植物种类多，类群复杂，花的结构多样化。在药用植物中，有的花朵硕大，如玉兰、莲等；有的颜色鲜艳，如桔梗、乌头、白及等；有的香味浓郁，如栀子、木槵、茉莉花等。但也有很多药用植物的花的形态又小，颜色又不鲜艳，甚至没有很浓的香味等吸引传粉动物的特征，这类植物往往就发挥了花群体的效应，由小而不醒目的花组成硕大的花序，以多取胜。

菊科植物是典型的以多取胜而发挥群体效应的植物，如药用植物白术、苍术、蓟、刺儿菜、牛蒡、红花、蒲公英、菊花等均是由管状花、舌状花组成的大而醒目的头状花序。五加科的药用植物人参、西洋参、三七、五加、楤木均是由小花组成伞形花序，甚至再由其组成更大的圆锥花序。伞形科植物花虽小，却能组成较大的复伞形花序，如药用植物当归、白芷、川芎、藁本、柴胡、白花前胡等。有的植物花组成各种特殊形态的花序，如天南星科药用植物天南星、半夏、石菖蒲由小花组成肉穗花序；桑科的无花果、薜荔由很多小花组成隐头花序；胡桃科的药用植物胡桃、青钱柳等，杨柳科的药用植物垂柳均由众多小花组成葇荑花序。这样由众多小花组成的大型花序既对传粉昆虫有利，又对植物自身有效接受花粉有利。

有些药用植物除由小花组成花序外，还采用另外一些特殊的方式吸引传粉动物，如三白草科的药用植物三白草、蕺菜，天南星科药用植物马蹄莲，山茱萸科药用植物四照花所表现出来鲜艳似花瓣状的部分，其实是由总苞形成的。还有一类植物在花序的外围，产生一些大而鲜艳的花，这些花却无生育能力，完全是为了吸引传粉动物。这类花被称为装饰花，具有这类花的药用植物属于虎耳草科和忍冬科植物。

在一个花序中，花的展示也与传粉有密切关系，如苍术属植物苍术的头状花序，开放顺序是外始式，每朵小花是雄蕊先熟，随着花柱伸长将聚药雄蕊的花粉带至花的顶端，当传粉昆虫访问时，也是从花序外向花序中心运动，这样就可将其他植株花粉带至该花序，使外围花授粉而带走花序内层花的花粉，植物与昆虫在传粉过程中时空巧妙地配合，既完成了授粉，又避免了自花序各花的互相传粉。

（二）单花的效应

在药用植物中，有很多种类的花与传粉动物协同演化，形成了各种奇特的形态和巧妙的机制，保障了成功授粉和种族的繁衍。

**1. 马兜铃的传粉**　马兜铃科植物马兜铃（*Aristolochia debilis*）是一种草质藤本植物，花被管很长，管内壁密生斜向基部的倒毛；花中的雌蕊先成熟，雄蕊则后成熟；蜜腺位于花被管的基部。替马兜铃传粉的是一些体型较小的蝇类。当花内雌蕊成熟时，花被管顶端张开，传粉昆虫顺着生有倒毛的花被管顺利进入基部采蜜，这时昆虫所携带的花粉就被传送到雌蕊的柱头上。此时，花被管的倒毛尚未枯萎，昆虫虽采了蜜，但无法离开，仍被囚禁在花被管基部。马兜铃花被管基部呈球状膨大，为传粉昆虫准备了一个暂时活动的空间。当雌蕊受精后，雄蕊逐渐成熟，花药开裂散出花粉，这时花被筒内的倒毛才逐渐枯萎，成为昆虫的外出通道，昆虫在被释放时周身已粘上大量的花粉，将带入另一朵花中，替马兜铃完成了异花传粉）。

丹参（*Salvia miltiorrhiza*）为唇形科植物，它的唇形花内部结构与昆虫授粉形成了非常巧妙的配合机制。丹参花冠合成管状，前端分裂成唇形，其中 2 片合成头盔状的上唇，另 3 片合成下唇而水平方向伸出，有利于授粉昆虫的落脚。在上唇的下面有 2 枚雄蕊和 1 个花柱。雄蕊结构成为一种巧妙的活动杠杆系统，它的药隔延长成杠杆的柄，上臂长，顶端有 2 个发达的花粉囊，下臂短，花粉囊不发育，形成薄片状。这种薄片状下臂位于唇形花冠管的喉部，遮住花冠管的入口。当蜜蜂采蜜时，先停留在水平伸展的花的下唇上，然后向花内爬行，用头部推动阻在花冠管入口处的雄蕊药隔的薄片状下臂，当薄片状下臂被内推时，上部的长臂下弯，使顶端的花药下降至蜜蜂的背部，花粉也就散落在蜜蜂毛茸茸的背上。丹参花初开时，花柱尚短，到花粉成熟散落之后，花柱开始伸长，柱头正好达到进入花中采蜜的昆虫背部位置，当带有花粉的蜜蜂进入花中时，背上的花粉正好涂在弯下准备接受花粉的柱头上，完成了丹参的异花授粉。

**3. 苦草的水媒传粉** 苦草（*Vallisneria natans*）是水鳖科植物，生活在水中，属于沉水植物。苦草的花为单性，并为雌雄异株，当雄株的雄花成熟时，大量的雄花自花柄处脱落，浮升至水面开放。雌株的雌花成熟时，花柄迅速延长，把雌花推出水面。当雄花飘近雌花时，雌花的柱头和雄花的花药接触，完成传粉和受精过程。雌花受精后，花柄则卷曲成螺旋状，把雌花拉回水底，进一步发育成果实。

**4. 榕属药用植物的传粉** 榕属（*Ficus*）植物共有 500 多种，常用药用植物有无花果、薜荔等，这类植物花集生在隐头花序之中，人们通常不易看到，难怪将其称为"无花而结果"了。在无花果和薜荔等植物的隐头花序中，专门有一些种类的蜂替其传粉。替无花果传粉的是榕小蜂，无花果（*Ficus carica*）的隐头花序（中有单性的雌花和雄花，隐头花序顶部有微小的孔，内部有众多苞片形成的螺旋弯道，这种路径，既能保证榕小蜂的出入，又能防止其他昆虫的侵入而造成花的伤害。无花果的隐头花序与榕小蜂在发育上完全同步，隐头花序中的雌花先成熟，雄花后成熟，两者花期相隔数周，当雌榕小蜂在隐头花序产卵的同时，也替雌花开放的隐头花序传了粉。数周后，花序内的榕小蜂幼虫完成发育，羽化交尾，这时雄花正好开放，离去的榕小蜂又带着花粉到另一个无花果花序中产卵，进行下一个传粉循环。

薜荔（*Ficus pumila*）是榕属的另一种药用植物，由薜荔榕小蜂（*Blastophaga pumilae*）为其传粉。薜荔有两种隐头花序，一种为结实的，另一种为不结实的。不结实的花序内有樱花，供薜荔榕小蜂产卵繁殖。每年 5 月，薜荔榕小蜂由顶孔进入含有樱花的隐头花序产卵，次年 5 月薜荔榕小蜂羽化，雌蜂有翅，雄蜂无翅。此时含有樱花的隐头花序中雄花花药成熟散发花粉，雌蜂交尾后带着花粉由孔爬出飞离。飞出的雌蜂进入另一个含有樱花的隐头花序中则产卵繁殖，若进入另一个不含樱花的隐头花序中，则传粉给已开放的雌蕊柱头，使其受精结实。薜荔同一花序中的雄花花粉要给次年的另一花序的雌花受精。

**5. 长管状花与长吻的蛾** 药用植物中，有很多种类花筒很长，如百合，甚至有的植物还吝啬地将花蜜藏于既细又长的花距中，如兰科的虾脊兰、武夷兰等。有一种武夷兰花为白色，唇瓣下有一长达 29cm 的长矩，白天花无气味，夜间散发强烈气味吸引传粉者，替其传粉的为一种具有长吻的天蛾。这些蛾类傍晚才出来活动，长吻平时螺旋状卷曲起来，访问花时，在飞悬中伸直这种卷曲的长吻。在百合花、黄蜀葵花中也观察到长吻蛾的传粉活动。

**6. 兰科植物的拟态与传粉** 兰科植物中，有些花的形态与雌性昆虫相似，这种拟态现象成功地利用雄性昆虫帮助其传粉，最典型的是蜂兰属（*Ophrys*）植物。眉兰的花香味不浓，无蜜腺，不产生花蜜。眉兰花有具毛的唇瓣，像一种地蜂的腹部，雄地蜂被吸引降落在花的唇瓣上，触觉感到了刺毛和硬的唇瓣，导致了雄地蜂产生交尾企图，在这个过程中给眉兰传递了花粉块。眉兰不给传粉者提供花蜜或可利用的花粉，雌地蜂也从不访问眉兰，但雄地蜂却心甘情愿地帮助眉兰传粉。现已证实眉兰的花中含有雌蜂的性信息素成分，它能令雄蜂兴奋，又见到花形态的拟态现象，以为真的找到了"情侣"，于是产生了假交尾现象。目前已发现有 15 种眉兰属植物有这种假交尾现象，传粉的雄蜂有地蜂、分舌蜂和一些泥蜂。

**7. 提供传粉者所需温度环境**　有些植物像恒温动物一样能调节自身的温度，这种调节温度的功能是为传粉者提供的，是为促进繁殖而保持温暖的环境。天南星科植物花序由上部可育雄花、中部不育雄花和下部雌花组成，中部不育雄花是为昆虫提供营养报酬和主要的产热部位。该植物花序可在环境气温为 4～39℃的变化下，保持花部温度 38～46℃达 18～24 小时。这种 18～24 小时调温期与雌花对花粉的接受期吻合，在此期间，包裹着的佛焰苞充分打开，携带花粉的甲虫喜欢接触温暖的不育雄花和营养物，佛焰花变冷后关闭，将一些甲虫包在里面，这期间甲虫活动使下部的雌花授粉，12 小时之后，花的温度回升，佛焰苞又打开，此时上部雄花开裂释放花粉，甲虫爬出时带走花粉，飞至其他花序重复上述过程。调节花温度的还有莲（*Nelumbo nucifera*）。花的温度调节与昆虫的异花传粉表现出巧妙的适应。

## 五、人工干预的环境与传粉

药用植物是目前人类已利用的各类植物中种类最多的类群。药用植物在自然界经过长期的演化，已与自然界的各种生态因子形成了和谐的平衡关系，一旦这种关系被打破，就可能影响药用植物的产量和质量，甚者还可能给某些药用植物带来灭顶之灾。现代对自然环境的干预与破坏多来自人类，这种干预和破坏，同样严重地影响着药用植物的传粉。

### （一）人工干预与野生药用植物

**1. 过度开发的影响**　药用植物资源是有限的，对药用植物资源的利用需要适度，超过这个度，就会导致某些药用植物的濒危甚至灭绝。这样的例子古今均屡见不鲜，如中药黄连，在唐宋之际，有一种名产宣黄连，来源于毛茛科黄连属植物短萼黄连（*Coptis chinensis* var. *brevisepala*），由于质优，而遭到过度的开发利用，种群极度减少。种群密度过小，异花授粉概率也就降低了，因而成为濒危之物种，一千多年来"宣黄连"从常用中药中消失了，这是一个惨重的教训，类似情况还有霍山石斛、舒州白术、于潜白术、上党人参、野生天麻等。

**2. 生态环境破坏的影响**　对中药资源的过度开发往往导致药用植物物种的濒危。这种影响是针对某种药用植物或少数药用植物。人类对生态环境的破坏影响远不止一种和几种药用植物，往往影响多种药用植物。近代破坏生态环境最为突出的为毁林开荒，乱砍滥伐，大量施用农药和除草剂，以及人工建筑、设施的不断扩展。野生药用植物绝大多数集中生长于自然植被之中，一旦这种生长环境被人类占领和破坏，野生药用植物种群就会急剧下降，同时与药用植物形成密切配合的传粉昆虫由于人类对环境的破坏而失去栖息场所而急剧减少。这样人们不仅直接破坏了药用植物生态环境，同时通过影响传粉动物而导致药用植物繁衍受到威胁，因而种群急剧减少。

### （二）栽培药用植物传粉环境变化

野生药用植物一旦被人利用并进行人工栽培后，就会发生一系列生态和形态变化，这些变化同时也会影响授粉生态。

**1. 就地变野生为家种的药用植物**　野生药用植物经过长期演化，与周围的生物形成特有的生物群落和生态系统。当将其引为家种，往往只针对这种药用植物，而周围的生物群落和生态系统均不复存在。有的药用植物在野生情况下，能正常开花结实，一旦栽培后，为之传粉的昆虫则减少甚至缺乏，植物虽能正常生长，但无法正常结实。砂仁（*Amomum villosum*）在广东人工栽培后，由于缺乏授粉昆虫而自然结实率极低。进行人工授粉，可以大幅度提高结实率和产量，阳春砂仁的人工授粉有抹粉法和推拉法，抹粉法是先用一手夹住花朵，用另一手持小竹片，将花的雄蕊挑起，再用夹花的食指伸入花瓣，将雄蕊上的花粉抹到柱头孔上，然后再往下斜擦，使大量花粉塞进柱头孔。推拉法是用右手或左手中指和拇指夹住大花瓣和雄蕊，并用拇指将雄蕊先往下轻推，然后再往上拉，并且将重力放在柱头的头部，一推一拉可将大量花粉塞进柱头孔。

**2. 栽培药用植物花器官的变化**　药用植物经人工长期栽培后，由于授粉环境的变化，植物的生殖器官花也发生变化，导致一些药用植物改变了繁殖方法。药用菊花（*Chrysanthemum morifdium*）由于长期人工栽培，花序中虽有舌状花和管状花，但舌状花的层数比野生菊属植物增加了，管状花相对较少或缺无，因而不再像野生菊属植物能正常结实，繁殖方式改为采用分蘖苗的无性繁殖。月季花、玫瑰、大花栀子等均由于长期人工栽培，雄蕊向花瓣变化，降低了或失去了传粉结实的能力，因而其繁殖方式也多由有性生殖转为无性繁殖。

**3. 异地引种栽培的药用植物**　药用植物一旦异地引种栽培，比就地野生变家种的环境变化更大。从授粉生态角度看，很多植物缺少传粉昆虫，如果生态环境差异太大，有的药用植物甚至无法完成生活史中的有性生殖阶段。如爵床科植物穿心莲（*Andrographis paniculata*）原为南亚热带药用植物，一旦移至北亚热带，甚至温带地区，只能进行营养生长，而无法开花结实。杨山牡丹（*Paeonia ostii*）原产地为我国东部的安徽省铜陵市，四川引种后则不能正常结实。西洋参（*Panax quinquefolius*）原产北美洲，引种在我国同纬度的地区能正常开花结实，而在我国低纬度的福建等地栽培，则无法正常开花结实，不能完成有性生殖过程。

# 第二节　药用植物的种子生态

## 一、种子的生命循环

### （一）果实发育与种子繁殖

**1. 果实发育**　果实的发育一般与植物的受精作用同时期发生。果实是被子植物的雌蕊经过传粉受精，由子房或花的其他部分（如花托、花萼等）参与发育而成的器官。果实一般包括果皮和种子两部分，有保护和传播种子作用。

**2. 种子繁殖**　即有性繁殖，通过种子萌发产生幼苗，进而发育为成熟植株的繁殖方式。

（二）果实与种子的散播

果实与种子通过借助风力、水力、果实开裂时的弹力、动物和人类活动等进行散布、传播的这一过程，称为果实与种子的散播。如蒲公英、刺儿菜、白茅等果实表面有毛，白首乌、白薇等萝摩科植物种子顶端具有丝状长毛，可借助风力传播；异型莎草和水田稗等的果实能顺水传播；凤仙花、酢浆草等果实成熟后，果皮急剧扭曲裂开而弹出种子，这一过程是借助果实开裂时的弹力进行散播，也称弹射传播或自力传播；苍耳、鬼针草、野胡萝卜等果实上有刺或棘刺等，能牢牢地附着在人或鸟兽身上，借以散布传播等。

## 二、生态因子对果实与种子传播的影响

### （一）传播前的影响

**1. 坐果与结实**  一些物种因其自身特性，致使植株的坐果率低，同时也限制了种子的生产。一般来说，多年生植物的结实率往往低于一年生植物，木本植物的种子与胚珠比值整体较低，如山龙眼科植物就以其低坐果率而闻名。

低坐果率和结实率意味着植物在生殖阶段存在一定量的损耗，即未能成功发育的果实必然会给植物带来损失。在资源丰富时，多余的花为植物提供子房储备，不过，一旦出现资源短缺的情况，植物则会以最低的代价将其丢弃。

**2. 不完全授粉**  因存在未受精情况，许多植物种群中会出现一定比例的胚珠不能发育。在植物群落中普遍存在授粉限制种子结实，进而限制繁殖能力的现象。在风媒植物中，花粉粒在同一物种的柱头沉积量具有不确定性，由于不完全授粉，植株的结实率可能会远低于预期，在特定情况下，间歇性大规模开花所带来的规模效应，会显著提高风媒传粉效率。在虫媒植物中，由于传粉者数量少、不活跃或效率低均可导致授粉不理想。种子结实率随柱头上沉积的花粉量增加而增加，也有花粉量可能低于所有卵细胞受精最低要求的情况出现，因此过分依赖单一传粉者或植物所处生境不适宜传粉者生存，均会造成种子结实率低下。还有传粉者受到其他同期开花植物的吸引，形成不同种间争夺传粉者，使柱头上沉积其他物种的花粉引起化感（主要是抑制）作用，均可能导致结实率降低的情况。

**3. 胚珠败育**  在特定情况下，果实（或果实内的胚珠）败育是植物施加给子代的一种适应性机制，以控制子代质量。败育的果实质量较差，可能与卵细胞受精的花粉源有关。近亲交配会带来不利影响，表现为自花授粉后种子结实率或后代活力降低，自花授粉的植株大概率会使有害的隐性基因配对导致较早死亡。此外，过剩的花让植物有选择地使异花授粉的果实成熟。

**4. 资源限制**  正在发育的种子对资源的争夺也会影响其质量。种子损失程度的强弱取决于它在花序中的位置。同一果实内，胚珠之间竞争资源；相同花序内，果实之间亦会竞争资源。一些特定位置更有利于其生长发育，而位置的优劣随花序的精确结构而异，单个果实成熟的可能性差异较大，甚至在整个果实内，位置也会影响种子存活率。

时间是影响胚珠可利用资源水平的关键因素，且决定其存活率。如在当季后期生长的果实会出现个体变小或者结实率降低的情况。随着季节推移，植物获取养分和水分等资源的难度逐渐增加，到花期结束时，较早成熟的果实将比较晚成熟的果实大得多，并可能形成更强的资源汇集效应，将养分归为己用。此外，末期发育成的果实位于花序末端，这使其处于竞争劣势。许多物种的种子个体质量在整个生长季中存在普遍下降的情况，进一步凸显了日益激烈的资源

竞争。

**5. 动物掠食者** 除了授粉失败、遗传缺陷和资源限制等因素，花或花序经常被泛食型的草食动物采食，并且是一些脊椎动物季节性食物的重要组成部分，从而减少植物种子的数量。对于捕食者来说，处于发育阶段的种子是获取营养的重要来源，与植物其他结构相比，它们通常含有高浓度的营养物质，如蛋白质、油脂及矿物质等。某些矿物质元素往往集中在种子中，许多动物已成为专性食籽（果）动物，包括鸟类、哺乳动物及大多昆虫。因此，种子在从母株植物传播前还可能被动物猎食。

### （二）传播后的影响

**1. 捕食者** 植物种子传播后面临的捕食者通常是食种类哺乳动物（如啮齿动物）、鸟类（如雀类）和昆虫（如甲虫和蚂蚁），但以种子为食的生物范围较广，还包括鼻蛞蝓、蟋蟀、鱼和螃蟹等。捕食种子可被视为一种特殊的食草形式，它直接影响植物种群的更新，在种群动态中发挥了关键作用。动物采食种子的比例通常较高，在不同物种、不同地点和不同年份间差异较大。种子被捕食者捕食受诸多因素影响，很大程度上取决于获取种子的难易程度，而这通常由地面植被决定。

**2. 致病菌** 土壤环境中含有大量的微生物，如细菌和真菌，其中许多对种子具有潜在的致病性。种皮虽可以保护营养丰富的种子内部结构，但仍有一些植物的种子易受到微生物的侵袭。

**3. 土壤深度** 种子死亡的另一个原因是种子在较深的土层萌发以致不能破土而出。埋在地下的幼苗必须利用自己的营养储备，在黑暗条件中生长，伸出土壤表面。在这一过程中，种子不仅需要能量来延伸生长，也需要能量来穿透土壤。显然，种子出苗的程度一方面取决于其个体大小，另一方面取决于土壤基质的性质。

**4. 年龄增长** 如果种子传播后不进行萌发，并且避免了食种动物吞食或致病菌侵蚀，那么等待它的另一种命运是自然衰老死亡。随着时间的推移，所有的种子都会失去活力，其中最为人所知的是人工条件下的种子活力丧失。种子衰老速度取决于品种的特性、种子的水分含量、贮藏环境的温度和贮藏时长。一般来说，凉爽干燥的贮藏条件可以延长种子的活力。

### （三）传播媒介

**1. 风媒传播** 在植物群落中约有70%的温带植物的种子或果实具翅或毛状体，以风为动力传播种子。风媒传播是植物群落更新和迁移过程中的关键环节，决定了植被潜在更新格局，对群落和生态系统结构起着关键作用。种子风媒传播过程直接影响着植物种子传播范围、传播距离和传播效率，同时种子风媒传播也是植物对环境变化的适应。任何增加传播体空气阻力的结构都可以提高风媒传播的效率，冠毛与不对称翅果的翅（槭属）都是增加空气阻力的常见器官。如蒲公英，为典型种子风媒传播植物，种子在植物学上称为连萼瘦果，将瘦果–冠毛作为一个整体单位，共同构成蒲公英属植物主要繁殖体和传播器官，特殊的结构特性，有利于种子的传播。

**2. 鸟类及哺乳动物类传播（消化道传播）** 以食果、食草类动物为主要类群，如食果鸟类、食果灵长目类、啮齿类以及食草动物等，通过取食、消化和排泄等活动，起到携带、搬运和散布植物种子的作用，使种子得以传播到不同生态环境并萌发生长成植株。不仅可以扩大植物种子的传播范围，还可以通过消化作用去除果皮（肉）的包裹和抑制种子萌发的物质，促进传播后种子的萌发及成苗。

**3. 蚁传播**　由蚂蚁进行种子传播的现象称为蚁传播。这是一类高度进化的社会性昆虫，行为复杂，是植物种子的传播和动物互惠互利的关系之一。蚁播植物种子通过提供丰富的油质体吸引蚂蚁搬运种子，蚂蚁和植物都从这种关系中获益，蚂蚁得到食物（油质体），植物种子得到散布。不同种蚂蚁对种子可能有不同的行为反应，从而影响到种子的存活率、空间散布格局等。

**4. 弹射传播**　弹射传播属于小众的种子传播模式，在特定的极小部分群落内可能会频繁出现，如豆科、十字花科、酢浆草科、凤仙花科植物有这种方式。短距离传播是弹射传播和蚁传播的共同特点。事实上较多物种都兼有这两种传播方式，单凭其中一种来实现远距离传播都是不现实的。此类植物的传播通常有两个阶段，弹射传播在前，蚁传播等传播在后。弹射传播优点是成本低廉且不需要提供动物奖励。

**5. 人类及家畜活动传播**　自人类开始对自然景观产生主要影响以来，就一直是重要的种子传播者，包括农业生产播种、粪便中的种子、作物收割传播、牲畜传播、草场人为漫灌等，这些传统做法在不同生境内部和生境间形成了一个传播网络。传统农业不仅使种子传播的数量惊人，而且传播的物种也是多种多样。

## 三、生态因子对种子萌发的影响

### （一）种子休眠的概念及生态学意义

种子休眠是指具有生活力的种子在适宜的萌发条件（温度、水分和 $O_2$ 等）下仍不能正常发芽的现象。种子休眠有 3 种类型，包括形态休眠、物理休眠及生理休眠。形态休眠指种子在未成熟时即脱离亲本，在其萌发之前，种子需要经历一段生长期与（或）分化期。物理休眠的种子具有不透水的种皮或果皮，直至种皮破裂，水分进入前，种子的胚将一直处于干燥状态。生理休眠指在种子体内发生某种化学变化前，会持续抑制种子萌发。生理休眠具有可逆性，而其他两者皆不具备此特性。也就是说，在一般情况下，生理休眠较其他两者而言，对环境做出的响应更为灵活，而形态休眠是最为原始的一种休眠方式。

种子休眠是抵御和适应不良环境的一种保护性策略，也是提高种子植物生存和适应能力的重要状态，对植物的生存、繁殖有着重要的意义。植物只有与一定的环境条件相协调时才能维持生命，繁衍后代。在一年四季中光照强度、日照长度、温度、水分等外界条件差异很大，许多植物都要经历季节性的不良气候时期，需要植物具有一定的保护机制以度过这个时期。大多数植物通过停止生长（即休眠）来渡过逆境。

### （二）光对种子萌发的影响

光照是影响植物能否成功实现天然更新的重要因素，对光环境不同方面的探测使种子在一定程度上能够控制其萌发时间与萌发地点。目前，影响种子萌发产生的光照属性有光流量、光谱成分、光周期和光照时间。首先，种子萌发将受到特定波长的光谱影响，研究表明，红光对种子萌发有促进作用，通过探测周围光线的红光/远红光比值感受周围光谱环境，决定是否萌发。其次，种子萌发将受到光照时间与光通量的影响。此外，一些种子的萌发将受到光周期的影响。种子萌发时必须有光的称为需光种子，不需光或有光照反而抑制种子萌发的称为嫌光种子。需光种子多为小粒，位于土表时，依靠少量贮藏物质发芽，伸入土壤后及时进行自养生长；嫌光种子一般多大粒，贮藏较多的营养物质可供幼苗在黑暗中生长一段时间。

### （三）温度对种子萌发的影响

温度除了会产生诱导或打破种子休眠的影响外，也是决定种子萌发重要环境因素之一。它通过改变种子萌发过程中膜透性、蛋白活力及酶性质从而影响种子萌发、出苗和幼苗建植的过程。在萌发过程中种子内部进行着活跃的代谢反应，要求在一定温度条件下，随温度升高种子萌发速率加快，但温度过高，会使酶变性而影响种子的萌发。因此，适宜的温度是种子萌发和幼苗存活的基础条件，可以提高种子发芽率。种子萌发过程中具有温度三基点（最低温度、最适温度和最高温度），是特定物种种子能够萌发的温度范围。

### （四）水对种子萌发的影响

水分是决定种子萌发和幼苗建植的关键环境因素。种子在成熟后期处于极度脱水状态，只有在满足充足的水分需求条件下，种子才可能启动萌发过程。种子在萌发期间对水分的吸收通常分为3个阶段：①吸胀，水分渗透种皮，被胚或胚乳吸收；②活化，即胚进入发育过程，但水分吸收相对较少；③生长，胚根伸长，种皮破裂。吸胀速率受种皮的渗透性、种子与基质间的接触面积及土壤水分与种子间的相对水势差等多种因素控制。如果不能满足打破种子休眠或诱导种子萌发的要求，即使种子会完全吸胀，但也处于无限期的不萌发状态。例如，形成持久性种子库的种子可以在土壤中存活多年，在土壤中它们可以保持（至少是间歇性地）完全吸胀状态。

### （五）土壤对种子萌发的影响

土壤为大多数种子萌发提供了物理介质。土壤中的微生物、化学成分（$O_2$ 与 $CO_2$、硝酸盐、盐度、有机化合物）等是土壤环境的重要组成部分。一般来说，种子萌发与早期幼苗生长都需要 $O_2$ 来进行呼吸作用。研究表明，降低 $O_2$ 浓度可以诱导许多物种休眠。硝酸盐是土壤中最普遍、最具营养价值的无机盐之一，与铵根离子是植物氮元素的主要来源。众所周知，硝酸盐可以刺激种子萌发，特别是杂草物种。除无机物，土壤中的种子还被大量的有机化合物包围，这些有机化合物由生命体死亡分解产生，或由活着的有机体分泌产生，这些有机化合物对种子的萌发也存在积极影响。

# 第八章
# 生态因子对药用植物的综合作用

生态因子对药用植物发生的作用虽然有直接和间接、主要和次要之分，但它们在一定条件下又可以互相影响，生物对某一个生态因子的耐受限度，也会因其他因子的改变而改变，所以生态因子对药用植物的作用不是单一的，而是综合的。同时，生物对一组特定环境条件的适应也必然会表现出彼此之间的关联性和适应特性，这些特性往往对药用植物具有重要意义。

## 第一节 生态因子的综合作用方式

在复杂多变的环境中，两种及以上生态因子同时或先后对药用植物作用时，往往呈现出协同效应。当因子间相互促进，协同效应大于它们单独作用，当因子间相互抑制，协同效应相比单独作用则会减弱，协同效应可以是积极的，也可以是消极的，甚至在一定时期或一定条件下可以相互替代。生态因子对药用植物的综合作用方式主要体现为协同增益、拮抗作用、复合胁迫、替代性和阶段性。

### 一、协同增益

当药用植物受到多个生态因子作用时，由于因子之间的相互促进，各因子的效应会出现增强甚至叠加。

**1. 营养元素间的协同增益作用** 生态因子的协同作用首先表现在营养元素间的协同作用，在药用植物施肥管理中，同时施加 N、P、K，增产效果比各营养元素单独施加的增产效果总和要大。当基质溶液中 A 元素浓度增加、B 元素浓度保持恒定时，A 元素能促进植物对 B 元素的吸收。比如，N 和 P 的协同作用，植物对 N、P 的吸收相互影响，在春季栽培中为植物提供充足的 $PO_4^{3-}$ 和 N，能促进植物对 P 的吸收。N、P、K 与 Si 之间也存在协同作用，与单施 Si、P 处理相比，可显著提高玉米对氮素吸收。施 K 可大大促进姜（*Zingiber officinale*）对 N 和 $K_2O$ 的吸收，适量增施 P 肥可提高生姜对 N、P、K 的吸收。此外，Mg 能促进植物对 P 的吸收，在植物受到环境限制的情况下，如植物根系受到损伤时，提供 Mg 能促进植物对 P 的吸收。

**2. 水分与其他生态因子间的协同增益作用** 水分作为重要的环境因子，是物质吸收、运输的介质，参与体内代谢过程，土壤中水分与盐分、有机质含量密切相关，水分与各因子之间存在交互作用，水分和土壤营养元素间存在协同增益。良好的灌溉可以提高施肥的效果。比如，在丹参生产栽培过程中，综合考虑灌水量、施氮量这两项指标，应少量灌水不施氮肥或辅以少量氮肥。在干旱地区，若需施肥时恰逢干旱，又不能及时灌溉，施入的肥料不仅不能给植物提供营养，反而还会由于土壤溶液浓度增加引起土壤水势大于细胞水势而引起的生理干旱，导致植物细胞中的水分外渗，加速植株的萎蔫和死亡。若能结合施肥浇水，水肥相济可充分发挥肥料的增产效果。研究表明，土壤盐分增加会使溶液渗透势降低，阻碍植物生长发育。水分和盐分会独立作用影响拟南芥主茎分枝数，而水分和盐分的交互作用对主茎分枝数影响不大，但土壤水分和土壤盐分交互作用会影响植物的始花天数。

**3. 生态因子间协同增益对光合作用的影响**

光合作用受到光照强度、光质、温度、水分、$CO_2$ 浓度等因素影响，而且各个因子对光合作用的影响不是孤立的。例如，光强、温度、铁浓度、硝氮浓度、磷浓度 5 个因素作为一个整体对颤藻目（Oscillatoriales）4 种藻种生长起作用，温度与光强之间，N 与 P、Fe 之间，无论哪一个因素的变化，都要与其他因素相协调，否则叶绿素 a 含量降低。光照强度、空气温度、湿度和空气 $CO_2$ 浓度对二年生花楸的光合作用产生交互作用，并且各因子交互作用对净光合速率的影响大于单一因子。月见草（*Oenothera biennis*）的光合作用受温度、光质及相互作用影响，高温增加了茎高、光合色素和乙烯，减少了气体交换，进而减少了植物生物量。低红光比可以增加茎高、蒸腾、气孔导度和乙烯，但降低光合色素、水分利用效率和光合作用，可降低植物生物量，同时在低红光比和低温条件下，植物总生物量比正常红光比的相同温度条件下低 2.3 倍。然而，在低红光比和高温条件下，植株总生物量比正常红光比的相同温度下低 2.8 倍，表明温度与红光比的交互作用不同于单因子对月见草的影响。氮素含量与植物光合效率也有着直接的关系，两者之间存在一定的协同效应。在弱光和强光照条件下，氮素对草珊瑚的形态适应性影响小，在 60% 自然光 + 施氮 167mg/kg 土组合处理下生长最佳，即在中等光照强度时，适量的 N 水平有利于草珊瑚增加叶面积，提高收益率。在药用植物栽培管理中，合理利用因子之间的协同增益作用可以提高肥料施用的有效性，减少土壤养分流失和成本投入，获得最大的经济、生态和社会效益。

## 二、拮抗作用

当生物受多个生态因子联合作用时，其中一种因子能够抑制或影响另一种因子的作用，称为拮抗。其中一种因子可干扰另一种因子的生物学作用，或者两种因子相互干扰，使因子的综合作用强度低于各因子单独作用。生态因子对药用植物的影响也常会表现出拮抗作用。比如，植物可借助适宜的温度部分弥补光照的不足，而光照的变化也会部分抵消温度的不利影响。在植物对无机元素的吸收过程中，一种元素的增加会限制植物对其他元素的吸收能力，从而产生明显的拮抗作用。

氮素和光照两种环境因子存在明显的交互作用，影响着药用植物的生长发育和碳氮代谢。氮素可以补偿弱光环境导致的生长不利，在遮光和高光照处理下喜旱莲子草（*Alternanthera philoxeroides*）的总生物量和叶生物量比之间的差异随着 N 素梯度的添加而逐步减小，光照和氮素对喜旱莲子草表型可塑性变化的影响具有明显的交互作用。在弱光下，低氮能促进高羊茅（*Festuca elata*）同化产物向根部运输，地上部分获得的同化产物相对减少，调节根冠比，从而减缓了植株生长，提高了高羊茅的耐阴性。在光照不足时，适量的 N 素会促进绿竹（*Bambusa oldhamii*）叶片的有机碳含量的积累，且受光环境和叶片状态的影响。此外，适当增施 N 肥能有效调节甜菊（*Stevia rebaudian*）在弱光条件下对氮素吸收和生长发育。而且，施 N 可以缓解弱光处理对甜菊糖苷合成的抑制作用。

光照、养分与水分之间也存在拮抗作用。研究表明，当水分充足时，遮阴度与水分呈现协同增益，随遮阴度增加，荩草（*Arthraxon hispidus*）的叶面积、叶分配比逐渐增大，叶生物量则先增后减。但在干旱条件下，遮阴与干旱呈现拮抗作用，遮阴可缓解干旱引起的叶面积变小、生物量下降、分配比降低的症状，从而增大了荩草的生态适应能力。另外，在喀斯特生态系统中，添加适量 N 素可以缓解苍耳（*Xanthium strumarium*）和三叶鬼针草（*Bidens pilosa*）在水分亏缺时其生物量分配和生理方面受到限制。

土壤重金属含量超标，会对药用植物的生长和药材品质产生极大威胁，一定条件下，重金属元素之间会产生明显的拮抗作用。研究表明，在 Cd、Pb 复合处理时，Cd、Pb 交互作用对蕺菜（*Houttuynia cordata*）的影响介于两者单一胁迫之间。Pb 可抑制鱼腥草对 Cd 的吸收，两者之间表现出拮抗作用。鱼腥草对 Pb 具有较强的富集能力，可用于修复污染土壤；Cd、Pb 复合处理对川芎生长的抑制作用弱于两者单一处理。Cd、Pb 复合处理显著增加块茎中阿魏酸、川芎嗪、藁本内脂含量，对块茎的生长和药用成分合成抑制作用减弱。还有研究发现 Cd、Pb 复合胁迫对桑树幼苗生长指标的抑制作用存在协同效应，毒害程度强于单一胁迫。在复合污染下，Zn、Cd 在白花泡桐幼苗的株高及生物量上表现出拮抗作用。

在药用植物种植中，栽培基质中各营养元素间在植物生理学上也存在拮抗作用（图 8-1），如桑叶施用锌肥后，叶中的 K、Ca、Mn 的含量有所下降，对 Mg 和 Cu 含量影响不大；施 P 肥增加了桑叶的含 K 量，降低了 Mn、Fe 元素的含量，而 Ca、Mg、Cu 等元素含量不受影响。

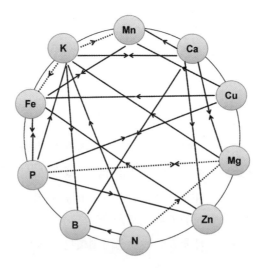

**图 8-1　常见元素协同拮抗作用图（实线为拮抗，虚线为协同）**

### 三、复合胁迫

通常情况下，自然界会发生几种生态因子的共同胁迫，引起生物生长和代谢过程更为剧烈的变化，称为复合胁迫。植物对多种生态因子胁迫的反应是独特的，不能仅仅从单独一种胁迫来研究。药用植物的环境胁迫因素主要包括主要气候、营养物质和生物 3 大类，常见的复合胁迫组合有高温和盐分、高温和干旱、高温和养分亏缺、干旱和养分亏缺等，以及上述胁迫与重金属及病虫害之间的结合等。

**1. 高温和干旱复合胁迫**　高温和干旱是自然界影响植物生长发育的重要制约因素，这两种胁迫也经常同时发生，胁迫效应在一定程度上是协同的。干旱缺水会诱导植物气孔关闭并降低蒸腾作用，蒸腾作用降低导致叶片温度升高，增加植物对高温的敏感性从而影响植物对器官生物量的分配。高温和干旱复合胁迫会导致马齿苋出现不正常的蒸腾失水，植物在通过蒸腾作用失水降低机体温度的同时又加速了植物细胞缺水，对马齿苋造成了更严重的伤害。对滇重楼种子抗性的研究显示，单一的高温、低温和 15% 水分胁迫使可溶性蛋白含量升高，而复合胁迫使可溶性蛋白维持在较低值且变化不显著。高温复合水分胁迫会通过调节超氧化物歧化酶活性、过氧化物酶活性和丙二醛含量，进而影响滇重楼种子的生理活动。高温和干旱复合胁迫会激活薄荷幼苗体内活性氧信号，复合胁迫诱发的抗氧化酶活性、膜脂过氧化及有效成分黄酮的累积影响，显著高于单一胁迫。

**2. 光照和水分复合胁迫**　光照和水分对植物的形态建成，物质代谢和能量传递等生理过程具有重要影响。杜玮炜等通过研究水分、光照、土壤氮含量三因素两水平轻度胁迫对雷公藤（*Tripterygium wilfordii*）幼苗中雷公藤红素含量的影响，发现雷公藤幼苗在水分、光照和土壤氮含量 3 个因子共同胁迫下，雷公藤红素含量最高，其次分别是光照胁迫与水分胁迫互作、光照胁迫与 N 含量胁迫互作、水分胁迫与 N 含量胁迫互作，表现出明显的"逆境 – 品质"效应。深度遮阴及积水处理，会抑制景宁玉兰（*Yulania sinostellata*）叶片抗氧化酶系统，降低叶绿素含量，通过增加非辐射热耗散来调节自身能量代谢，以此减轻光合系统 Ⅱ 光合机构的损伤。持续的强光和干旱双重胁迫会导致叉子圆柏（*Juniperus sabina*）幼苗发生严重的光抑制，无法完成叶绿素循环的运作。

**3. 重金属参与的复合胁迫**　重金属污染也常常与其他胁迫交互作用影响药用植物的生长发育。干旱和铅复合胁迫对侧柏和国槐体内矿质元素含量产生了显著影响，铅和干旱复合胁迫对侧柏和国槐体内矿质元素表现出协同作用，在一定的复合胁迫下，侧柏和国槐体内的矿质元素含量较单一干旱和铅胁迫有所增加。还有研究表明，重金属与盐碱复合胁迫降低了二月兰幼苗叶片和根系 MDA，破坏了光合色素。

**4. 其他类型复合胁迫**

土壤盐渍化和干旱的共同影响已经成为国内外研究的热点之一。盐 – 碱复合胁迫抑制了垂丝海棠叶片的光合能力，启动了叶黄素循环能量耗散机制来保护光合系统。盐 – 旱复合胁迫对侧柏（*Platycladus orientalis*）幼苗生理特性的影响并不是单一胁迫的简单叠加，与单一干旱胁迫相比，盐旱复合胁迫在一定程度上能够缓解干旱胁迫对侧柏幼苗生长的影响。

干旱和 UV–B 胁迫也经常同时发生，在植物中引起协同或拮抗作用。添加 UV–B 辐射使干旱胁迫对长须银柴胡（*Stellaria longipes*）叶面积和干物质积累的抑制作用增强。干旱和 UV–B 辐射复合胁迫会增加白沙蒿（*Artemisia stelleriana*）类黄酮含量，调控脂肪酸的不饱和程度，缓解白沙蒿在单一胁迫下受到的膜损伤。

## 四、替代作用

虽然生态因子的作用有主要和次要之分，一般都不可或缺，但在一定条件下，某一因子的不足可以靠另一个因子的加强而得以暂时性替代。

在土壤基质中 K、Na 替代效应是一种养分离子替代另一种养分离子的生理功能，Na 作为 K 最大优势的替补阳离子，在缺 K 的情况下，增加 Na 可以使植物体内的总阳离子浓度保持稳定，从而维持液泡的正常膨压，减少了缺 K 造成在渗透势变化的不利影响。Na 还可通过代替 K 的一些特殊功能而提高 K 在植物体内的再利用效率。在无 K 或低 K 条件下，Na 对棉花生长与籽棉产量有显著影响，Na 可以代替部分钾的作用，适量 Na、K 配合施用能促进棉花生长，提高棉花产量。低 K 环境补充 Na 也可增加大麦、燕麦、芥菜和番茄产量。

## 五、阶段性

特定生态因子对处于不同发育时期的生物具有不同的影响。同时，生物在不同的发育时期对特定生态因子的需求也有所不同，所以生态因子对生物的综合作用存在阶段性特点。

丛枝菌根真菌（Arbuscular mycorrhizal fungi）是一种有益的土壤微生物，广泛分布于陆地生态系统中，它能与 90% 以上的维管植物形成互惠共生体，增强植物对环境的适应性，它还能通过改良土壤，降低植物发病率，从而提高药用植物的品质。土壤温度和湿度对丛枝菌根真菌孢子密度具有显著调节作用。研究表明，当归栽种时期土壤温度相对低，丛枝菌根真菌孢子萌发较慢，或虽然萌发但侵染寄主植物较慢。而进入 5 月以后，随着日照延长，土壤温度回升和降雨增多，有利于丛枝菌根真菌孢子的萌发。同一时期，当归生长旺盛，根系不断扩展，为丛枝菌根真菌菌丝成功侵染提供良好条件。进入秋季后，由于气温下降，当归地上部分枯萎，不再为丛枝菌根真菌菌丝生长继续提供营养，在养分和温度的双重胁迫下丛枝菌根真菌菌丝不再生长。丛枝菌根真菌对当归根际土壤养分和酶活性均有积极的影响，在一定程度上缓解了连作障碍引起的养分代谢失衡和病虫害的发生。

# 第二节　药用植物对生态因子综合作用的适应

任何一种生物对生态因子的耐受限度都不是固定不变的。在进化过程中，生物对环境都有一定的耐受限度和适宜生存范围，但随着环境条件的变化，这个范围也将发生改变。即使在较短的时间范围内，生物对生态因子的耐受限度也能进行各种小的调整，并通过多种反应机制来补偿均衡不利环境带来的影响，从而帮助它们完成生活史。一部分生物可以通过对生育周期的调整来避开不利环境的影响，还有一部分生物可以通过代谢反应来阻止、降低或修复由不利环境条件造成的损伤使植物仍保持正常的生理活动。

## 一、生态适宜性

药用植物的生存离不开环境，不断从环境中取得生活所需的能量和营养物质，物种在繁衍、发展过程中，也形成了对某些生态因子的特定需要和对环境的适应能力，形成一定的生态习性。当一个区域的生境与某一药用植物的生态习性相匹配时，意味着该生境中多个生态因子的综合作用效应对药用植物是适宜的，使其能够自然分布并顺利完成生活史，匹配程度越高，适宜程度越高；反之，则生态适宜性较低。生态因子的组合及作用大小决定着药用植物的生态适宜性，也决定着其地理分布范围。当环境条件的差异开始超过药用植物耐性的区域，即为分布区的边界。

药用植物生态适宜性是野生药用植物引种驯化和种植区划的重要参考依据。有研究利用生态位模型与 GIS 技术，结合生态环境数据和中药川贝母 4 个基原（川贝母、甘肃贝母、梭砂贝母和暗紫贝母）的实际地理分布信息，预测不同基原中药川贝母的生境适宜性空间分布并进行等级划分。结果表明，海拔是影响不同基原中药川贝母生境适宜性最重要的生态因子。海拔通过影响光照、温度和水封等生态因子，间接影响川贝母、甘肃贝母、梭砂贝母和暗紫贝母生境适宜性，川贝母的适宜生境主要分布在海拔 1850 ~ 4450m 的地区，而其他 3 个基原的中药川贝母大都适宜生长在海拔 2800m 以上的高山地区，川贝母在引种驯化和人工种植时需要对不同基原进行区分。

药用植物次生代谢产物的积累与生态因子关系密切，生态因子综合作用不仅决定生长发育的适宜性，在很大程度上也影响着药效成分的形成与积累。研究表明，药用枸杞子生态适宜区主要分布在我国西北地区，在综合考虑不同产地枸杞子中 47 种化学成分分布特征后发现，多糖为影响枸杞子药用品质的主要活性成分，含量与降水量和气温相关系数较高。果糖和葡萄糖为影响枸杞子食用品质的主要化学成分，含量与海拔、辐射强度、日照时数及气温和降水的相关系数均较高。食用枸杞子果型指数较大，果实中果糖和葡萄糖含量高，满足食用的商品属性。

## 二、适合度调节

生态因子之间的联系会对生物的耐受限度产生影响。例如，生物对湿度的耐受限度与温度有密切关系。美国生态学家 E.P.Pianka（1978）指出一种生物在什么湿度下的适合度（fitness）最大取决于温度，同样温度梯度上的最适点则取决于湿度。如果把湿度和温度条件结合在一起可以看出，当湿度与温度很低或很高时，该种生物得到耐受限度都比较窄，而中温和中湿结合条件下，耐受限度达到最高。

适应是自然选择的结果，从生物学意义上来讲，适应是指可增加有机适合度。当多种生态因子同时作用于药用植物时，其适合度就会随着不同因子的组合发生变化（图 8-2）。由于自然和历史的原因，植物个体并不是在所有地方都能生长、分布，生物种群在一定的环境下通过演化、扩散、适应、竞争，逐步形成了自己的分布区域。就某种药用植物来说，它的分布区域就是生态适宜区的范围，在分布区域中心，耐性限度处于最适范围，即生态最适宜区范围。

尼泊尔黄堇是青藏高原典型高寒植物和地道珍稀濒危藏药材。在养分限制条件下，尼泊尔黄堇通过根的养分储备功能来维持很强的 C ：N ：P 化学计量学内稳态能力，以权衡生长和资源保存来适应严酷环境。尼泊尔黄堇在不受养分和水分限制的条件下，通过养分体内调控和平衡，来实现对低温、干旱和贫瘠环境的适应。此外，尼泊尔黄堇通过养分储存来节约资源利用的同时，将更多的光合产物投资到非结构性碳水化合物等低温胁迫的次生代谢物质合成中，以提高生存能力。还有研究表明，神农香菊通过调控植物激素信号转导、萜类、苯丙素类、不饱和脂肪酸类等次生代谢生物合成途径关键表达基因来适应海拔引起的环境变化，用于调控植物正常生活及抵御不利环境。

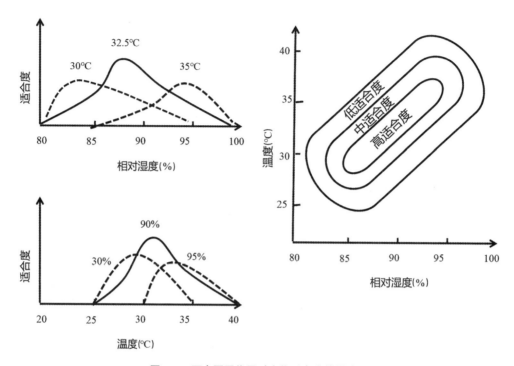

图 8-2　两个因子作用对生物适合度的影响

濒危物种通常对生存环境要求较高，气候变化导致部分物种分布脱离原生境或通过形态生理改变适应原生境。莲瓣兰是中国西南地区特有的兰科濒危物种。随着野生莲瓣兰分布地海拔的升高，株型矮化，形态变小。年均温越高、空气湿度越大的分布地，莲瓣兰叶片越长、越宽，植株越高，花葶越长。分布地太阳辐射强度越高，莲瓣兰叶片越短，植株越矮，根系越发达。野生莲瓣兰居群间的叶长、叶宽、株高、根长及花葶长度的变化较大，变异系数超过了15%，表明其存在着较大的形态变异，生态适应幅度变宽，且植株矮化严重，需加强就地和迁地保护。

### 三、节律性补偿

生物通过对生育周期的调整来避开不利环境的影响，使其在相对适应的环境中完成生活史。

休眠是生物抵御暂时不利环境条件的一种非常有效的适应机制，当环境条件超出生物的适宜范围，但未超出耐受性范围时，虽然生物也能维持生活，却常常以休眠状态来适应不利环境，因为生物一旦进入休眠期，它们对环境的耐受范围就会比正常活动时宽得多。休眠有多种类型，温带地区的植物进行冬季休眠，而有些夏季高温干旱的地区，植物则进行夏季休眠，如橡胶草。通常根据休眠的深度和原因，可将休眠分为强迫休眠和生理休眠（深休眠）。强迫休眠是由于不利生长的环境条件引起的休眠，而生理休眠是由于植物内部原因引起的休眠。一般所说的休眠主要是指生理休眠。休眠有多种形式，一、二年生植物大多以种子为休眠器官；多年生落叶树木以休眠芽过冬；而很多二年生或多年生草本植物则以根状茎、鳞茎、球茎、块根、块茎等延存器官休眠，度过不良环境。比如，人参、菊花在冬季来临前地上部分枯萎，地下部分进入休眠，次年春季气温回升时又重复前一年生命过程。

一些植物可以利用光照和温度的日变规律，调节生理过程和生物量的分配。在研究棉花对昼夜温度、水分亏缺和热浪的生态适应中发现，两种昼夜温度（28/18℃和32/22℃）和相应的夜间升温（+4℃）情景（即28/22℃和32/26 ℃）下，棉花第一个花芽出现后，进行两种水分处理（充足和水分亏缺），直到花期开始，然后所有温度处理中有一半的植物暴露在5天的热浪处理（40/26℃）中。发现温度升高增加了生长速率，但降低了地上总生物量，水分胁迫降低了生物量。夜间增温降低了在低温条件下植物的叶片碳同化效率。白天低温处理对叶片碳同化有促进作用，而白天高温处理对叶片增碳无促进作用。然而，由于气体交换的弹性较高，地上总生物量受热浪影响较小，但果实生物量减少。总体而言，白天温度的短期和长期升高都会降低棉花果实生物量，而夜间增温对这种影响的缓冲能力有限，适度的土壤水分亏缺不会过多降低植物碳同化能力。

### 四、驯化

生物借助于驯化过程可以调整它们对某个生态因子或某些生态因子的耐受范围。如果一种生物长期生活在它的最适生存范围偏一侧的环境条件下，久而久之就会导致该种生物耐受曲线的位置移动，并可产生一个新的最适生存范围，而适宜范围的上下限也会发生移动。这一列化过程涉及酶系统的改变，因为酶只能在环境条件的一定范围内最有效地发挥作用，正是这一点决定着生物原来的耐受限度，所以驯化也可以理解为是生物体内决定代谢速率的酶系统的适应性改变。常见的驯化模式主要有高、低温驯化和干旱驯化。

**1. 高、低温驯化**　温度逆境锻炼是提高植物抗逆性的一种有效手段。以往众多的研究表明，高温锻炼可大大提高多种植物的抗高温能力，低温锻炼可明显增强植物的抗寒性。冷驯化是很多植物在零度以下生存的重要过程，与适应温暖气候的品种相比，冬季耐寒品种在秋季早期就已经适应寒冷，自身早早衰老并发展出抗寒性。通常减少光周期可以诱导木本和草本多年生植物的抗寒性。有学者研究日照和寒冷及其相互作用对芦笋抗寒性诱导的影响时发现，对于暖温品种，低温伴随光周期缩短，芦笋幼苗根冠比降低，地上部分含水量增加。光周期缩短和高温增加了耐寒品种中的冠果聚糖含量，降低了葡萄糖和脯氨酸含量。日照长度的缩短，可能是根冠代谢物分配的重要信号，这种效应可能是耐寒品种提前衰老和冷驯化的重要生态因素。

近年来的研究发现，温度逆境锻炼中也存在交叉适应现象。例如，在对黑麦进行冷锻炼后，其耐热性却有明显提高。高温锻炼和低温锻炼均可提高黄瓜幼苗在高温条件下的水杨酸和可溶性蛋白含量，提高或保持膜保护酶的活性，亦能减轻高温对光合作用的危害。热激预处理可诱导玉米幼苗对热、冷、干旱和盐胁迫的交叉适应性。

**2. 干旱及其他驯化**　由于季节性干旱及人为灌溉等原因，经常会出现土壤缺水和干湿交替的现象。研究发现，干旱能够明显缓解冷害胁迫对玉米光合和生长等造成的损伤。干旱预处理也可增强玉米幼苗的耐冷性和天竺葵叶片的耐热性。经过土壤干旱胁迫的侧柏、杜仲等药用植物幼苗，复水后生理指标得到补偿，甚至是超补偿效应。除了温度和干旱外，盐、冷和热预处理也可不同程度地增强稻幼苗耐低温的能力。

## 五、适应组合

生物对生态因子耐受范围的扩大或变动，无论大小，都涉及生物的生理适应和形态行为适应。但是，对非生物环境条件的适应通常并不限于某种单一的机制，往往要涉及一组或一整套彼此相互关联的适应性。由于生态因子之间的相互影响和关联，对一组特定环境条件的适应也必定会表现出彼此之间的相互关联性，这样一整套系统的适应特性就称为适应组合（adaptive suites）。

生活在极端环境条件下的生物，适应组合现象表现得十分明显。如芦荟，起源于非洲大陆的干旱沙漠环境，芦荟叶属肉质叶，茎短缩或明显伸长，其茎、叶形态易受到遗传控制和环境影响且存在动态变化。芦荟成熟叶外覆厚的角质层，大部体积为贮水薄壁组织所占据，气孔凹陷，叶内积累多糖和蒽醌类化合物，可显著提高其叶片贮水细胞的渗透势，促进根部吸吸水。此外，叶中含有大量酚类物质可有效吸收太阳光中的紫外线，从而降低或避免强烈太阳辐射对植物造成的伤害。

青钱柳幼苗为了适应林下低 $CO_2$ 和低光照，其气孔外凸，增强对 $CO_2$ 的摄入。成年树为了适应沟谷的生境，其叶脉发达，提高了对水分的运输效率，茎中大的髓腔可以作为通气组织，在一定范围内耐水淹。地枫皮是生长在广西岩溶石山上的一种药用植物，随海拔高度上升，地枫皮趋向于旱生植物的特点，主要表现在叶片表皮细胞外壁角质层加厚，栅海比增加、海绵组织排列由紧密变疏松。地枫皮的根皮、茎皮和叶中还分布有大量油细胞和石细胞。油细胞中的萜烯类化合物、酚类和脂类物质可以防止昆虫及动物等的伤害和咬噬。石细胞使地枫皮有了发达的机械组织，增强地枫皮的抗逆能力。地枫皮在形态结构上经过长期的自然选择和生存竞争已经形成了与岩溶山顶恶劣条件的结构适应性。

生活在低温、干旱、深海、高山高原、岩土、宿主体内等特殊或极端生境的生物，为了适应特殊的环境，经过漫长的进化过程，遗传信息发生改变，生理、形态等进行调整以适合在多样的环境中生存。

## 六、协同进化

协同进化是研究物种间生态上相互作用的过程，指在种间相互作用的影响下，不同种生物间相关性状在进化中得以形成和加强的过程。最初由 P.Ehrlic 和 P.Raven 在讨论植物与植食性昆虫相互作用时提出的。1970 年 D.Janzen 将其定义为一个物种的性状随着另外一个物种性状的特性发展，而后一物种特性的演化则是对前一物种性状变化的反应。植物与昆虫共同进化了数百万年，并发展出一系列形态、化学和生化防御来应对食草昆虫的攻击。

一方面，植物具有构成性或诱导性防御，包括物理屏障，如毛状体、角质层和刺，以及被采食后能良好复生的机制。Moya-Raygoza 研究表明，由于多年生玉黍（*Zea mays*）和大刍草（*Zea luxuians*）上部叶片毛状体密度较高有关，所以受到草地贪夜蛾（*Spodoptera frugiperda*）的损害较小。药用植物的腺毛作为植物体和外界环境之间存在的一层机械屏障，在一定程度上阻隔了毛虫的攻击。另一方面，药用植物的主要药效成分为次生代谢物，次生代谢物是植物与环境协同进化的化学产物。在协同进化的建立和发展中，次生代谢物发挥着重要作用。次生代谢物是具有不同结构和功能的有机分子，根据生理活性的不同，次生代谢产物可以分为植物抗毒素、促生长激素、维生素、色素、生物碱和植物毒素。在植物的一些挥发性萜类化合物中，一些萜具有宜人的香气，可以作为授粉昆虫或节肢动物害虫的天敌的引诱剂。然而，众多萜类、类黄酮和生物碱化合物作为防御毒素，对昆虫或者动物造成不良刺激而引起拒食、中毒和忌避作用，单宁等物质可以干扰昆虫消化，植物改变昆虫所需的营养成分或比例，使之不利于昆虫生长发育和繁殖。果纹翅蛾幼虫伤害玉米后，玉米会释放 α-蒎烯、α-长蒎烯和 α-copaene 三种挥发物，并吸引了雌性内寄生虫 *Chelonus insularis*。苯并噁嗪类化合物是一类在玉米植物防御食草节肢动物中起重要作用的化合物。果纹夜蛾和滨夜蛾的侵袭导致 2-羟基-4,7-二甲氧基-1,4-苯并噁嗪-3-酮的积累和释放增加。

药用植物腺毛内含有萜类、氨基酸及苯丙烷类、酰基糖、脂肪类衍生物等防御物质，能够抵御病原体和食草动物。许多倍半萜类物质具有很好的虫拒食性，如除虫菊（*Tanacetum cinerariifolium*）所含有的除虫菊酯对昆虫具有强烈触杀作用。黄花蒿（*Artemisia annua*）腺毛内所含的青蒿素及其衍生物对除疟原虫外的其他寄生虫同样具有较好的杀虫效果。唇形科米团花（*Leucosceptrum canum*）腺毛中的米团花烷具有防御植食性昆虫和病原真菌的作用。

昆虫为了打破植物的物理或化学防御，在竞争中保持有利地位，在行为和生理上发展了种种解毒、避毒和储毒的适应方式。药用植物对植食性动物的防御性和昆虫对植物的适应性之间有密切的联系，持续而有步骤地相互制约，并列进行。就演化顺序来说，一般是植物在先，首先对昆虫产生生态压力，迫使昆虫从代谢上产生适应性。另外，昆虫以适应性促使植物不断改变化学成分，更新化学防御武器，否则将被已适应的昆虫大量取食而濒于灭绝。面临植物新的物理或化学防御机制，昆虫必须演化新的适应力式，这样反复循环而形成植物与昆虫的协同进化。

协同进化不单在捕食和被捕食关系的种间可以发生，在高等植物与其共生体间、寄生生物和寄主间也可以发生。例如，药用植物花的结构对作为传粉者的昆虫的选择，也导致植物与昆虫的协同进化。植物鲜艳的颜色、特殊的气味、花粉、花蜜等作为诱物来吸引昆虫传粉，昆虫的口器等结构及生活方式上产生了许多变化以适应花的结构。在菟丝子与宿主之间的协同适应，菟丝子为了完成寄生生活，其叶片和根在进化过程中已经完全退化消失，形成专门吸收器官，即吸器。菟丝子和宿主植物间会建立"生理桥梁"用于吸取养分、水分等物质。最近的研究表明，菟丝子在某些条件下能在不同寄主间传递抗虫、盐胁迫及营养信号，从而帮助不同寄主之间建立起抗虫防御的"联盟"。

# 第九章

# 药用植物的种群生态

植物以个体形式存在于自然界，与周围其他生物个体和所处自然环境时时刻刻发生着无处不在的联系，这种联系和相互影响可以从不同层次和水平中反映出来。在分子水平研究植物与体外环境之间的生态关系称为分子生态学，常运用现代分子生物学技术和方法，研究某些基因在环境中的存在和分布等，是近年来兴起的一门前沿学科。从植物细胞、组织、器官建成和发育水平研究植物与光、温、水分、大气、土壤等环境因子之间的生态关系属于个体生态学，主要以生理机制分析为手段，研究植物生理变化的模式和过程，以及进化发展规律等，称为生理生态学。研究同一地区内同一物种不同个体组成的群体的特征和生态学现象，称为种群生态学。同一地区内所有种群的有机组合形成群落，研究群落内各个种群之间的内在联系，以及群落与环境之间的相互关系，称为群落生态学。将某一区域内生物有机体和环境作为一个整体来研究的学科，称为生态系统生态学。

## 第一节　种群的概念与特征

种群是生态学的重要概念之一，也是生物群体分类的等级之一。

### 一、种群的概念

种群（population）是指特定时间内，生活在同一地区属于同一物种个体的集合。动物生态学研究常用"种群"的名称，但植物种群生态常用"居群"的概念，用于指代植物物种的个体在分散的、不连续的生存场所形成的或大或小的群体。居群是植物种群内的分化单元。

种群不仅是物种进化和具体存在的单位，而且也是群落的基本组成部分，同时也是生态系统研究的基础。任何一个种群在自然界中都不能孤立存在，而是与其他物种的种群一起形成群落。种群可以作为抽象的概念在理论上加以应用，如种群生态学、种群遗传学理论和种群研究方法等，也可以作为具体存在的群体在实际研究中加以应用。

种群具有独特的性质、结构、机能，可自动调节大小。种群的特征主要表现为数量特征、空间分布特征和遗传特征等。同一种群的所有生物共用一个基因库，种群内基因可以随机交流和重组。

将植物作为具体研究对象的种群称为植物种群，可分为自然种群（如某处森林中的黄精或某处草地中的知母等）和人工种群（如通过人工措施培育成功的一片三七或环草石斛等）。药用植物种群除了有自然种群和人工种群以外，对一些濒危或珍稀药用植物进行工厂化育苗和原生态栽培（如林下参、铁皮石斛、金线莲、东北细辛原生态栽培区），以及一些木本植物的抚育间伐（如油松林、落叶松白桦混交林）等，还会形成典型而独特的半人工药用植物种群。药用植物种群生态研究的主要内容包括药用植物种群的个体数量、分布规律，以及种群与其栖息环境中非生物因素和其他生物种群的相互作用等。

## 二、种群的数量特征

种群虽然是由个体组成的，但却不是个体的简单叠加。种群内的个体间通过内在联系互通信息，协调行为，共同繁殖，并集中表现出该物种生物行为的特殊生物群体特征，这些群体特征大多具有统计性质，是个体所不具备的。

### （一）种群的大小

通常用一定区域内某种生物个体的数目来表示种群的大小（个体数），也可以是生物量（kg）或能量（kJ 或 kcal）。一般表示种群大小的数据比较直观，数据获得需要通过调查取得第一手资料。植物种群调查的方法主要有线路调查法、样地调查法、蕴藏量调查法、野外化学成分检验法等。

药用植物资源调查，通常是调查在一定区域内某种药用植物的个体数或药材质量的总量，以此作为药材的储藏量，但因为自然分布的药用植物种群范围较广，准确的种群大小数据直接获得比较困难，所以就需要通过调查种群密度和分布面积来进行估算。

$$药用植物资源蕴藏量 = 平均种群密度 \times 分布面积$$

### （二）种群密度

通常以单位面积（或空间）上的个体数目表示种群密度（population density），但也有应用每片叶子、每个植株、每个宿主为单位进行统计的。植物不同种群的密度差异很大，同一植物种群的密度在不同条件下也有差异。由于生物的多样性，具体数量统计方法随植物的种类和生态条件而异，一般可以用绝对密度、相对密度和生态密度等指标来表示。

**1. 绝对密度（absolute density）**　是指单位面积或空间的实有个体数，如某河流两岸每公顷有 10 万株甘草就是绝对密度。绝对密度的测定方法有总量调查法和取样调查法两类。总量调查法是对一个区域内种群的所有个体进行统计调查，一般比较准确。植物种群取样调查法又称样方法，是从研究对象的总体中抽取部分区域的个体作为样方，通过计数每个样方内的个体数，求得每个样方的种群密度，再推算整个种群的密度，这样获取的数据相对粗略。同样方法测量种群密度时要注意随机取样，如等距取样法、五点取样法、Z 字取样法等。

**2. 相对密度（relative density）**　是用某物种在群落中所占比例来表示种群数量高低的相对指标，如前述某河流两岸的甘草种群数量只占群落中植物种类的 30%，这个数值就是甘草在群落中的相对密度，可表达甘草在该生境中的占比和地位，在研究群落生态学时具有重要意义。

$$相对密度 = \frac{某一植物种的个体数}{全部植物种的个体数} \times 100\%$$

**3. 生态密度（ecological density）**　在生物群落中药用植物的种群并不占据所有的空间，因为有些空间是不适于生长的。例如，山坡上的野菊往往呈丛状生长，这是由于土壤条件的不同，以及与其他植物产生的竞争结果。不管一个生境看上去多么均一，都会在光照、温度、湿度和其他生态因子方面存在一些微小差异，所以每一种药用植物只能在适合它们生存的地方生长，这样便常常导致种群的斑点状分布，这时用生态密度描述其数量特征会更为贴切。所谓生态密度（ecological density）就是按照生物实际所占有的面积计算的密度，也称为经济密度。为了计算生态密度，人们曾做过种种努力，如桑寄生在桑树的枝干上，可以采用附有桑寄生的桑树在树林中的数量来表示桑寄生的密度，而不是用面积来表示。确定生境中哪些部分是可利用的，这些部分又是如何适应生物生存的，也是药用植物生态学中最重要的问题之一。以植物寄生单位（植株数、叶片数、粪块等）、动物捕获数（定时采集、陷阱、网捞等）、大中型狩猎动物粪堆数、鸟类鸣叫次数等作为数值表示的种群密度指标，都可以视作其生态密度。

密度是种群最基本的，也是最重要的参数，既能反映种群的大小，又能体现个体空间分布的疏密。密度对种群的其他方面具有较大的影响，一定程度决定着种群的能流、资源的可利用性、种群内部生理压力的大小，以及种群的散布、种群的生产力等。以种群密度为基础，会延展出多个统计学的种群数量指标，如出生率和死亡率、迁入率和迁出率、年龄结构和性比、生命表和存活曲线等，可用于表达种群某些统计学特性或用于预测种群变化趋势等。

### （三）药用植物种群的构件理论

植物种群的构件理论由 Harper 于 20 世纪 70 年代提出，经发展后被广泛接受并应用于植物种群多方面研究中，解决了植物种群统计中的诸多问题。

**1. 固着生长和自养性** 植物是地球上生命的主要形式之一，固着生活和自养性是植物的突出特征。大部分植物体细胞中含叶绿体，称为绿色植物，如藻类、地衣、苔藓植物、蕨类植物和种子植物等，它们的能源是经光合作用从太阳光中得到的。光合作用进行时以环境中的二氧化碳为碳源，合成有机物并储存能量，这种新陈代谢类型称为自养型。绿色植物是典型的自养性生物，同时温度、湿度等生态条件也是其生存的基本需求。植物合成有机物不仅供自己的生命活动利用，还能为周边的非自养型生物提供大量的有机物。

高等植物大多为陆生绿色植物，营固着生活，繁殖方式复杂多样，主要有以种子、孢子及配子的有性生殖，以及压条、分株、扦插、嫁接等无性繁殖。其中，被子植物是最进化、最繁盛的一类植物，如果条件适宜，植物体具有无限分生的能力，可塑性和生态耐受性均较高。被子植物有六大器官：根、茎、叶、花、果实和种子。这些器官是由多种组织构成的具有一定功能的、可重复建成的植物体结构单元，如果将其视作植物体构成的亚单位，则一个植物个体可以看成是由这些结构简单的形态亚单位组成的一个集合，这些亚单位在植物种群生态学研究中被称作植物构件。

**2. 植物种群的构件理论** 高等植物均是构件植物。植物通过芽、叶（连带腋芽）、枝、茎、花、根等基本组成成分的反复形成来实现其生长和繁衍，这些重复的形态学结构单元就是所谓的植物构件。广义上来讲，植物体上凡是具有独立生存能力和潜在复制能力的亚单位均可视为构件，在进行植物种群动态研究时，可依据所研究的物种的特性和目的自由选择合适的构件单位，如一个分蘖、一个枝条、带腋芽的叶、花、果实、种子及根茎，甚至一个克隆构件等。

植物种群的构件理论思想的萌芽可以追溯到 1800 年，当时人们对于植物形态建成有一些基本认识，如一株树上的每一个芽都可以独立形成一个枝条甚至一株植物，每一个枝条相当于是一个独立的植物体，因此，一棵树就是一群植物；自一粒种子发育而来的一株植物并不是一个单一的单位，而是一个由芽、枝等亚单位形成的集合等。20 世纪 70 年代以后，一些植物生态学者将上述思想引用到植物种群生态学研究中，以解决种群统计中的一些实际问题，如绝大多数植物的生长发育具有高度的可塑性，种群内个体的大小差异悬殊，异龄及同龄植株的枝、花、果实、种子等数量不等，以及种群微环境的差异等，这些不确定性都会使种群统计及数据分析遇到很多困难。若将整株植物拆解成亚级的构件来统计，一些问题便可迎刃而解，如不再受通过根茎繁殖的多株植物按一株或按多株统计得出结果出现差异的干扰等。在此基础上，生态学家建立了植物种群统计的构件理论，使植物种群生物学多方面的研究取得了突破性进展，而后构件理论被广泛应用。

植物构件理论的基本内容包括：①构件生物包括高等植物及某些低等动物（如珊瑚），只要其形态学单位或构件单位能通过反复形成来实现生物体的生长发育。如一株植物就是由叶构件、枝构件、花构件等组成的一个构件体系。②构件结构可以是多层次的，只要具有潜在"复制"自身的能力即必须具有分生组织，就可以成为一个构件单位。构件生物本身可看作一个由构件单位组成的拟种群，或称亚种群、构件种群，如把一棵树上的所有的芽看作是一个芽种群。③构件具有生死动态等种群统计特征。植物的生长发育表现为构件的生死动态，一株植物既然可以看作一个"拟种群"，也就具有种群统计学中的各种种群特征，包括出生率、死亡率及密度等其他数量特征。④构件种群的年龄分布能够反映整个植株的活力，因为特定年龄的构件对植株生长发育的贡献不同。⑤构件结构及其调整是营固着生活生物的一般特征之一，如树木中常见的不对称树冠等是其通过降低或提高局部构件的出生率或死亡率，对邻近个体干扰等环境作用作出的形态学反应。

一个植株特定的几何形态是其各个层次的构件单位按一定的方式组合而成的，这种特殊的几何形态表达了该个体在生理、生态等方面对其环境空间的适应和伸展能力，以及其对光、水分、养分等的竞争能力。如在药用植物刺五加的种群生态学研究中发现，不同林下生长的刺五加，均表现为物质优先分配到叶器官，尤其是分株较小的幼龄植株，以及在郁闭度大、不利于分株生长的生境中，刺五加种群把较多的物质分配到叶的建成上，以保证充分的同化能力来参与空间竞争。但若在环境较好的林中，刺五加会把较多的物质分配给茎的伸长生长，以提高个体对空间和光资源的竞争。从构件水平探讨药用植物种群与环境因子的相互作用，可以更加关注其药用部位、次生代谢产物及相关构件的生态学规律，从而指导药用植物的综合利用、资源保护等工作。

## 三、种群的空间分布特征

种群的密度只能提供种群疏密的部分数量信息，要了解与密度相关的种群个体的空间分布特征，就需要研究种群在一个地域上的分布方式，即个体是如何在空间配置的。组成种群的个体在其生活空间中的位置状态或布局，称为种群的内分布型（internal distribution pattern）或简称分布（distribution），也称为种群的空间格局（spatial pattern）。

### （一）种群的内分布型

种群的内分布型大致可分为 3 类：成群型、随机型和均匀型（图 9-1）。

**1. 成群型** 成群分布（clumped distribution）又称集群分布、聚集分布等，指种群在分布区内常出现多数个体聚集在一起的现象，是 3 种分布型中最常见的一类。不同植物种群的集群分布有聚集程度不同和聚集方式不同等差异，药用植物集群分布常常是对生境差异发生反应的结果，聚集的个体间也往往表现为合作和互利的关系。种群集群分布形成的主要原因：①环境资源分布不均匀，如肥沃与贫乏的土壤相嵌；②植物传播种子方式使其以母株为扩散中心；③无性繁殖的植物形成无性系小种群。此外，种子的萌发、实生苗的存活和不同种群间竞争关系的存在等都能影响集群分布的程度和类型。

**2. 随机型**　随机分布（random distribution）是指每一个植物的个体在种群分布区中各个地点上出现的机会是相等的，个体间没有明显的生态关系，即某一个体的存在不影响其他个体的分布。随机分布比较少见，因为只有在环境的资源极大丰富、分布均匀一致、种群内个体间没有彼此吸引或排斥关系的条件下才容易产生随机分布，如一袋面粉中的面虫可以随机分布其中。例如，我们为了调查某一种药用植物而取了 100 个样方，假如有 30 个样方，每个样方中含有 1 株这种植物，有 8 个样方，每个样方含有 2 株，有一个样方含有 3 株，其余的 61 个样方都不含有这种植物，那么这种分布就是典型的随机分布，因为这种药用植物分布不均匀也没有集群。

**3. 均匀型**　均匀分布（uniform distribution）是指个体之间的距离要比随机分布更为一致。均匀分布产生的主要原因，是种群内个体间存在竞争关系或人工种群中人为设置了个体间距。例如，在土壤肥力均匀的土地上种群中个体为竞争阳光和土壤营养物质，沙漠中一定区域的植物为竞争土壤、水分等，都能导致均匀分布。在相当匀质的环境中，也会导致种群的均匀分布，如广阔水面的水体、农田等。一山不容二虎也是一种均匀分布的实例。

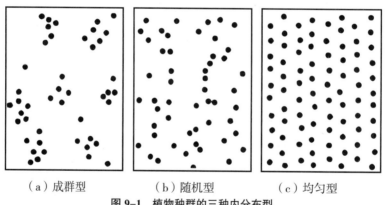

（a）成群型　　　　（b）随机型　　　　（c）均匀型

**图 9-1　植物种群的三种内分布型**

**（二）种群内分布型的检验方法**

种群的分布型不是模糊推测出来的，而是可以运用统计学方法进行衡量和测定的。最常用而简便的检验内分布型的指标是方差 / 平均数比率（$S^2/m$）。如果把图 9-1 的均匀分布分成许多小方格，那么每方格中点数应该是相等的。对此进行取样和统计分析，因为各方格个体数相等，标准差等于零，所以 $S^2/m = 0$。假如分布是随机的，则含有 0，1，2，……的个体数的样方，其出现概率将符合泊松分布序列，则 $S^2/m = 1$。如果分布是成群的，含很少个体数（包括 0 个体在内）的样本，和含较多个体数的样本的出现概率将较泊松分布的期望值高，因此，$S^2/m$ 必然明显地大于 1，即：

当 $S^2/m = 1$，随机分布；

当 $S^2/m = 0$，均匀分布（比随机分布更均匀）；

当 $S^2/m > 1$，集群分布（比随机分布更集群）。

其中,

$$m = \frac{\sum fx}{N}$$

$$S^2 = \frac{\sum (fx^2) - [(\sum fx^2)/N]}{N-1}$$

式中:$\sum$ 为总和,$x$ 为样方中个体数,$f$ 为出现频率,$N$ 为样本总数。

成群分布又可进一步按种群本身的分布状况划分为均匀群、随机群和聚集群。

同一植物的各个居群在该物种地理分布区内的分布也是不均匀的。单个居群具体的分布型取决于该居群内个体之间的间距,而多个居群的分布格局和种群内个体的内分布型是相似的,只是规模更大一些。因此,同一植物的不同居群也可呈集群分布,即某几个居群比另一些居群相距更近,各个居群区域性分布的总和便勾画出了该植物的地理分布区。但物种地理分布区的边界并不是固定不变的,常常有很大的波动。生境的改变、竞争和气候条件的改变都能引起物种分布区的变动,从而使其分布区在有些年份扩大,有些年份缩小。

在此仅列举药用植物聚集分布的一个实例——甘草种群在宁夏盐池高沙窝的水平分布格局。通过调查,划定了 20m×30m 样地,采用坐标定位法测定了调查区内每株甘草秧苗的具体分布坐标,共调查 1922 株,按植株地上部分的形态特征共划分为 3 个形态变异类型(A、B、C)。测定资料为连续地域上的坐标数据,根据特定样方面积大小,将调查区域进行多种组合。以 1m×1m、2m×2m、5m×5m、10m×10m 为样方面积,将调查区域重组为 4 组样方组合,分别统计各类型在不同样方内的数量。根据统计结果对 3 个类型分别计算各组的方差/平均数比率($S^2/m$),计算结果列入表 9-1。计算结果说明,在 4 种不同的样方面积条件下,无论样方面积大小,3 个类型的 $S^2/m$ 都大于 1,说明乌拉尔甘草种群的水平分布格局为集群分布。

表 9-1 乌拉尔甘草不同形态变异类型 $S^2/m$ 计算结果

| 物种类型 | 样方大小 | 1m×1m | 2m×2m | 5m×5m | 10m×10m | 个体数(株) |
| --- | --- | --- | --- | --- | --- | --- |
| | 样方数 | 600 | 150 | 24 | 6 | |
| A | | 3.762 | 8.890 | 25.023 | 46.116 | 174 |
| B | | 1.819 | 6.446 | 10.896 | 38.576 | 1659 |
| C | | 2.093 | 4.035 | 10.433 | 22.791 | 86 |

## 第二节 种群之间的相互作用

种群之间的相互作用包括种间竞争、互利共生和寄生等,植物种群之间的相互作用是构成植物群落的基础。种间相互作用不仅表现在两个或多个物种在种群动态上的相互影响,还表现出彼此在演化过程和方向上相互作用并产生协同演化的现象。长期的协同演化使处于同一生境中的不同种群形成彼此适应又最利于自身发展的生态习性,这些特性可以用生态位来描述,用于表示物种在生态系统中从时间到空间所占据的位置,及其与相关种群之间的功能关系和作用等。

## 一、生态位理论

**1. 生态位的概念**　生态位（ecological niche）又称生态龛，是指种群在生物群落或生态系统中的地位和角色，常用生物种群在生态系统中生存所必需的生境条件范围的阈值来表示。不同生态位的植物种类在对环境资源的利用方面具有一定差别，如阳生药用植物和阴生药用植物属于占有不同的生态位的种类。将对环境资源利用范围广的物种称为生态位宽，利用范围窄的物种称为生态位狭。

**2. 生态位的维度**　两个物种共同占有食物、营养成分、空间等某一资源因素称为生态位的维度。两个或两个以上生态位相似的物种生活于同一空间时，分享或竞争共同资源的现象就称为生态位重叠。生态位狭窄的物种之间在环境资源的利用上容易错落开来，生态位重叠较少，种与种之间竞争也就较小；反之重叠较多，种与种之间的竞争则较为激烈。如果两个物种的资源利用范围完全不重合，那么环境中就有某些未被利用的资源，在随后的演化过程中，具有扩充利用范围能力的物种将获得好处，这些物种往往生态位狭窄，由于其激烈的种内竞争，将有更大的扩展资源利用范围的动力和能力。基于上述原因，演化将导致两个物种的生态位重叠增加，使种间竞争加剧。另外，两个物种生态位越接近，生态位重叠越多，种间竞争也就越激烈，演化将导致其中一种灭亡；或者通过生态位分化得以共存，这种现象称为生态位分离（niche separation）。生态位重叠与物种之间的竞争密切相关，两个生态位重叠明显的物种因竞争排斥原理而难以长期共存，除非空间和资源极其丰富。总之，种内竞争促使不同种群的生态位接近；资源利用的竞争又促使竞争种群的生态位分离，还可能会使同一植物种群的不同居群向两个相反的方向演化发展，生态位逐渐分离，产生种群分化，甚至形成新种。

**3. 基础生态位和实际生态位**　基础生态位是指一个物种在无其他竞争物种存在时所占有的生态位。在基础生态位中，生物的所有环境条件都是最适宜的，而且没有竞争者和捕食者。但是基础生态位只是一种理论状态，表达的是生物自身的生物学基本性能，生物现有的环境条件即现实生态位总是不如基础生态位那么理想。在生物群落中，当有竞争者存在时，物种仅占据基础生态位的一部分，这部分实际占有的生态位称为实际生态位。种间竞争越激烈，物种占有的实际生态位阈值就越窄。生态位是生物在进化过程中，通过对所处环境的长期适应，能在一定栖息地内获得生存资源，并据此形成最大的生存优势。大多数生物的基础生态位都会在演化中不断调整，当处于相同生态环境下的不同种群的生态位相近时，种群也需要调整原有的基础生态位，如增强自身的生理功能、扩大个体的竞争优势、提高种群资源争夺的能力等。

## 二、竞争关系

**1. 种群竞争的性质及其分类**　竞争关系是生物之间相互作用形式中最主要的一种，其本质上是生物种群或个体共同利用有限资源时的相互作用。

竞争可以发生在同种个体之间，也可以发生在不同物种之间，前者称为种内竞争，后者称为种间竞争。根据竞争作用的方式或性质不同，竞争可以分为利用性竞争（exploitation competition）和干扰性竞争（interference competition）。如果竞争中个体不是直接作用于对方，而是通过消耗共同利用的资源使对方可利用的资源不足，限制其生存或发展，这种形式称为利用性竞争。竞争双方通过直接相互作用的方式影响对方的生存和发展，称为干扰性竞争，如两种药用植物枝条之间摩擦碰撞产生的相互影响。

不对称性是种间竞争的一个共同特点。不对称性是指竞争对各方影响的大小不同，即竞争的后果有不等性。在林药间生产过程中，高大的林木会对林下草本药材形成一种遮阴覆盖作用，这种作用远远大于草本药用植物对林木构成的影响。一般情况下，在冠层中占优势的植物减少了林下竞争对手进行光合作用所需的阳光辐射，同时也影响到草本药用植物根部营养物质和水分的吸收。这说明，植物在种间竞争中会通过多种形式来体现，如根竞争与枝竞争同时存在，且可以相互作用。

**2. 种内竞争**　种内竞争（intraspecific competition）是指同种个体之间发生的竞争。种内竞争的产生，是因为种内个体之间趋向于需要分享共同资源，尽管资源的需求可能有年龄、性别和个体大小等差异，但对资源利用的普遍重叠程度意味着种内竞争是其生态关系中的一种重要影响力。它可以通过影响个体的生长、繁殖和死亡等生命过程，调节种群的大小、密度，以及种群的扩散等动态过程。种内竞争一般都很激烈，因为个体之间需要争夺相同的资源，生态位几乎在各个维度上完全重叠。

**3. 种间竞争**　种间竞争（inter-specific competition）是指两种或更多种生物共同利用同一资源而产生的相互竞争作用。当两种植物利用相同生态位维度的有限资源时，种间竞争就会发生，如对空间、阳光和水分等的竞争。在两个种群的竞争方面，许多学者做了很典型的试验研究。Tilman 等在研究了硅藻门的星杆藻（*Asterionella formosa*）和针杆藻（*Synedra ulna*）的竞争（图 9-2）。硅藻是单细胞藻类，需要有硅酸盐作为其细胞壁的原料。实验中同时测定了星杆藻、针杆藻的密度及其竞争资源（硅）变化。当两种藻细胞分别单独培养并不断加入硅酸盐时，藻细胞种群都生长良好，均能增长到环境所能支持的最大量（环境容纳量），而硅仍保持在较低浓度的水平上，环境中硅的利用率比较高。但两者对硅酸盐的利用还是有一定区别的，其中针杆藻比星杆藻利用硅更多，利用硅的能力更强，环境中保持的硅浓度更低。当把两者放在同一系统中培养时，由于针杆藻能使系统中硅的浓度降低到星杆藻所能生存和增殖的水平以下，竞争的结局是针杆藻将星杆藻从系统中排挤掉。

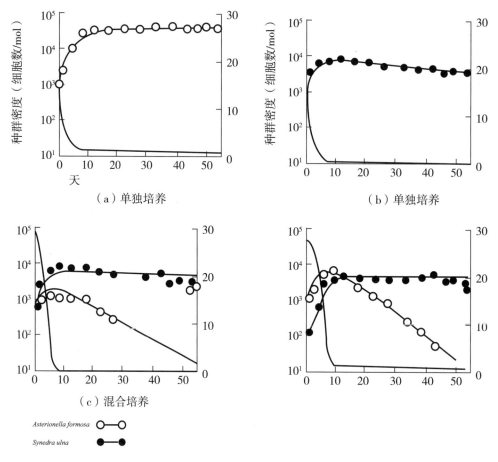

**图 9-2　两种淡水硅藻的竞争**

（a）*Asterionella formosa* 单独培养时建立一稳定种群密度，硅资源维持在低水平上。

（b）*Synedra ulna* 单独培养时，硅浓度更低。

（c）两种混合培养时，*Synedra ulna* 排挤 *Asterionella formosa* 而取胜。

## 三、他感作用

他感作用由德国科学家 Molish 于 1937 年首次提出，用以表达植物不同属、种间通过化学物质的相互作用。从作用效果考察，这种相互作用有相生、相克两个方面的含义，既包括有益的互相作用，如百合与玫瑰等，也包括抑制和有害的作用，如烟草对桑等。从作用对象来讲，他感作用有两种主要形式，既可以生存竞争的特殊形式体现为种间关系，也可体现为种内竞争的特殊形式。

### （一）他感作用的概念

某些活体植物（包括微生物）产生并以挥发、淋溶、分泌和分解等方式向环境释放化学物质而影响邻近伴生植物生长发育的化学生态学现象，称为他感作用（allelopathy）。起他感作用的化学物质即为他感物质，或称化感物质。当他感物质的供体和受体同属于一种植物时，产生抑制作用的现象称为植物的他感自毒作用（Allelopathicautotoxicity）。自毒作用是植物种内相互影响的方式之一，是种内关系的一部分，也是生存竞争的一种特殊形式。他感自毒作用是导致药用植物生产中连作障碍的主要因素之一。

一种植物释放的他感物质，根据作用对象或浓度不同，可能产生抑制效应，也可能产生促进效应。他感物质常见的有乙烯、香精油、酚及其衍生物、不饱和内酯、生物碱、配糖体等。他感物质往往是小分子植物次生代谢物质，且通过特定的途径进入环境，但植物间通过化学通讯激活防御机制的植物报警，或一些树木释放挥发物和氧化氮到大气中形成烟雾造成的环境污染，均不属于植物他感作用的研究范围。

### （二）他感作用的生态学意义

药用植物含有特定的生理活性物质，而这些物质又往往是植物的次生代谢物质，并分布在根、茎等药用植物的不同器官。这一特点与植物能产生他感作用是一致的，所以药用植物更易产生他感物质，从而发生他感作用。药用植物他感作用的供体和受体都是植物，他感物质主要用于影响自身或邻近植物的生长发育。

很多药用植物需要多年后采收，生长周期为几年甚至几十年。相对生长周期短的植物，这些植物不仅会因重茬导致连作障碍，还会随着植株生长年限的增加，不断向环境释放化感（自毒）物质。当土壤中有毒物质积累超出一定浓度时，就会严重影响药材的产量和质量，导致减产，甚至绝收。如人参、西洋参、地黄、三七等药用植物根系分泌物中可以通过影响土壤微生态环境，出现连作障碍，导致药材质量下降。另外，一些药用植物的药效成分也是该植物的化感自毒物质，在长期栽培及高产量高药效成分的品种选育过程中，这些小分子次生代谢物质很容易释放到环境中去，从而产生自毒作用，对自身的生长产生较大的毒害作用。因此加强药用植物他感和自毒作用研究，对指导栽培中药材的生产具有重要意义。

## 四、寄生与共生

两种生物在一起生活，一方因获得营养物质和居住场所而受益，另一方受害。受益的一方为寄生生物，营寄生生活，受害的一方为其寄主，或称宿主。两种生物共同生活在一起，相互依赖，彼此有利，倘若彼此分开，则双方或其中一方无法生存，这种生存方式称共生。寄生与共生是植物除自养生活之外的两种营养方式，也是种间关系中的重要形式。

### （一）寄生

寄生（parasitism）是指一种生物从另一种生物的体液、组织或已消化的物质中获取营养来维持其自身生存，一般不会杀死寄主，但可造成一定危害，生物之间的这种生存关系称为寄生关系。一般来说，寄生生物从较大的寄主组织中摄取营养物，是一种弱者依附于强者的生存关系，寄生生物可长期多次地摄取寄主的营养，一般不会导致寄主的直接死亡。有些药用植物就是寄生生物，如桑寄生在桑树的树干或枝条上；肉苁蓉寄生在梭梭根部；锁阳寄生在白刺根部；菟丝子可以寄生在多种植物的幼嫩茎或叶上等。病原微生物侵染药用植物导致植物病害发生时，病原微生物和药用植物之间也是一种寄生关系。

寄生植物根据光合作用能力可分为全寄生和半寄生两类。前者自身缺乏叶绿素，不能进行光合作用，其营养物质完全源于寄主植物，如菟丝子。后者自身具有叶绿素，能够进行光合作用，需要从寄主植物获取水分、矿质营养及部分有机物质养分，如桑寄生。许多植物对寄生生物的入侵有很高的敏感性，在受感染的细胞死亡后，其周围的细胞会产生植物抗生素，这是一类具有抗菌活性的分子量较小的物质，可以在受感染区积累起来，以抑制寄生生物的繁殖或扩散。

### （二）偏利共生

偏利共生（commensalism）是指两种个体之间一起生长，仅对一方有利或主要对一方有利的种间关系。例如，人参、黄精、黄连等药用植物自然生长在森林中，高大的乔灌木为他们起到遮阴庇护的作用，但林木受到他们的影响很小。又如石斛等兰科植物自然生长在乔木的枝杈上，使自己更易获得阳光，这些都被认为是对一方有利，对另一方无害的偏利共生关系。偏利共生是一种普遍存在的种间关系，也是得利一方在种群演化中最智慧、最有效的一种生态位偏移形式。

### （三）互利共生

互利共生（mutualism）是指不同物种的两个个体以一种紧密的物理形式生活在一起，且两者存在互惠的一种正向生态关系。互利共生可以分为兼性互利共生和专性互利共生。兼性互利共生的两物种的个体之间共存时互利互惠，但不是固定关系，可分可合，解除关系后均可独立存在，但合比分好；专性互利共生的两种生物属于永久性成对组合的生物，两者互利互生，其中一方或双方不可能独立生活，地衣就是真菌和藻类的共生体，地衣中的真菌分离后会死亡，甚至一些地衣中的藻细胞也不能独立生活。许多药用植物与菌类形成良好的共生关系，如天麻、石斛与某些真菌之间形成的共生关系等。另外，豆科植物和根瘤菌之间的共生、松属植物与菌根菌之间的共生关系也属于专性互利共生关系。

有花植物和传粉动物之间也存在着互利共生关系。大多数依赖动物传粉的植物的花，提供蜜或花粉以吸引传粉动物。依赖昆虫传粉植物的花蜜一般很丰富，成蜜是一种消耗，但植物由此却可以获得好处，不仅提高传粉效率，通过昆虫在同种植物不同植株间的采蜜还能增加种内远系繁殖的机会。许多植物在果实上投入相当大的能量，以吸引动物为其传布种子，采用的也是相同的策略。

## 五、种群间的相互作用对药用植物分布的影响

### （一）竞争对药用植物分布的影响

竞争可以发生在同种个体之间，也可以发生在异种个体间，为了争夺环境资源和生存空间，相互产生了对抗性的生存竞争关系。例如，苍耳（*Xanthium strumarium*）为伴人植物，曾长期为田间杂草，资源十分丰富。近年来同属物种蒙古苍耳（*X.mongolicum*）入侵，与苍耳的生境相同，蒙古苍耳由于植株高大，繁殖力强，迅速挤占生境，使我国中药苍耳历代沿用的植物苍耳几乎绝迹。

### （二）寄生对药用植物分布的影响

药用植物中有的类群就是以寄生或半寄生方式生长的。这些寄生药用植物的分布与寄主的分布密切相关，如传统中药桑寄生寄主为马尾松、橡胶、榕树、木棉等，仅分布在南岭以南，所以其基原植物又称为广寄生（*Taxillus chinensis*）。中药材槲寄生主要寄生于榆、杨、柳、枫杨、桦、梨等植物上，这些宿主植物主产我国北方，故槲寄生的基原植物别名又称北寄生（*Viscum coloratum*）。肉苁蓉（*Cistanche deserticola*）主要寄生在藜科植物梭梭（*Haloxylon ammodendron*）的根部，锁阳（*Cynomorium songaricum*）主要寄生于白刺根上，两者均限于荒漠或草原荒漠中盐碱地或海滨盐碱滩上。此外，檀香科植物檀香（*Santalum album*）、米面翁（*Buckleya henryi*）、百蕊草、菟丝子、无根藤（*Cassytha filiformis*），以及菌类植物麦角

（*Claviceps purpurea*）、竹黄（*Shiraia bambusicola*）等的分布也均受寄主分布的限制。

还有一些药用植物的寄生关系和生长过程比较奇特，如地蚕（*Cordyceps sinensis*）是植物寄生在动物上，其分布与其寄主昆虫蝙蝠蛾有关，一般生长在海拔 3000～5000m 的山地阴坡、半阴坡的草甸和稀疏灌丛中。五倍子为昆虫在盐肤木的叶上形成的虫瘿，其形成与分布受到角倍蚜及其第一寄主（越夏寄主）漆树科植物盐麸木、第二寄主（越冬寄主）提灯藓科植物的共同制约。

### （三）共生对药用植物分布的影响

共生关系是两个物种之间相互有利的共居关系。例如，根瘤菌与豆科植物根瘤之间就存在互利共生，根瘤菌从根瘤中获得水分、盐类、有机酸、糖类等，根瘤菌本身又供给根瘤含氮化合物，如甘草、黄芪等药用植物均有根瘤菌。有的高等植物与放线菌共生，也产生根瘤，如胡颓子、罗汉松等。很多兰科药用植物没有菌根就发育不良甚至完全不能发育。

真菌和藻类高度结合的共生复合体，构成了药用植物中一类特殊的类群——地衣。地衣要求空气清洁新鲜，尤其对 $SO_2$ 非常敏感，所以地衣很少在工业城市附近生长。一些药用地衣有其特殊的生境，如石耳（*Umbilicaria esculenta*）生于裸露的岩石上，尤其是硅质岩上，分布于我国中部及南部山地较高海拔的悬崖石壁上；松萝（*Usnea diffracta*）和长松萝（*U.longissima*）分布较广，可以在我国大部分地区生长，但由于其对海拔和生境有一定的要求，所以多生于深山老林的树干或岩壁上。

## 第三节 药用植物种群的动态

任何植物进入和占领新的地域，首先都要扩大其种群数量，建立适度而稳定的种群规模，之后其种群数量可出现规则（即周期性）或不规则的波动，也可能比较长期地表现为相对稳定的平衡。受物种自身原因或外界影响，种群数量有时会出现骤然猛增，也会出现急剧衰减，或种群经过长时期的数量下降后瓦解消失。研究药用植物种群的数量动态过程，对了解种群发生和发展规律、更好地利用和保护其药物资源等都具有极其重要的意义。

### 一、种群数量参数与动态模型

一个物种要在地球上繁衍生息，就需要有一定的同种个体数量，也就是说，种群是物种在地球上的存在形式。不同种群的个体数量是不同的，而且个体数量处在不断变化之中，这种变化称作种群动态。要了解和研究一个种群，必须先了解其种群动态。种群动态常常用一些统计学指标和参数来表达，形成种群统计学。若根据种群统计学运用的指标和参数来探索种群的演化规律，建立种群动态模型，不仅可描述种群的特征，还能比较准确地预测种群的发展趋势，对生态系统的维护、珍稀品种的保护和复盛，以及药用植物资源的充分利用等都有积极的影响。

### （一）种群统计学

种群统计学是对种群的出生和死亡、迁入和迁出、年龄和性别、存活周期等进行统计和研究的科学。统计学指标主要有种群密度、初级种群参数和次级种群参数等。种群密度是种群最基本的数量特征；初级种群参数是指直接影响种群大小的基本统计数据，包括出生率、死亡率、迁入率和迁出率等；次级种群参数是指由初级种群参数推导获得的、用于体现种群某方面性质的统计学数据或图、表等，如种群增长率、年龄结构、性比，以及生命表、存活曲线等。

**1. 种群的出生率和死亡率**　药用植物种群数量的变动，主要取决于种群内个体的出生和死亡的数量。因此，出生率和死亡率是影响其数量动态最重要的因素。

出生率（natality）指单位时间内产生的新个体数占原有个体数的比率（常用千分率表示）。可用生理出生率（physiological natality）和生态出生率（ecological natality）表示。生理出生率也称最大出生率（maximum natality），是种群在理想条件下所能达到的最大出生效率。生态出生率也称实际出生率（realized natality），是指在一定时期内，种群在特定条件下实际繁殖的个体数量比率。此外，种群的出生率也可以用特定年龄出生率表示，即指按不同的年龄或年龄组计算出的出生率，这样不仅可以知道整个种群的出生率，还可以了解不同年龄或年龄组在种群数量动态方面所具有的作用及存在的差异。

死亡率（mortality）指单位时间内死亡的个体数占原有个体数的比率（常用千分率表示），也可用生理死亡率和生态死亡率表示。生理死亡率是种群在最适条件下所有个体因老而死，即每一个个体都能活到该物种的生理寿命（physiological longevity）。生态死亡率也称实际死亡率，是指在一定条件下的实际死亡率，通常有部分个体不能活满生理寿命而死于衰老。死亡率一般以种群中每单位时间（如年等）每1000个个体的死亡数来表示。死亡率也可以用特定年龄组的死亡率来表示，因为处于不同年龄组的个体，死亡率具有一定差别。自然种群的死亡率往往是很难准确调查的，但如果能够标志种群中的一部分个体，然后观察被标志个体从 $t$ 时刻到 $t+1$ 时刻的存活个体数，就能推算出种群的统计学意义上的死亡率。

**2. 迁入率和迁出率**　迁入率和迁出率指单位时间内迁入或迁出某一种群的个体数占原有种群个体数的比率。因植物个体基本是固着生活，因此该参数常用于描述动物种群，植物种群使用较少。

**3. 增长率（growth rate）**　指单位时间内种群净增加的个体数占原有个体数的比率，是描述种群数量变化的重要指标。

$$增长率＝（出生率＋迁入率）-（死亡率＋迁出率）$$

植物种群常忽略迁入率和迁出率，可表示为：增长率＝出生率 - 死亡率

或：$r = b-d$

若：

$r = 0$，种群为零增长，种群数量保持稳定。

$r >$，种群为正增长，种群数量增加。

$r < 0$，种群为负增长，种群数量降低。

具有稳定结构的种群，在资源与空间不受限制，同种其他个体的密度维持在最适水平，环境中没有天敌，并在某一特定的温度、湿度、光照和食物性质的环境条件组配下，种群的最大瞬时增长率称为内禀增长率（$r_m$）。内禀增长率是物种的特征之一，是影响种群数量的内在原因。种群内禀增长率通常为正数，最大数值为1，即 $0 < r_m \leqslant 1$。

**4. 年龄结构**　种群的年龄结构（age structure）是指不同年龄组的个体在种群内的比例或配置情况。任何种群都是由不同年龄个体组成的，各个年龄或年龄组在整个种群中都占有一定的

比例，形成一定的年龄结构。不同的年龄或年龄组对种群的出生率有不同的影响，因而种群的年龄结构对种群数量动态具有很大影响。研究种群的年龄结构对深入分析种群动态及预测具有重要价值。

种群的年龄结构常用年龄结构图（图9-3）来表示，结构图基部代表最年轻的年龄组，顶部则代表最老的年龄组，宽度则代表该年龄组个体数量在整个种群中所占的比例，比例越大就越宽，比例越小就越窄。因此，从各年龄组相对宽窄的比较就可以知道哪一个年龄级别的种群个体数量最多，哪一个年龄级数量最少。

根据生物种群的繁殖特性，可以把一个种群分为3个主要的年龄组，即生殖前期、生殖期和生殖后期。根据不同年龄组所占比例可以把种群划分为3种主要的年龄结构类型，即增长型、稳定型和下降型，据此，可将种群的年龄状况绘制成年龄结构图。

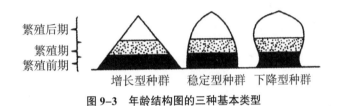

图9-3　年龄结构图的三种基本类型

对于一个正在迅速增长的种群来说，不仅出生率很高，后继世代的种群数量总是比前一世代多，年龄结构图形表现出下宽上窄的金字塔形，这就是一种增长型的年龄结构。增长型种群年龄结构图基部宽、顶部狭，表示种群中有大量幼体，而老年个体较少，种群的出生率大于死亡率。而下降型种群，年龄结构图呈倒金字塔形，基部比较狭、顶部比较宽，种群的幼体比例减少而老年个体比例增大，种群的死亡率大于出生率。稳定型种群，结构图形状和老、中、幼年个体比例介于前两者之间，出生率与死亡率大致平衡，种群稳定。

不同药用植物的生殖期和生殖前期有很大差异，如杜仲、银杏等木本植物，生殖前期较长，生殖期更长，可以长达几十年。一年生草本植物生殖前期较短，一般只有几个月，生殖期更短。多年生草本药用植物，其生殖前期和生殖期差异都很大，如夏枯草（*Prunella vulgvris*）的生殖前期为2年，乌拉尔甘草（*Glycyrrhiza uralensis*）为3～5年。一般来说，被子植物的寿命与生殖前期之比值约为10∶1。生殖前期比较短的植物，寿命也短，而生殖前期长的种类，寿命和生殖期都比较长。

**5. 性比**　有性生殖是大部分高等动、植物繁衍种族的主要形式。种群中雌、雄个体分别占种群个体总数量的比例即为性别比率，简称性比。被子植物的花以两性花为主，兼具雄性和雌性，因此性比参数仅用于研究雌雄异株的植物种类，如大部分苔藓植物、大部分裸子植物和少数被子植物，如葫芦科、大麻科的一些种等。

为了表示种群中雄性和雌性个体所占的比例，常将年龄结构图分成左右两半，分别表示雄性和雌性的年龄结构。

**6. 生命表和存活曲线**　生命表（life table）是表示植物种群个体数生存动态的一个统计表。简单的生命表只根据各年龄组的存活或死亡数据编制，综合生命表则包括新出生个体的数据，从中可以估算出种群的增长率。

Conell在1970年对某岛上1959年出生并固着在岩石上的所有藤壶（*Balanus glandula*）进行逐年的存活观察，其结果见表9-2中的$x$和$n_x$栏，到第9年全部死光。生命表中符号的含义：$x$ 为按年龄的分段；$n_x$ 为 $x$ 期开始时的存活数；$l_x$ 为 $x$ 期开始时的存活分数；$d_x$ 为从 $x$ 到 $x+1$ 的死亡数；$q_x$ 为从 $x$ 到 $x+1$ 的死亡率；$e_x$ 为 $x$ 期开始时的生命期望或平均余年。

表 9-2　藤壶的生命表

| 年龄 $x$ | 存活数 $n_x$ | 存活率 $l_x$ | 死亡数 $d_x$ | 死亡率 $q_x$ | $L_x$ | $T_x$ | 生命期望 $e_x$ |
|---|---|---|---|---|---|---|---|
| 0 | 142.0 | 1.000 | 80.0 | 0.563 | 102 | 224 | 1.58 |
| 1 | 62.0 | 0.437 | 28.0 | 0.452 | 48 | 122 | 1.97 |
| 2 | 34.0 | 0.239 | 14.0 | 0.412 | 27 | 74 | 2.18 |
| 3 | 20.0 | 0.141 | 4.5 | 0.225 | 17.75 | 47 | 2.35 |
| 4 | 15.5 | 0.109 | 4.5 | 0.290 | 13.25 | 29.25 | 1.89 |
| 5 | 11.0 | 0.077 | 4.5 | 0.409 | 8.75 | 16 | 1.45 |
| 6 | 6.5 | 0.046 | 4.5 | 0.692 | 4.25 | 7.25 | 1.12 |
| 7 | 2.0 | 0.014 | 0.0 | 0.000 | 2 | 3 | 1.50 |
| 8 | 2.0 | 0.014 | 2.0 | 1.000 | 1 | 1 | 0.50 |
| 9 | 0 | 0 | | | 0 | 0 | |

各栏的关系：$lx = n_x/n_0$；$dx = n_x - n_{x+1}$；$q_x = d_x/n_x$；$e_x = T_x/n_x$；$L_x$ 是从 $x$ 到 $x+1$ 期的平均存活，即 $L_x = (n_x + n_{x+1})/2$；$T_x$ 则是进入 $x$ 龄期的全部个体在进入 $x$ 期以后的存活总个体一年值，即

$$T_x = \sum_{x}^{\infty} L_{x0}$$

如 $T_0 = L_0 + L_1 + L_2 + L_3 \cdots\cdots$，$T_1 = L_1 + L_2 + L_3 + \cdots\cdots$

进一步将生命表中的参数进行分析和归纳，以年龄为横坐标、存活个体数或存活率为纵坐标作图，得到的曲线称为存活曲线（survivorship curve）（图 9-4），可表示随年龄增加，种群存活个体数的变化情况。

存活曲线有三种基本类型，直观地表达了生物种群中个体的存活过程：①Ⅰ型：凸型存活曲线，表示种群接近于生理寿命之前，只有个别个体死亡，几乎所有个体都能达到生理寿命。②Ⅱ型：对角线型存活曲线，表示各年龄期的死亡率是相等的，大多数生物属此类。③Ⅲ型：凹型存活曲线，幼体期死亡率很大，存活曲线骤然下降，但在度过此期以后，死亡率就降低且相对稳定。

药用植物的存活可以用种子的萌发百分数和实生苗的存活百分数来表示，有些研究者还考虑到了由于干旱、疾病和虫害等各种原因所造成的树木或灌木的死亡率。大多数植物种群的世代互相重叠，要想获得一个同龄群组是不容易的。特别是有些

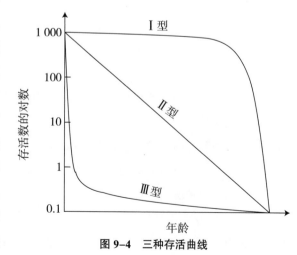

图 9-4　三种存活曲线

植物的种子具有长时间休眠的特性，可多年在土壤中保存下来，所以获得一些同年龄的种子萌发形成的个体也是十分困难的。运用植物构件理论解决相关种群统计学的问题，如芽种群、同龄枝种群研究等，有时候会取得有意义的结果。

### （二）种群数量的增长模型

研究种群的动态过程，常利用数学模型。数学模型是一个借助于数学符号来描述种群特征或数量依存关系的数学结构，以解决种群性质提炼和动态预测等各种各样的实际问题，常用种群各数量参数之间关系的数学表达式表示。建立植物种群动态数学模型的目的，在于阐明自然种群动态的规律及其调节机制，帮助理解各种生物的和非生物因素是怎样影响植物种群数量变化的。受物种生物学特性和环境的影响，不同物种的种群动态具有不同的规律性。生物种群动态模型的研究，近年来有了较大发展。根据种群数量增长变化趋势，种群的增长模型一般可分为几何级数增长、指数增长和逻辑斯谛增长等几种类型。

**1. 种群的几何级数增长**　对于一年生植物，一个世代只生殖一次，在每个个体的出生率和死亡率固定不变的条件下，种群数量呈几何级数增长，可采用几何级数增长（geometric growth）模型来描述种群的数量动态。假定平均每个个体出生 $R_0$ 个后代，那么，它就是每个世代的净生殖率，因此：

$$R_0 = N_{t+1}/N_t$$

即 $t+1$ 世代个体数量与 $t$ 世代个体数量的比值，或写为：

$$N_{t+1} = R_0 N_t$$

由此我们可以看到，第一世代的种群数量为：

$$N_1 = R_0 N_0$$

第二世代的种群数量为：

$$N_2 = R_0 N_1$$

或

$$N_2 = R_0^2 N_0$$

一般说来，第 $t$ 个世代的种群数量为：

$$N_t = R_0^t N_0$$

如果 $R_0 > 1$，种群数量就增长。例如，若 $R_0 = 2$，$t = 4$，那么 $N_4 = 16N_0$；如果 $R_0 < 1$，种群数量就下降；如果 $R_0 = 1$，种群数量将保持不增不减。当 $R_0$ 大于 1 时，种群的增长趋势呈 J 字形，即种群数量在开始时增长很慢，以后当种群基数很大时就增长得很快。值得特别注意的是，世代不重叠的生物，每一个世代的种群数量变化不是连续的，而是呈跳跃式的，这种方式称世代离散（discrete generation）。但是，有很多生物一生可以繁殖多次，即在一个成熟的群体中，有两个以上的世代个体同时存在的现象，称为时代重叠（generation overlapping），如很多乔木每年均可繁殖一次，种群中多个年龄组个体并存。在这种情况下，我们可以把在一定时期内（如 1 年、1 个月或其他的一个时间单位）的增长率看成是周期增长率（fine rate of increase），并用符号 $\lambda$ 代表。这样，种群在某时刻的数量就可表示为：

$$N_{t+1} = \lambda N_t$$

其中，$t$ 代表一个时间单位，正如离散世代一样，在经历了许多时间单位以后，种群数量可以表达为：

$$N_t = \lambda^t N$$

无论是室内实验还是在田间观察都能发现，很多种群在一个新生境定居以后或通过了瓶颈期（bottleneck period）以后，其种群增长形式接近于几何级数增长。

**2. 种群的指数式增长**　有些生物可以连续进行繁殖，没有特定的繁殖期，在这种情况下，种群的数量变化呈指数增长（exponential growth），可以用微分方程表示：

$$dN/dt = (b-d)N$$

其中，$dN/dt$ 表示种群的瞬时数量变化，$b$ 和 $d$ 分别为每个个体的瞬时出生率和瞬时死亡率。在这里，出生率和死亡率可以综合为一个值，即 $r = b-d$。

其中 $r$ 值就被定义为瞬时增长率，因此种群的瞬时效量变化就是：

$$dN/dt = rN$$

显然，若 $r > 0$ 种群数量就会增长；若 $r < 0$ 种群数量就会下降；若 $r = 0$ 种群数量不变。

需要说明的是，当种群呈指数增长时，$r$ 就是每个个体的增长率。通过对方程的运算，就可以计算出每个个体的增长率，并说明种群中每个个体的增长率是独立于种群数量之外的参数，是种群内在的适应性、繁殖能力等性质的体现。通过对方程的运算，就可以计算出种群动态过程中任一时刻的个体数量。例如，图 9-5 是 4 个不同 $r$ 值的种群数量增长曲线，其中有两个 $r$ 值大于零、一个等于零、一个小于零。

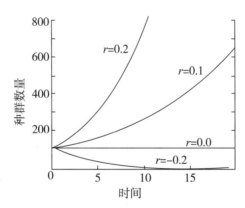

**图 9-5　当种群的起始数量为 100 时，4 个不同 $r$ 值的种群增长曲线**

从图中可以看出，种群的数量变化是连续的，因此增长曲线是平滑的，且随 $r$ 值变化曲线呈现不同的增长趋势。如果 $r = 0$，种群数量稳定不变；如果 $r < 0$，种群数量呈减少趋势，初期减少较快，以后减少缓慢并逐渐接近零水平；如果 $r > 0$，种群数量呈增长趋势，初期增长缓慢，后期急剧增加，如果 $r$ 值较大，增长曲线接近 J 形。典型的指数增长曲线呈 J 字形。

**3. 种群的逻辑斯谛增长**　由几何级数增长模型和指数增长模型的性质可以知道，只要 $R_0$ 和 $\lambda$ 大于 1 或 $r$ 值大于零，随着时间延长种群数量就会不断增长，即增长可以无限持续。现实世界中，因为种群的数量总会受到食物、空间和其他资源量的限制，或受到其他生物因素的制约，所以种群数量的增长是有限的，这是种内竞争和种间竞争的直观反映。种群的每年出生率和每年死亡率都随着种群密度的变化而变化，种群密度大时，种群内个体之间竞争资源也就更为激烈，这种由环境资源所决定的种群限度就称为环境负荷量（carring capacity），又称环境容纳量，用 $K$ 值表示，即某一特定环境所能维持的种群的最大数量。在一些简单试验中，环境负荷量的大小一般与食物直接相关。对自然种群来说，环境负荷量的大小主要是由环境资源水平高低所决定的。

为了研究自然界植物种群的增长，人们常常采用密切监测新定居到一个地方的种群数量变化的方法。有些种群的数量增长主要是受空间限制，一旦生长的空间被占满，种群密度就不再增加了。一般情况下，如果种群密度低于 $K$ 值，种群数量就会继续增加，种群数量一旦按近了环境负荷量，种群增长就会受到限制，如果种群密度超过了 $K$ 值，种群增长率就会下降，当种群大小等于环境负荷量的时候，种群就会停止增长，此时种群数量就不再发生变化。为了反映这种群动态特征，可将环境负荷量（$K$）引入种群增长方程，同时必须在指数增长方程中引入一个包括 $K$ 的新参数，以描述上述种群的数量增长过程，即：

$$\frac{\mathrm{d}N}{\mathrm{d}t} = rN\left(\frac{K-N}{K}\right)$$

这就是著名的逻辑斯谛方程，其中，$\mathrm{d}N/\mathrm{d}t$ 是种群的瞬时增长量，$r$ 是种群每年增长率，$N$ 是种群大小，$(K-N)/K$ 是新引进的参数，称为逻辑斯谛（logistic）系数。当 $N > K$ 时，$(K-N)/K$ 是负值，种群数量下降，当 $N < K$ 时，$(K-N)/K$ 是正值，种群数量上升；当 $N = K$ 时，$(K-N)/K = 0$，此时种群数量不增不减。由此可见，逻辑斯谛系数对模型描述的种群数量变化具有很好的限制作用，使计算出的种群数量总是趋向于环境负荷量，形成一种 S 形的增长曲线。

由图 9-6 中的数据说明，种群现存数量如果高于 $K$ 时就会逐渐下降，低于 $K$ 时就会上升，所以 $K$ 值就是种群在该环境条件下的稳定平衡密度（stable equilibrium density）。此方程中的两个参数 $r$ 和 $K$，已作为生态学中非常重要的概念，应用在生物进化对策理论中，即"$r$ 对策"和"$K$ 对策"，在林业、渔业、牧业等领域，研究种群相互作用和确定最大持续产量时得到广泛应用。

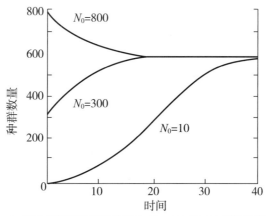

**图 9-6　当种群的起始数量分别为 10、300 和 800 时的种群动态**

对逻辑斯谛增长模型进行分析可以发现种群动态变化的两个特点。一方面，从种群个体考察，种群中每个个体的增长率可按下式计算，即：

$$\frac{1}{N}\frac{\mathrm{d}N}{\mathrm{d}t} = r\left(\frac{K-N}{K}\right)$$

当种群密度很低时，

$$\frac{1}{N}\frac{dN}{dt} = r$$

此时种群呈指数增长；当种群数量（$N$）增加到接近环境负荷量（$K$）时，增长率便下降并接近于零，种群数量也就不再增加了。

另一方面，种群的瞬时增长量和每年增长率是不同的，可以通过计算在不同赋值时的 $dN/dt$ 值得到证实。显然，$dN/dt$ 值在 $N = 0$ 和 $N = K$ 时最小，在 1/2 时最大，即在种群中等密度时种群的瞬时增长量最大。由此可见，种群的最大增长量出现在 $N = K/2$ 时，此时的种群密度正处在种群增长曲线由凹到凸的接点上，这一现象对寻求药用植物可持续最大利用量至关重要。

利用下述方程式，我们可以求出药用植物种群在逻辑斯谛增长过程中，某时刻（$t$）的种群数量，即

$$N_t = \frac{K}{1+(\frac{K}{N_0}-1)e^{-r \cdot t}}$$

式中，$N_0$ 是种群起始数量。任何时刻的种群数量都可按此方程式来计算。这是逻辑斯谛增长（logistic growth）模型的另一种表达。典型的逻辑斯谛增长曲线呈 S 形。

在实验室内，用酵母所做的试验表明，种群在受控试验条件下的增长过程，一般都表现出一种简单的 S 形曲线。图 9-7 是酵母种群在人工培养条件下的增长曲线，它与逻辑斯谛增长曲线完全一致。试验观测值与逻辑斯谛理论曲线能够吻合得如此好，说明逻辑斯谛模型是预测种群数量动态的一种有效的工具。

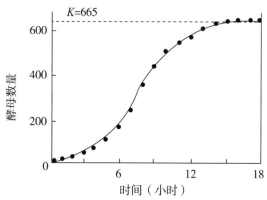

图 9-7　酵母实验种群的增长曲线与逻辑斯谛曲线相吻合（引自 Pearl，1927）

自然界中，生物的生物学特性多种多样，其生存环境条件也千变万化，用逻辑斯谛方程作为工具对生物种群数量动态过程进行描述，常受到多种限制。在采用逻辑斯谛增长模型对药用植物种群动态过程进行描述时，应特别注意以下三方面的问题。首先，种群应具有稳定的年龄结构。因为逻辑斯谛模型假设种群在开始增长时的（$K-N$）/$K$ 接近其增长速度，几乎等于 $R_0$，但作为种群增长率的 $r$ 只有在种群的年龄分布处于稳定状态时才能实现。因此，如果要进行逻辑斯谛增长实验，就应当选用年龄分布大体稳定的种群。其次，种群密度与种群增长率之间应存在线性关系，以保证模型的准确性。最后，种群密度对增长率的影响是瞬时起作用的，不存在任何时滞，但对于具有复杂生活史的生物来说，种群密度的变化马上反映在种群增长率上似乎又是不太可能的，所以研究其种群动态时，需要对数据进行认真分析和研究，以寻求内在的

规律，排除干扰。

种群在资源和空间条件极大丰富的环境中生存时，其个体数增加是不受种群密度限制的，称为非密度制约型种群增长。几何级数增长和指数增长模型描述的种群均属于非密度制约增长型，即与密度无关的种群增长模型。逻辑斯谛增长模型描述的种群，其瞬时增长量与此时的种群密度直接相关，且随着种群密度的变化而变化，这种方式称为密度制约型种群增长。密度制约的本质是环境中的生物因子和非生物因子对种群增长的限制，如生存空间有限、食物或水分不足，以及生物捕食等，使种群很难以内禀增长率的理想状态扩增种群。妨碍生物潜能（内禀增长率）实现的环境因子的总和称环境阻力（environmental resistance），在种群增长函数曲线中位于 J 字形和 S 形曲线之间（图 9-8），逻辑斯谛系数（$K$-$N$）/$K$ 可以作为环境阻力数学表达的一种形式。

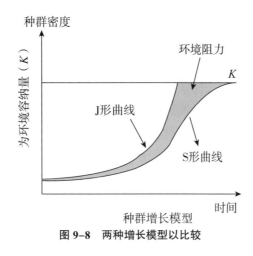

图 9-8　两种增长模型以比较

历史上，种群数学模型多用于对动物种群的研究，近几十年来植物种群动态的模型研究也有了很大进展。植物种群有下列四个特点，它直接影响着植物种群动态模型的建立，使其与动物种群动态模型有明显的不同，在研究药用植物种群数量模型时应予以充分注意。

（1）植物是自养性生物，绝大部分植物都需光能、水分和矿质营养等共同的资源。自然条件下，都有几种、几十种甚至上百种植物在同一群落中同时依赖于这些营养物质，它们在自养性上没有什么区别，不同植物对营养的需求差异不大，个体之间对营养的竞争十分激烈。营养竞争是其环境阻力的重点要素。

（2）植物是定居的生物，获取的资源都局限于定居地周围，物种间的相互作用都具有空间局限性的特点。植物种群动态在本质上也与空间有密切关系，或者说植物种群的平均增长率是空间分布的函数。另外，生态环境的空间异质性对于植物种群的生存具有很大影响，甚至在小尺度空间环境的异质性对某个个体的生长都会产生重要影响，如对种子发芽和幼苗生存的影响等。空间竞争也是其环境阻力的重要部分。

（3）植物的生长具有可塑性。首先，不同植物植株的生物量相差很大。其次，不同物种产生种子的数量相差悬殊，有时可以达到几倍到十几倍。此外，种子往往以母株为中心向四周散布，不同物种散布能力差异很大。这些差异对不同种群的规模和种群增长率均具有较大的影响。

（4）许多植物具有营养繁殖的能力，由无性繁殖形成的不同个体，具有相同的基因和相似的表型，位于接近的空间位置，存在更为激烈的资源竞争现象。例如，甘草具有利用地下茎进行无性繁殖的特性，一粒种子形成的一株母株，几年以后通过地下茎的扩展，在其周围几米甚至十几米范围内又会形成几株甚至十几株具有独立生存能力的子植株，而这些植株在有限的环境内利用着完全相同的资源。

## 二、药用植物种群的调节

研究药用植物种群动态和调节，目的在于了解药用植物种群的变化特点，更好地利用和保护资源，使其更好为地人类健康服务。

### （一）自然种群的数量变动

一种生物进入和占领新栖息地，首先要经历种群增长并建立种群，以后可出现规则的或不规则的、周期性或非周期性波动。适宜的种群往往能长期保持相对稳定；种群不能适应环境时，会出现逐渐衰落，直至灭绝；有些种群会因特殊条件的出现而数量骤然猛增，称为大发生，也有的种群数量会骤然减少。受物种生物学特性和环境条件的影响，自然种群数量在同一年的不同季节、不同年度间均会发生变动。

**1. 不同季节种群数量的变化**  通常种群数量在不同季节会有很大的波动。我国北方的一年生药用植物，春季种子萌发形成大量幼苗，受种内和种间竞争以及干旱等环境胁迫和病虫害的影响，有相当一部分幼苗不能成长为成熟的植株，进入秋季后成熟的植株又相继死亡。例如，对一年生草本植物北点地梅种群 8 年的观测资料说明，每平方米籽苗数为 500 株和 1000 株时，每年死亡的数量分别为 30% 和 70%，但至少都会有 50 株以上存活到开花结实并产生种子，以保障来年相似规模的种群稳定出现。

**2. 年度间种群数量变化的波动**  种群数量的年度间变动，有的是规则的周期性波动，有的是不规则的非周期性波动。动物种群年度间波动的研究比较多，植物种群资料比较少，药用植物的报道更少。现有的种群动态长期记录显示，大多数植物成株数量的年度间变动相对较小，即便哪些年份出现明显变化，也多属于不规则的波动，而有的动物种群会有年度间规律性的波动。如根据近年来的资料显示，我国黑龙江伊春林区的小型鼠种群数量明显呈 3～4 年的周期性变化，每遇高峰年的冬季就造成林木的大量危害，尤其是幼林期，周期性恰与红松结实的丰收周期相一致。根据以鼠为主要食物的黄鼬的每年毛皮收购记录，证明黄鼬也有 3 年的周期性变化，但高峰比鼠晚 1 年，两者互为因果。

**3. 种群大发生和生物入侵**  种群大发生又称种群爆发，往往与生物入侵相伴发生，具不规则或周期性波动的生物都可能出现种群大发生。例如，贯叶金丝桃（*Hypericum perforatum*）又称贯叶连翘，是我国传统的中药材之一，药用历史悠久，广布于欧亚大陆，但早年在美洲并无分布。在过度放牧的草场上，牛羊喜食的草本植物减少后，贯叶金丝桃就会大量生长，牲畜取食少量贯叶金丝桃时，会刺激口舌，降低食欲，大剂量啃食则导致牲畜死亡，危害明显。据报道，贯叶金丝桃 1904 年被带入美国加州北部，由于当地没有天敌，贯叶金丝桃在新居地也不受密度制约，很快就大量繁殖，形成物种入侵和种群大发生，到 1944 年，其侵入面积扩展到 80 万公顷，用化学药物虽能杀死它，但投资巨大。后来有人引进双金叶甲对其进行控制，该叶甲的幼虫啃食贯叶金丝桃叶基，使其次春不能长叶，于是植株根不能贮存营养物，3 年后在干旱夏季中贯叶金丝桃全部死亡。近年来，紫茎泽兰在我国西南地区形成生物入侵，该植物侵入之处会形成密集的单种群优势群落，出现种群大发生，对原生生境中的物种造成严重威胁。我国南方水网地区水葫芦种群的大发生，也是植物种群爆发的实例。

**4. 种群衰落**　当种群长久处于环境胁迫、人类过度开发利用，或栖息地被破坏的情况下，其种群数量会出现持久的下降，即种群衰落，最终甚至灭亡。如过度开发导致铁皮石斛等多种药用植物种群处于濒临灭绝境地；在我国已经很少能找到野生人参；三七的野生种群在我国可能已经消失等。药用植物种群衰落和灭亡的速度在近代呈急剧增加的趋势。究其原因，首要的是过度采挖利用、植被和生态环境的破坏，以及农业垦殖等。种群的持续生存，不仅需要有保护较好的生态环境，而且要有足够的种群规模和最佳的种群密度。

### （二）药用植物种群的调节机制

植物种群能长期维持在稳定的水平上，或呈现出一定程度的规律性波动，称为种群平衡。在没有人为干扰和生态环境剧烈变动的条件下，多年生药用植物种群的数量一般较为稳定；一年生草本植物种群的数量因受气候等环境因素的影响比较大，年度间变动较大，在同一地区不同年份之间其自然种群可以相差几倍以上，但仍可以通过自我调节机制维持种群在该地区的存在。

种群数量变动是由个体的出生和死亡数量决定着，所有影响出生率和死亡率的物理和生物因子都对种群的数量起着调节作用。从自然选择的意义上来讲，种群的数量变动实际上是物种适应多因素的综合作用，进而发展起来的自我调节能力的整体表现。

自疏和他疏是种群自我调节的典型形式，常发生在有密度制约的种群中。自疏是指同一种群的生物随着年龄的增长和个体的增大，部分个体自然死亡，种群密度降低的现象。发生自疏现象的植物种群个体越大，密度越低，个体越小，密度越高。而单位面积的总产量是恒定的，即单位面积的生物量与密度无关。资源的可利用率决定了种群最终的生物量，这一规律称为"产量恒值法则"。他疏是指不同植物的种群之间，因其中某一种群密度增加或个体增大，引起另一种群个体死亡的现象。发生他疏现象的植物种群间竞争关系显著，根本原因也是各个种群分享的环境资源的可利用率限制了不同植物生物量的总和。

$K$对策和$r$对策也是种群根据物种自身生物学特性在进化过程中逐渐形成的种群调节机制。一些生物生活在气候稳定、很少有难以预测的天灾的环境中，种群密度会很高，个体间竞争激烈，但物种数量能达到或接近环境容纳量$K$，这种种群调节和环境适应形势称为$K$对策。采取$K$对策的生物往往个体大，种间竞争能力强，但种群繁殖率低，遭受激烈变动或种群衰退后，返回平衡水平的周期比较长，变数大，种群容易走上灭绝。另一些生物生活在气候不稳定、难以预测的天灾多的环境中，种群密度很低，基本没有种间竞争，增殖率高，使种群数量经常处于增长状态，故称为$r$对策。采取$r$对策的生物通常个体小，寿命短，存活率低，但具有较高的生殖率和较大的扩散能力，适应多变栖息环境的能力强，种群数量经常出现大起大落。

由于影响种群数量变动的因素很多，种群调节机制的研究难度比较大。多年来，生态学工作者提出了许多有关生物种群调节的理论，如气候学说、食物作用学说、病理效应学说、遗传调节学说等。这些学说尚没有形成完善的种群调节理论，但对开展种群调节研究的思路和方法具有很好的借鉴和参考价值。

# 第四节　药用植物种群的遗传与演化

植物种群在植物分类学中也称为居群，系指生长在同一区域、形态特征相似的植物，或生长在一个特定地区的极其相似的植物。从种群的遗传结构来看，它们并不是一个简单的集合，而是指个体之间能够相互配合并能产生可育后代的集合体。种群的所有成员共有一个基因库，种群内部个体之间通过相互配合，按一定规律将基因和性状由上一代传递给下一代。因此，同一种群内不同个体可以有不同的基因组合，但是种群总体所包含的基因总数是一定的。种群内的遗传、变异是植物种群生存和演化发展的基础，也是生态学研究的重要内容之一。

## 一、种群遗传和变异概述

### （一）基因和基因型

孟德尔解读其遗传学实验现象和本质时所用的"遗传因子"概念，1909 年被命名为基因（gene，简写为 G）。细胞遗传学认为基因是一个具有自我复制能力，可发生重组、突变的基本功能单位。现代科学实验证明它是一个微小的核苷酸片段，大多数生物是 DNA，某些病毒是 RNA，其核苷酸序列蕴含着生物遗传信息。生物所具有的形态、生理和生化等生物学特征，在世代间传递的过程中都是通过基因携带的遗传信息完成的，生物任何形态和生理上的变异，必然是核酸片段上核苷酸顺序出现突变或遗传信息表达差异的结果。

种群中每一个体的基因组合称为基因型（genotype），基因型是生物性状表现的内在控制因素，可以通过杂交试验进行检验。在遗传过程中，具有不同相对性状的基因，一对基因与另一对基因的分离和组合是互不干扰的，各自分配到配子中去，并在配子中自由组合。如将一个亲本是黄色子叶、圆粒种子的豌豆与一个绿色子叶、皱粒种子的豌豆进行杂交时，子叶的颜色和种子的光滑程度两对基因不会相互干扰。不同基因自由组合现象的细胞学基础是，所研究的两对基因位于不同的染色体上。

一般来说，一个种群多个性状的分离，会创造出非常庞杂的基因的组合。一对等位基因的差异可以产生 3 种基因型，2 对等位基因差异可产生 9 种基因型，$n$ 个等位基因的差异所产生的基因型数，可以用以下公式表示。

$$基因型数 = [\frac{r(r+1)}{2}]^n$$

式中：$r$ 为一个基因的等位基因类型，$n$ 为独立的基因数目。

由此可见，一个种群中存在的基因型理论上是多种多样的，但在自然界中，由于物种染色体组基数限制了基因的自由组合，某些基因组合形成的子代无活力，以及自然选择对一些基因型个体的剔除等，实际存在的基因型要少很多。

### （二）基因表达与环境的关系

基因通过调控表达，可以产生不同质和量的蛋白质分子，从而形成不同的代谢体系，分化成不同功能的细胞，组成各种不同形态和生活习性的生物体，生物这一切基因型的外在表现称为表现型（phenotype，简写为 P）。例如，植株表现出来的性状是高还是矮，花朵是红色还是白色，叶片形状是椭圆形还是披针形，光合作用速率是高还是低，这些都是可以通过观察或用物理、化学的方法进行鉴别。基因表达经过调控可以产生分子水平、代谢水平、细胞水平和个体水平表现型的变化。生物体内的酶是基因表达的直接产物，利用同工酶分析可以直接判断基因的存在状况，但这也仅仅是一种分子水平的表现型，不能代表生物个体的基因型。在理论研究中，植物的基因型是可以利用表现型推测出来的。

各种药用植物都有其适宜的生长环境，各种性状特征和药用活性成分的积累，也必须在特定环境条件下才能表现出来，但不同的环境条件有可能使性状产生差异。例如，在新疆生长的乌拉尔甘草与内蒙古相比，植株的性状和化学成分组成等方面具有一定差别，化学成分的差异可在指纹图谱上明显辨别出来，这些现象就是基因型和环境相互作用的结果。相同基因型因环境条件的限制和影响下，在生物个体中呈现出不同的表现型，称为环境饰变（environmental modification，简写为 E），在植物学研究中称为生境饰变，指由生境引起的生物表型上任何不能遗传的变化，故也称非遗传性变异。自然环境条件千差万别，对生物造成的环境饰变也是多种多样的，往往给植物分类造成很多麻烦。生物基因型和表现型的关系可以用下式表示：

$$表现型＝基因型＋环境饰变$$

或：

$$P = G+E$$

一般情况下，生物性状是由多基因决定的；反之，一个基因也会影响许多性状。因为生物体生长发育过程中的各种生理和生化过程都是互相联系和相互制约的。基因通过生理生化过程影响性状，所以基因的作用也必然是相互联系和相互制约的。基因对性状的控制，除了与环境有关之外，也受基因与基因之间相互关系的影响。任何外部环境条件都可以在一定范围内发生变化，因而饰变作用千差万别，导致表现型因物而异。但是个体的基因型是在其亲代配子受精时就已经确定了的，除非之后发生了遗传物质的突变。

（三）基因型频率和基因频率

任何一个生物种群的基因库都是由它所包含的各种不同比例的基因型所组成的，在一个种群内，每个基因型所占的比例称为基因型频率（genotypic frequency）。个体的基因型是由父本与母本在受精过程中传递的基因决定的。它的频率可以从杂交后 $F_1$ 所占表现型比例推算出来，目前还是理论推论。在种群中不同基因所占的比例，称为基因频率（gene frequency），是由基因型频率推算出来的，也是个理论值。基因频率是决定一个种群性质的基本因素，当环境条件和遗传组成不变时，基因频率通常也不会改变。

例如，纯合亲本 AA 和 aa 个体，在杂交中各自将等位基因 A、a 传递给杂交一代 $F_1$，$F_1$ 的基因型就是 Aa，为杂合体；$F_1$ 自交减数分裂时基因 A 和 a 分离，在杂交二代 $F_2$ 中自由组合，构成 $F_2$ 不同个体的基因型就有 AA、Aa 和 aa 等 3 种类型。从亲代到 $F_1$、$F_2$ 个体，基因型发生了改变，但基因 A 和 a 在每一代中都只是重复复制，一代一代地向下传递，并没有改变（除非发生了基因突变）。这就是孟德尔群体的基本特征，也是种群遗传结构的特征。

（四）影响基因频率变化的因素

不论是自然的还是栽培条件下的植物种群，完全保持基因频率不变的条件是没有的。种群的基因突变、自然选择和遗传漂移等都会使种群基因的频率发生变化。人工种群中品种选育的基本手段很多也是从改变种群相关基因的基因频率下手的。基因突变和自然选择是自然种群基因频率改变的主要原因。

**1. 基因突变**　生物自然种群中，基因突变是影响种群基因频率改变的重要因素。所谓基因突变，是指承载生物遗传信息的基因自然发生了变化，如核酸片段上核苷酸种类、顺序发生变化或某些片段发生缺失等。基因突变对于种群遗传结构组成的改变有着重要的作用，它提供了自然选择的原始材料，没有突变自然选择也就无从发生。一般情况下，多数生物的基因都具有很低的突变率。

**2. 自然选择**　每个基因都制约着生物体的形态特征、组织结构及生理特性，而这些特征又在一定程度上影响个体的生存竞争力和繁殖力，所以自然选择对基因频率的改变有着很重要的意义。自然种群中那些具有竞争力低基因和基因型的个体，死亡率一般比较高，通过不均等的死亡率，这些基因或基因型在种群中所占的频率将会逐渐降低。

另外，在种群的发展过程中，出现适应于环境的突变类型对基因频率的改变是很重要的，但如果该基因型个体的生育能力不高，不能产生更多的后代，也不能在种群的基因频率中占优势。因此，只有那些既适应环境条件，又有较高生育率的基因型个体大量增加才有可能改变整个种群的基因频率。

**3. 遗传漂移**　通过自然选择促使生物的适应性得到保存和改进，优越基因的基因频率会逐渐提高，这是生物演化的主要途径和方向。但在一个较小的种群里，由于个体间位置疏远造成物理隔离，隔离个体之间不能充分地随机交配，种群内基因也就难以实现完全自由分离和组合，易使基因频率产生偏差，这种偏差不是由于突变和选择所引起的，而是由于小种群中基因分离和组合时遇到阻隔作用而产生的误差所引起的，其结果就可能将那些中性的或无利的性状在种群中继续保持下来，并导致种群中相关的基因频率发生变化。当一个种群中的生物个体的数量较少时，下一代的生物容易因为一些个体没有产生后代而使其等位基因失传，因此和上一代有不同的基因频率，这个等位基因可能在经过一个以上的世代后在种群中消失，或这个等位基因之外的其他基因失传而使该基因成为唯一的等位基因，这种基因频率在小的种群中随机增减的现象称为遗传漂变（genetic drift），或遗传漂移。遗传漂变保留下来的基因并不一定是经过自然选择遴选后的最优基因，有时会把一些中性的或无任何适应价值的性状保留下来。

一般来说，物种的种群越小，遗传漂移的作用越大。在一个很大的种群里，种群的个体之间可进行随机交配，遗传漂移作用也就消失了，如果不发生突变，不同基因型的频率将维持平衡状态。

## 二、药用植物种群内的变异与选择

药用植物种群内的变异往往指的是植物遗传基础的变化，即基因型改变造成的表现型差异。生境饰变造成的性状改变不会遗传，对种群演化无本质影响，但可以通过自然选择方式影响变异的取舍。环境对种群内变异的选择是有方向性的，保存下来的基因型往往是有更强环境适应力的类型。

### （一）种群内的变异

同一种群内不同个体之间在形态特征、组织结构或化学成分等方面都会存在一定的差异，这种差异有的属于个体变异。如桔梗的花冠通常为蓝紫色，有极少数花冠变异为白色。在甘草种群中存在着紫色和绿色两种茎皮颜色，经过播种试验证明，亲代的茎皮颜色在子代得到同样的反映，说明它已经是一种基因型，是可以遗传的，这种变异也称遗传变异。

种群中存在着两种或以上界限分明的相对性状的变异类型，包括形态、生理、生化等方面，而且这些变异类型在种群中各占有一定比例或频率，各类型频率之间的差异在一定条件下也相对稳定，这种种群变异称为多态现象（polymorphism）。多态现象的频率变化，与环境条件的自然选择密切相关。

引起遗传变异和多态现象的根本原因是个体遗传物质发生了变化，如基因突变。基因突变又可以分三类：一类是核苷酸分子水平的基因突变，也称点突变（genic mutation 或 point mutation）；另一类是细胞学水平上看得到的染色体突变（Chromosomal mutation），包括形态结构和数量的变化；还有一类是基因重组（Gene recombination）。

**1.基因突变**　是指一个基因内部遗传结构或 DNA 序列的改变，就是某一段遗传密码中的一对或几对核苷酸（碱基）的替换或核苷酸的增加或者丢失。根据碱基变化的情况，可分为碱基置换突变和移码突变。

（1）碱基置换突变　指 DNA 分子中一个碱基对被另一个碱基对取代所引起的突变，又称点突变，包括转换和颠换两种形式。碱基转换是由嘌呤置换嘌呤或者嘧啶置换嘧啶；碱基颠换是指嘌呤与嘧啶之间的替换。

（2）移码突变　指由于 DNA 核苷酸移位造成的氨基酸编码的改变，通常是由碱基插入或者缺失造成的一种突变现象。

基因突变的效应是多种多样的，可能对有机体一系列性状产生明显影响，也可能对外观性状表现没有明显影响。

**2.染色体畸变**　是指生物细胞中染色体在结构和数目上发生的变化。

（1）染色体结构变异　主要包括染色体缺失、重复、易位和倒位四种形式。

缺失：指的是染色体上的某一片段丢失，当然该片段所负载的基因也就丢失了。

重复：指畸变的染色体比正常的染色体多出了某个片段，该片段即重复。

易位：指一条染色体的片段搭到另一条非同源染色体上的现象。

倒位：指染色体某一片段的正常直线顺序颠倒了。

（2）染色体数目改变　自然界中各种生物的染色体数目都是恒定的。染色体数目变化包括两种情况：一是非倍性变化，即增加一条或减少一条，由于在有性生殖产生配置过程中难以协调分配额外的染色体，所以一般对个体是有害无益的，在行有性繁殖生物类群的演化上是没有意义的；二是整倍数的增加，形成多倍体。在植物界中多倍体物种是很普遍的，据估计在整个有花植物中多倍体占 30% ～ 35%。植物界存在多种多倍体种类的原因，一般认为与植物的生殖方式有关，如雌雄同株、营养繁殖以及无融合生殖等；行固着生活无躲避机制的植物在环境条件急剧变化时，也会增加染色体组加倍的机会。

不同染色体畸变引起的效果是不一样的。倒位和易位都是引起基因在染色体上位置的变化，可能引起表现型的变异，如植物有可能引起花粉的败育。缺失则要看丢失的部位和数量，如果是纯合体染色体缺失，则生物个体往往难以存活。重复对个体生活可能影响不大，但在演化上则可能发挥重要作用，一般认为，重复是新基因起源的重要途径之一。因为原来基因都在，个体原有的代谢功能基本可以保持，如果多余的基因导致出现新的优良性状，就会成为基因组中的新基因通过自然选择被保存下来。

**3. 基因重组** 是指由于不同 DNA 链的断裂、链接而使有特定功能的 DNA 片段（基因）发生交换和重新组合，形成新 DNA 分子的过程。基因重组分为三种类型，即同源重组、位点特异性重组和异常重组等。同源重组是指真核生物的非姊妹染色单体之间的交换，是种群内变异的非常重要的来源途径；位点特异性重组是指两个 DNA 分子的特异位点上小范围的不对等交换，会造成 1 条或多条 DNA 分子的插入或缺失，发生率相对较低；异常重组又称复制性重组，是指在 DNA 的复制过程中，一段 DNA 序列插入另一段顺序不相同，甚至是非同源染色体的 DNA 分子中形成的新基因排序，如转座子的转座。现代基因工程技术在试管内按人为设计实施基因重组，构建重组 DNA，也是一种基因重组形式。

自然界不同物种或个体之间的基因重组和转移是经常发生的，它是基因变异和物种进化的基础。

### （二）种群内的选择

在种的演化过程中，突变和选择是互相不可替代的两个方面，变异的起源和选择作用是两个不同阶段的问题。实际上，选择只是对遗传结构上混杂的种群有效，而对遗传基因比较一致的种群则无效。如果没有突变也就没有选择的发生，选择作用的本质就是对群体中不同基因型的个体进行筛选，使其具有一定的基因型频率，对后代基因库组成做出不同贡献。在同一环境中，有些基因型要比另一些基因型贡献相对大一些。

应该指出，环境条件是变化的，所以基因突变对生物适应特定环境是有利还是不利也是相对的，在某一环境下是不利的突变，可能在改变了的环境条件下会变为有利。自然选择不是对个别突变发生作用，而是对基因组合或基因型发生作用，一个或某些基因一起存在时降低生活力的突变，当它与另一些不同的基因组合时，可能会增进生活力。换句话说，自然选择只是在特定时间、特定环境下对变异体起作用，而对适应其他环境条件的变异个体则不予理会，也不会顾忌它们以后的价值如何。由此可见，选择可以说是物种演化过程中的一种机遇。

**1. 选择作用的不同类型** 根据自然选择对种群不同群体性状的作用方向和选择结果，可以分成 3 种基本类型。

（1）稳定型选择 当环境条件对靠近种群的数量性状正态分布曲线中间部分那些个体有利，而淘汰两侧的"极端"个体时，属于稳定型选择，又称正态化选择。

（2）定向型选择 当选择对正态分布曲线一侧的具有"极端"性状的个体有利，从而使种群的平均值向这一侧移动时，属于定向型选择，又称方向性选择。大部分人工选择属于这种类型。

（3）分裂型选择 选择对曲线两侧的个体同时有利，倾向于淘汰具有中间性状的部分，属于分裂型选择，又称分歧性选择。

**2. 选择和基因突变的相互作用** 自然界中基因突变和自然选择常同时发生，也就是说，种群的基因频率是同时受到突变和选择两个因素的影响。突变可以使选择的过程加快，也可以放慢。由于突变和选择的不断发生，自然群体中基因频率经常是变动的，常常是不平衡的。

药用植物种群的遗传变异，可以分为两个层面：一个是种群内个体水平上的变异，它是突变和基因重组的直接结果；另一个是群体水平上的变异，即同种植物不同种群之间在基因频率上的差异。环境的自然选择对这两个层面都具有一定作用。

### 三、生态型分化与物种形成

#### （一）生态型的概念

生长于不同生态条件下的同一种植物的不同居群，在长期适应其生存环境时会出现变异，经自然选择后保留下来的、具有不同的形态结构和生理特性的变异居群，称为生态型（ecotype）。生态型的出现是同种的不同个体群因生态环境或人工培育条件不同而产生的趋异适应，这个过程称生态分化（ecological differentiation）。这种生态变异和分化，早在20世纪20年代就引起了生物学家的注意，瑞典的遗传生态学家曾把同种植物的不同种群栽培在相同的条件下，在相当长的时间里种群之间的差异还继续存在，这说明这些差异是可以遗传的，是基因型的差别。随后，美国等国的生物学家也开展了大量的类似试验研究工作，并使生态型的概念得到承认和日趋完善。生态型在分类学上属于种以下的分类单位，一般生态幅广的物种产生的生态型也比较多。

**1. 生态型的含义** 一般认为，生态型的概念应该包括三个方面的含义：绝大多数广布的生物物种在生态学特性和生理学特性方面均表现出空间的差异性；这些种内变异与特定的生态环境条件相联系；其变异具有遗传学基础，在生态学和生理学上的变异是可以遗传的。因此，生态型可以理解为是一个物种的不同个体群对某一特定生境发生的基因型适应的产物。

生态型虽然属于种以下的分类单位，但和分类学上的亚种是两个完全不同的概念。亚种不仅指形态的差异类群，还具有地理的和历史的差异性，同一多型种中的不同亚种不仅有共同起源的祖先种群，还有完整而独立的地理分布区，同时具有形态学方面的显著区别。不同亚种间还存在地理隔离，但无生殖隔离。而生态型属于遗传类群，强调类群的生物特征对所处生态环境的适应性。不同生态型有生境差异或地理区域的不同，但不一定有地理隔离，更无生殖隔离。在同一分布区，生境异质性也可以导致形成不同的生态型。另外，不同生态型的个体差异多反映在形态上，但也可以表现在形态以外的生理代谢产物、物候等方面。

**2. 生态型的表现** 植物的生态型是由基因型决定的，是可以遗传的，而其表现型则是基因型与环境相互作用的结果。基因与环境互相作用可以从不同层面体现出来，从而出现分子水平、代谢水平、细胞水平或整体水平的表现型，这些表现型有的可以通过肉眼观察到，有的则需要用物理、化学的方法测定出来。尽管生态型差异本质上是基因型的差异，但生态型的划分，最终都是要通过表现型来进行的。

（1）分子水平的表现型 采用同工酶技术或RAPD技术及TIS序列测定技术等，可以从分子水平上对同一种群不同生态型的分化进行研究。目前，甘草、苍术、赤芍等多种药用植物不同生态型（地理种群）的DNA图谱已经被测定，测定结果证明不同生态型之间的DNA图谱存在明显的差异，普遍存在多态现象。这些测定结果在一定程度上解释了不同生态型差异产生的基因基础，但还不能完全代表基因型，可以看作是一种分子水平上的表现型。

（2）代谢水平的表现型 绝大多数药用植物的药用活性物质为次生代谢产物，其形成和积累过程同时受到外界环境和内在基因的共同影响，不同生态型各自的化学成分指纹图谱就属于其代谢水平上的表现型。例如，新疆阿勒泰地区所产乌拉尔甘草的化学指纹图谱与内蒙古杭锦旗的相比，明显缺少由两种物质形成的峰，也有一个小峰是前者所不具有的。

（3）细胞水平的表现型　细胞水平的表现型可以反映在多方面。染色体的核型是植物细胞相对稳定的特征，当染色体发生结构或数目的变异时，在显微镜下能观察到这些细胞水平的表现型变化，虽然不能完全代表基因型的变异，但基因型也必然会随之发生变异。

（4）个体水平的表现型　生态型的初期认识和研究工作，就是从个体水平的表现型开始的。植物的组织和器官的形成无不受到基因的调控和环境条件的影响，如长期生活在水分亏缺条件下的药用植物往往形成较小叶片的生态型，以减少蒸发适应干旱的生态环境。生长在鄂尔多斯高原上的乌拉尔甘草其复叶的小叶片数量一般在 7～9 片，而在科尔沁草原上该种的小叶片数量一般为 9～11 片，有些变异类型甚至达到 15 片以上。不同生态型在个体水平上的表现也是多种多样的，植株高矮、茎皮颜色的深浅、茎和叶片被毛的类型、花冠的颜色、分枝角度和数量等均可表现出不同。

在药用植物的生态型中，对人类最具有直接价值的是药用活性成分的化学生态型。例如，不同生态型的草麻黄，其左旋麻黄碱和右旋伪麻黄碱含量的比例会有所不同。

### （二）生态型分化

**1. 生态型产生的机制**　环境异型性是生态型分化的根本原因，种群内遗传变异是生态型分化的物质基础。这里所谓的遗传变异包括个体和群体两个水平，即个体产生的基因突变和种群群体的基因频率在空间和时间上的变化。

自然选择是不同生态型形成的条件，是相对"人工选择"而言的。在自然选择过程中，环境对种内不同基因型类群的生存发展有着巨大的影响。从遗传结构上来说，任何个体发生突变，对选择有利的基因就可能在群体中得到扩散；不同个体发生的突变，还可以组合成新的基因型，这样新的基因型就可能逐渐代替旧的基因型。自然选择像是一个筛子，它从种群成员中筛选出最适合于特定环境下生存的基因型，生态型也就产生了。

需要注意的是，自然选择并不是对每个基因分别发生作用的，而是作用于整个个体的表现型。每一种生物都具有多种基因，在个体内所有基因都是彼此协调的，对环境是相对适应的。由于某基因片段的改变，基因之间原有的协调关系被打破，通常会导致机体对环境适应能力下降，通过自然选择可能选出其他基因来形成新的协调。也就是说，自然选择总是保持物种的个体基因型的协调。这就是自然选择的积极意义。环境对生物有选择作用，生物因适应环境而发生变化。

**2. 生态型分化的多样性**　生态型分化是同种植物适应不同生境而产生遗传分化的过程，这个过程是渐进式的。由于作用方式的多样性，生物种群的生态型分化也可能出现不同式样。

（1）生境的多样性导致生态型的多样性　在同一地区，如果生境明显不同，例如山地不同的海拔高度、不同的坡向、不同的岩石和土壤类型等，同一种群有可能分化为不同的生态型。

（2）渐变群分布导致生态型的梯度分化　对于那些横跨不同地区呈连续分布的物种，其某一性状或某些性状会沿一个方向在不同居群中逐渐变化，形成渐变群，不同生态型也随之呈现梯度变异式分化。

（3）间断分布的生态型分化　对于一些分布区不连续或近连续的种群，可能只占据相对小的区域，这些区域在空间上呈间断分布，也就造成了不连续的生态型分化的特殊形式。例如，分布在高山上部的植物，往往以这种特有形式分化出不同生态型。

（4）生境格局影响着生态型的分布　不同生态型为了适应生态环境，各自占据自己特有的生境，在同一地区不同的生态型往往随环境格局形成镶嵌式的交错分布，或呈斑块状分布。

### （三）物种的概念

物种并不是由个体直接构成，而是个体在时空中有规律地组合成种群，再由种群有规律地组成物种。植物物种是由一个至多个或大或小、间断或不间断分布的居群所组成的。

物种（species）简称"种"，是指形态、结构、生理、生化、遗传等特征极其相似、可以自由交配并繁衍可育后代的生物个体群。物种是生物分类学研究的核心和基本单元，也是生物繁殖和进化的单位。生物种间个体不能交配，称为生殖隔离，或交配后产生的杂种不能存活或无法再繁衍，即杂种不活或杂种不育。生殖隔离有生态隔离、季节隔离、性别隔离、行为隔离、杂种不育等形式。

物种具有散布的功能。物种个体从其祖先分布区扩大到更大区域，或缩小至原来区域的一部分，称为散布。散布使原分布区的居群被隔离成两个至多个居群，从而替换原始居群，这个过程和结果称为分替，分替后被隔离的不同居群将来可能形成新的独立物种，称为物种分化（species differentiation）。植物种群的分替受种子的散布能力、地理条件、气候条件、分替持续时间等因素影响。生态适应性和利用环境资源能力强的物种分替时能成功扩大分布区，迁移扩散。植物扩散所达的新环境与原环境越相似，在新分布区成功定居甚至出现种群大发生的机会越大。

物种的概念是生物学最重要的概念之一。不同学者对"物种"概念的理解有较大的分歧。由于生物的表现型和分布的复杂性，物种判定标准也难以统一。虽然学界公认物种界定的金标准是"生殖隔离"，但通过无性生殖或营养繁衍的生物却无法借此划分物种边界。很多高等植物（如竹类）长期进行营养繁殖，一生往往只开一次花结一次实，所以也难以通过有性生殖来验证是不是存在种间杂交，只能依赖"形态特征的相似性"来界定同一个物种的个体。即使在以有性繁殖为主的类群中（如壳斗科、橘属等），常存在极为频繁的自然杂交，应用生殖隔离的标准去界定物种也很难操作。况且，植物界近缘种杂交是很普遍的现象，这些种之间并不存在完全的生殖隔离。直至目前，准确界定植物"物种"的界限，仍然是学界的一大难题，所以，复杂种及相关概念常被提及。

大部分物种的分化是一个漫长的渐进过程，期间会出现一些过渡类型，如复杂种、雏形种、隐种等。复杂种是指与相近物种杂交形成的种或种的复合体；雏形种是指正在分化形成的新物种居群，他们在遗传上可以进行基因交流，但某种障碍阻止了他们的直接交配；隐种又称亲缘同形种，是指那些形态特征差异不明显，但已经不能通过有性生殖进行基因交换了，也就是已经处于生殖隔离阶段的居群。现存的任何大的植物类群中，10%～20%的物种是亲缘同形种，只有通过实验室功能基因的序列差异性分析、蛋白质电泳分析、核型检验等，才能发现他们之间的基因差异。所以说，所谓种间不育的物种鉴别标准也具有一定的人为性，自然界并不存在客观的区分物种的金标准。尽管如此，在可能的情况下或理论上，目前仍以"生殖隔离"作为大多数物种确认分类关系的标准。

### （四）物种形成

新物种形成是自然界生物系统演化中的关键步骤之一。物种形成（speciation）又称为种化，是指一个原始物种在进化过程中，由于地理隔离、环境条件变化、遗传物质变异等导致出现了两个或多个新物种的现象，又称为物种分裂事件。物种形成从方式上又可分为渐变式物种形成和骤变式物种形成两种。

**1. 渐变式物种形成**　又称地理物种形成，是指一个新物种是祖先物种通过微小变异的长期积累逐渐形成的，即渐变成种。C.R.达尔文（1859）提出的进化论中核心观点就是，物种是可变的，现有的物种是从别的物种变来的，一个物种可以变成其他的新物种。达尔文的观点早已被生物地理学、比较解剖学、比较胚胎学、古生物学和分子生物学等学科的观察、实验所证实，甚至在实验室、野外都可以直接观察到渐变式新物种产生的证据。现存的大多数物种是经过渐变式物种形成出现的。

渐变式物种形成的过程大致可分为 3 个步骤：①地理隔离，即由于地理屏障将种群个体群隔开在不同分布区，阻碍种群个体间的授粉或交配，从而使基因交流受阻；②独立进化，即两个地理上分隔的个体群各自独立进化，适应各自的特殊环境，出现生态型分化或亚种；③生殖隔离机制建立，不同个体群的差异足够大，假如地理屏障消失，两个种群的个体再次相遇和接触，基因也不可能随机交流，形成生殖隔离，物种形成随即完成。

渐变式物种形成学说主要有 4 种模式，即异域性、同域性、边域性和邻域性物种形成。异域性物种形成又称地理种群分化，是指原种群扩散后，其中一部分个体因为难以逾越的地理分隔，与原种群个体形成的不连续分布，种内变异持续扩大，直至出现生殖隔离形成新物种的形式，是一种异地分化。由于人类引种等活动使部分个体在新领域形成种群，进而演化形成新种的也属于异域性物种形成。同域性物种形成是指在母种群分布区内部，由于生态位的分离形成若干子种群，部分子种群逐步建立生殖隔离后形成基因库分离，产生新物种的形式。边域性物种形成是指物种分化过程中，一个小族群由于某种原因和原来的大族群隔离，隔离后小族群的基因经历剧烈变化，再与大族群相遇时已经产生生殖隔离的物种形成方式。邻域性物种形成是指位于渐变群两端的不同生态型差异足够大，以致产生生殖隔离而形成新种的形式。

**2. 骤变式物种形成**　自然界除了渐变式物种形成方式以外，还存在快速的、跳跃式的骤变式物种形成方式。古生物学家 G·G·辛普森（1944）在研究化石记录时发现，某些高级分类单元能在较短的地质时间内出现，因此提出"量子进化"的概念。他认为新物种通过染色体突变、基因突变或其他机制在较短的时间内产生与母种群基因交流阻断的新类型，一举达到生殖隔离。

骤变式物种形成的方式是"跳跃式"一步到位的过程，又称量子式物种形成（quantum speciation）或爆发式物种形成。现代研究也发现一些实例，证明很多物种不需要经历悠久的演变历史，可在短时间内借助特殊的遗传突变、染色体变异、远缘杂交、多倍体化或是其他随机因素，快速、直接地造成居群间的生殖隔离，并形成新物种。多倍体化的物种形成尤其突出，这种方式在有性生殖的动物中很少发生，但在植物的进化中却相当普遍，世界上约有接近一半的现存植物物种是通过染色体数目的突然改变而产生的多倍体生物。

骤变式物种形成的机制是种群内的部分个体由于遗传因素或随机因素，如基因突变或遗传漂变作用等，使不同个体群在短时间内快速出现生殖隔离，随即形成新种。

# 第十章
# 药用植物群落生态

## 第一节　植物群落的特征

### 一、群落的概念与种类组成

#### （一）群落的概念

群落（community）的概念来源于植物生态研究。早在 1807 年，近代植物地理学的创始人 Alexander Humbodt 注意到植物的自然分布具有一定的规律性，均以多种植物集合成一定的群落。后来的植物学家研究发现，组成同一群落的植物生活方式及其对生态环境的要求基本相同，有时是一个种依赖于另一个种而生存，有时甚至是一种为另一种提供生活所必需的条件。群落的概念是生态学中重要的概念，它强调自然界中各种不同的生物能以某种规律的方式下共处，而不是随意的散布在地球上。

植物群落可定义为特定空间或特定生境条件下不同植物种类之间有规律的组合，它们之间及它们与环境之间相互影响相互作用，形成一定的形态结构和物质结构，具有一定的功能。群落的概念有具体的含义，因为我们可以找到一个存在的区域或地段，在那里可以观察或研究一个群落的结构和功能；同时群落又是一个抽象的概念，指的是符合群落定义的所有生物集合体的总称。

药用植物群落的概念，至今还没有人给予确切的定义，也没有得到生物学家的普遍关注，可以理解为具有某种或某几种药用植物生存的植物群落，它是生物群落家族中的普通一员。

#### （二）群落的种类组成

自然条件下，不同的植物群落中植物的种类数量多少存在一定差异。良好的生态环境条件，能够满足多种生态要求的植物同时生存，各种植物彼此生长在一起，利用着各种适合于自身生长的生活条件。生态环境条件越好，群落所能容纳的植物种类越多；植物种类愈丰富，群落对环境的利用程度也愈高，从而也具有更高的生物生产量和稳定性。研究和分析组成群落的植物成分，在群落结构和划分类型上具有重要意义，也有助于对该群落的植物区系成分、树种特性和经济价值进行研究，对研究药用植物与其他植物类群之间的关系具有重要意义。例如，黄芩常与温带的一些旱生阳性植物共同组成群落。植物群落的种类组成是决定群落性质的重要的因素，也是鉴别植物群落类型的基本特征。

**1. 种类组成的分类**　一个群落有多种植物组成，可以根据各个种在群落中的作用划分为不同的群落成员，通常划分为以下几种类型。优势种、建群种、亚优势种、伴生种、偶见种或罕见种。

**2. 种类组成的数量特征**　群落种类组成的分类，可以定性的说明各种类对群落功能的影响，但不能准确反映群落中各组成的数量特征。群落中植物种类的数量特征通常用如下指标来表述。

（1）多度　群落中植物种的个体数量，可以用多度或密度加以确定。多度是指所调查样地上个体的数量。在森林下层往往有大量草本植物存在，通常很难按植株多少计算出某一种植物的多度。在野外调查时，可以采用目测估计法，即按照事先划分好的多度等级，目测估计各个种的多度。多度等级的划分有许多标准，我国多采用 Drude 的方法，共分为七级。

"极多" Soc.（Sociales）——植株地上部分密闭，形成背景，覆盖面积占 75% 以上。

"很多" Cop³.（Copiosae 3）——植株很多，覆盖面积占 50% ~ 75%。

"多" Cop².（Copiosae 2）——个体多，覆盖面积占 25% ~ 50%。

"较多" Cop¹.（Copiosae 1）——个体尚多，覆盖面积占 5% ~ 25%。

"尚多" Sp.（Sparsal）——植株不多，星散分布，覆盖面积占 5%。

"稀少" Sol.（Solitarise）——植株稀少，偶见一些植株。

"个别" Un.（Unicum）——仅见一株。

（2）密度　密度（density）系指单位面积或单位空间内的个体数。一般对乔木、灌木和丛生草本以植株或株丛计数，根茎植物以地上枝条记数。样地内某一种的个体数占全部种个体数的百分比称作相对密度（relative density）。某一种的密度占群落中密度最高的种密度的百分比称为密度比（density ratio）。由于不同植物个体差异极大，相对密度的比较只有在各种体积大小相差不大时才有意义。

有时，一块样地内只有一部分生境条件适合植物的生长，其余地方都是空地，那么在计算密度时可以只以有植物的生境面积为总面积，按此方法计算出来的密度称为这个种的生态密度。与此对应，前述密度可称为绝对密度。

（3）盖度　盖度（cover degree，或 coverage）指的是植物地上部分垂直投影面积占样地面积的百分比，即投影盖度。因植物群落的多样性，计算盖度的方法也有所不同。根据计算方法的不同，可以分为种盖度、层盖度、总盖度。通常种盖度或层盖度之和大于总盖度。群落中某植物种类的分盖度占所有分盖度之和的百分比，称为相对盖度。某一种的盖度占盖度最大种类盖度的百分比，称为盖度比（cover ratio）。

（4）频度　频度（frequency）即某个种在调查范围内出现的频率。常按包含该种个体样方数量占全部样方数的百分比来计算，即频度＝某物种出现的样方数 / 样方总数 ×100%。

（5）高度　高度（height）为度量植物个体大小的指标。植株的高度一般系指从地面到植物冠层的高度，不同植物的测量方法有所不同。

（6）重量　重量（weight）是用来衡量种群生物量（biomass）或现存量（standing crop）多少的指标。重量可分鲜重与干重两类。种群内某一种的重量占全部种总重的百分比称为相对重量。

**3. 群落中种的多样性**　自然条件下，同一种生境条件可以适宜多种生物的生存，植物群落中植物在生物量中占有主体地位，同时还有动物和微生物生存其中，它们共同组成一个有机的生物群落系统。生物多样性（biological diversity 或 biodiversity）可以理解为生物群落性状特征进行描述的概念，可以说明群落中种的丰富程度、生物的多样化、其变异性，以及种生境的生态复杂性等现象。生物多样性一般表述为三个水平，即生物遗传水平、种水平和生态系统水平上的多样性。下面仅从植物群落特征角度对生物种水平的生物多样性予以介绍。

（1）多样性的指标 20世纪中期，不少学者开始提出描述生物多样性的一些指标。R.A.Fisheri 等人在 1943 年第一次使用种的多样性名词时，他所指的就是群落中种的数目和每一种的个体数目，后来又有一些人采用生物量、重要值和盖度等指标来对此进行描述。纵观近几十年来有关多样性的研究成果，概括起来可以将多样性的描述理解为以下两个方面。

1）种的数目或丰富度：种的数目或丰富度（richness）系指一个群落或生境中种数目的多少，能够较为客观的反映群落的多样性。在进行统计数目时，需要说明在多大面积范围内所具有的数量，以便对不同群落进行比较。在多层次的森林群落中，还必须说明是乔木、灌木还是草本层次，否则是无法比较的。

2）种的均匀度：种的均匀度（evenness or equitability）系指一个群落或生境中全部种个体数目的分配状况，它反映的是各种个体数目分配的均匀程度。例如，某一植物群落中有 100 个个体，其中 90 个属于某种非药用植物，另外 10 个属于某药用植物种类。而另一群落中也有100 个个体，但药用植物和非药用植物的个体数目各占一半。由此可说明，前者的均匀度要比后者低得多。

（2）多样性的测定计算方法 近年来，生态学家提出多种生物多样性测定计算的公式，以下几种为常用的方法。

1）丰富度指数：生态学上用过的丰富度指数有许多，下面列出的为较常用的两种。

$$D = S/\ln A$$

式中：$A$ 为单位面积，$S$ 为群落中种的数目。该指数称为 Gleason 指数。

$$D = (S-1)/\ln N$$

式中：$S$ 为群落中的总种数，$N$ 为观察到的个体总数（随样本大小而增减）。该指数称为 Margalef 指数。

2）多样性指数：多样性指数是丰富度和均匀性的综合指标，有人称为异质性指数或种的不齐性。使用中注意的是，具有低丰富度和高均匀度的群落与具高丰富度和低均匀度的群落，计算出的群落多样性指数有可能会相近甚至相同。下面是两个常用的计算公式。

辛普森多样性指数：辛普森多样性指数（Simpsons diverdtyindex）为生态学家辛普森，在进行寒带森林和热带雨林的多样性比较研究中首先提出来的。

辛普森多样性指数=随机取样的两个个体属于不同种的概率

= 1- 随机取样的两个个体属于同种的概率

我们假设群落中种 $i$ 的个体数占群落总个体数的比例为 $P_i$，那么，随机抽取两个个体的联合概率为 $(P_i) \cdot (P_i)$，或 $P_i^2$。将群落中全部种的概率合起来，就可得到辛普森指数。即：

$$D = 1 - \sum_{i=1}^{n} P_i$$

假定我们取样的总体是一个无限总体（在自然群落中，这一假定一般是可以成立的），$P_i$的真值是未知的；它的最大必然估计值是 $P_i = N_i/N$，我们可以用

$$1-\sum_{i=J}^{a} p_i^2 = 1-\sum_{i=J}^{a}(N_i/N)^2$$

作为总体 D 值的一个估计量（它是有偏的），于是：

$$D=1-\sum_{i=J}^{a} p_i^2 = 1-\sum_{i=J}^{a}(N_i/N)^2$$

上式就是生产实际中计算辛普森指数时常被采用的估算公式。辛普森多样性指数的最低值是 0，最高值（1–1/$s$）。最低值出现在群落中全部个体均属于一个种的情况下，最高值出现在群落中每个个体分别属于不同种的时候。

香农 – 威纳指数：香农 – 威纳指数（Shannon–Wiener index），用来描述群落中种的多样性，其计算公式为：

$$H=-\sum_{i=1}^{a} p_i \log_2 p_i$$

式中，$H$ 为信息量（information content），即种的多样性指数，$S$ 为种数目，$P_i$ 为属于种 $i$ 的个体在全部个体中的比例。$H$ 越大，未确定性也越大，生物的多样性也就越高。

在香农 – 威纳多样性指数中反映了两方面的信息：种类的数量，即丰富度；种类中个体分配上的平均性（equitability）或均匀性（evenness）。种类数目多，可增加多样性，种类之间个体分配的均匀性增加也会使多样性提高。当 $S$ 个种恰好是每个种只有一个个体时，$P_i = 1/S$，此时信息量（$H_{max} = \log_2 S$）最大，种多样性最大，当群落全部个体为一个种时，则信息量（$H_{min} = 0$）最小，即种多样性最小。

（3）多样性梯度　生态环境条件越优越，适宜生存的生物种类就越多。我国地域辽阔，南北跨越 30 多个纬度，东西横跨 50 多个经度，从南向北温度逐渐降低，由东南向西北干旱程度逐渐增加。生物群落的种多样性随气候条件变化而呈有规律的梯度变化。从热带到两极随纬度的增加，种多样性有逐渐减少的趋势。比较热带雨林和寒温带针叶林的植物种类，就可以明显的证实这一规律。这种变化，在陆地、海洋和淡水环境，都有类似趋势。

在同一地区，温度和降水等环境条件随着海拔增加而呈规律性变化，植物群落的生物多样性也会随之而变化。例如，在我国的横断山脉地区，在从海拔 850m 上升到 4750m，生物群落中的平均种数量随海拔升高而降低。

（4）种间关联　种的相互作用在群落生态学中占有重要位置。在一个特定群落中，有的种经常生长在一起，有的则相互排斥，如果两个种一块出现的次数比期望的更频繁，它们就是正关联，这可能是因为一个种的存在依赖于另一个种，如果它们共同出现的次数少于期望值，则它们是负关联，这是由空间排挤、竞争或他感作用及不同的环境要求所导致的。

不管引起种间关联的原因如何，它的确定是根据种在取样单位中存在与否来估计的，因此，取样面积的大小对研究结果有重要影响。在均质群落中，可预期种间关联是随样本的增加而增大，达到某一点后则持续不变。

种对之间的关联度，通常根据 2×2 列联表来计算它们之间的关联系数（association coefficients），2×2 列联表的一般形式如表 10-1 所示。

表 10-1　2×2 列联表

| | | 种 A | | |
|---|---|---|---|---|
| | | + | − | |
| 种 B | + | a | b | a+b |
| | − | c | d | c+d |
| | | a+c | b+d | n |

$a$ 是两个种均出现的样方数，$b$ 和 $c$ 是仅出现一个种的样方数，$d$ 是两个物种均不出现的样方数。如果两物种是正关联，那么绝大多数样方为 $a$ 型和 $d$ 型；如果属负关联，则为 $b$ 型和 $c$ 型；如果没有关联，则 $a$、$b$、$c$、$d$ 各型出现的概率相等，即完全是随机的。

关联系数常用下列公式表示，即

$$V = \frac{ad - bc}{\sqrt{(a+b)(b+c)(a+c)(b+d)}}$$

$V$ 的数值变化范围是 $-1 \sim 1$。利用 $X^2$ 检验法检验可以求得关联系数的显著性。

在生物群落中，随着物种数（$S$）的增加，种对的数目会按 $S(S-1)/2$ 的形式快速增加。为了说明各种对之间是否关联及它们之间的关联度如何，常采用各种相关系数、距离系数或信息指数，叙述一个种的数量指标对另一个种或某一环境因子的定量关系，计算结果常用半矩图或星座图（constellation diagram）表示（图 10-1）。

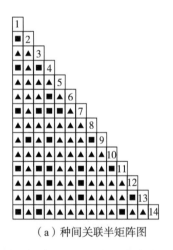

（a）种间关联半矩阵图

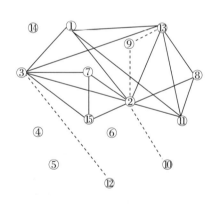

（b）种间关联星座图，

图 10-1　种间关联半矩阵图及星座图

■负关联　▲正关联　—负关联　------ 正关联

在自然界中，绝对的正关联可能只出现在某些寄生物与单一宿主之间，以及完全取食于一种植物的单食性昆虫之间。绝大多数物种的生存只是部分地依存于另一物种，如昆虫取食若干种猎物。因此，部分依存关系是自然群落中最常见的，并且其出现的频率仅仅次于无相互作用的。同样，竞争排斥也是群落中少数物种间的关联类型。

Whittaker 认为，群落中全部物种间的相互作用，其类型的分布将是正态曲线，即大部分物种之间的关系都处于中点附近，没有相互作用，而少数物种之间的关系处于曲线两端（必然的正关联和必然的排斥）。如果真实的情况确实是这样，那么种间相互作用还不足以把全部物种有机地结合成一个"客观实体"（群落）。也就是说，从关联分析来看，群落的性质更接近于一个连续分布的系列，即个体论学派所主张的观点。

## 二、群落的结构

### （一）群落的结构单元

每一种生物群落都有其特定的结构，并与其功能相联系。群落的结构是组成群落的各种生物种群在相互适应协同演化中逐渐形成的，也是生物对环境适应的结果。植物群落的种类组成也是群落结构的重要特征，下面重点对结构单元、空间结构及年龄结构予以简介。

群落的结构单元：植物群落的空间结构决定于两个方面，即群落中各种的生活型及相同生活型的种所组成的层片（synusia），它们可看作是植物群落的结构单元。

生活型（life form）是生物对外界环境适应的外部表现形式，同一生活型的生物不但体态相似，而且在适应特点上也是相似的。丹麦生态学家 Raunkiaer 将植物休眠芽在不良季节的着生位置，作为划分生活型的标准。这一标准体系，能够反映植物对环境（主要是气候条件）的适应特点，又简单明确，已被生态学界广为应用。Raunkiaer 划分的植物生活型，被认为是植物在其演化过程中对气候条件适应的结果，它们的组成可作为某地区生物气候的标志。Raunkiaer 把陆生植物划分为 5 类生活型（图 10-2）。

**1. 高位芽植物（phanerophytes）** 休眠芽位于距地面 25cm 以上，又依高度分为四个亚类，即大高位芽植物（高度＞ 30m），中高位芽植物（8 ～ 30m），小高位芽植物（2 ～ 8m）与矮高位芽植物（25cm 到 2m）。

**2. 地上芽植物（chamaephytes）** 更新芽位于土地表面之上，25cm 之下，多为半灌木或草本植物。

**3. 地面芽植物（hemicryptophytes）** 更新芽位于近地面土层内，冬季地上部分全枯死，多数为多年生草本植物。

**4. 隐芽植物（geophytes）** 更新芽位于较深的土层之中或水中，多为鳞茎类、块茎类和根茎类多年生草本植物或水生植物。

**5. 一年生植物（therophytes）** 以种子越冬。

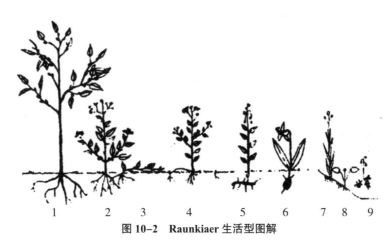

**图 10-2　Raunkiaer 生活型图解**

1 高位芽植物；2 ～ 3 地上芽植物；4 地面芽植物；5 ～ 9 地下芽植物图中黑色部分为多年生，非黑色部分当年枯死另外一些学者，以体态为标准划分了植物的生活型，或称为生长型，《中国植被》一书中即按植物体态划分出下列生长型类群。

木本植物：包括乔木、灌木、竹类、藤本植物、附生木本植物和寄生木本植物。

半木本植：包括半灌木和小半灌木。

草本植物：包括多年生草本植物、一年生植物、寄生草本植物、腐生草本植物和水生草本植物。

叶状体植物：包括苔藓、地衣和藻菌。

### （二）群落的垂直结构

群落的垂直结构，主要表现在群落的分层方面。森林群落的垂直结构可以划分为林冠层、下木层、灌木层、草本层和地被层等层次。陆生群落的成层结构是不同高度的植物或不同生活型的植物在空间上垂直排列的结果，水生群落则是水面以下不同深度分层排列的结果。群落的垂直结构性还可以分为地上成层性与地下成层性，地上和地下结构的形成，主要决定于植物的生活型，因生活型决定了该种处于地面以上不同的高度和地面以下不同的深度。一般来讲，温带夏绿阔叶林的地上部分成层现象最为明显，寒温带针叶林的成层结构较为简单，而热带雨林则成层结构最为复杂。植物群落地下的成层性，主要是由植物根系在土壤中分布的深度不同而形成的，最大的根系量集中在土地表层，土层越深根量越少。

植物群落的垂直结构的形成是植物适应自然环境条件的结果，合理的群落垂直结构具有良好的利用环境资源的能力。如在发育成熟的森林中，上层乔木可以充分利用强烈直射阳光，而主林冠下部为那些能有效地利用弱光的林下灌木所占据，可以利用透过上层树冠的散射光。一般能够透过乔木层的光能，有时仅占到达树冠的全光照的十分之一，但林下灌木层却能利用这些微弱光线，完成其生命活动，灌木层以下的草本层能够利用的光线强度更是微弱。整个森林群落的垂直结构，实际上就是不同光能利用率的植物有机组合。

不同的药用植物种群对生态环境的适应能力各异，某些种群可以在植物群落中形成一个特殊的层，利用该层的空间、光能及其土壤营养。例如，重楼具有对林下弱光良好的利用能力，可以在阴湿环境条件中阔叶林下形成连片的自然分布，如果阔叶林木被砍伐，重楼需要的特殊环境就会被改变，就会出现严重的生存危机。

### （三）群落的水平结构

群落的水平结构是指植物种群在水平方向的配置状况或水平分布格局。关于植物种群在群落中的分布格局已经在种群部分介绍。这里主要介绍种群之间在群落中的分布格局问题。

只要不是由一种植物单独形成的群落，都会出现不同植物种群形成的片状分布（称为斑块）之间的衔接现象，而不同植物种群之间形成斑块之间的有机组合，就构成了不同种群之间的镶嵌分布，使群落在外形上表现出斑块相间，我们称之为镶嵌性，具有这种特征的植物群落叫作镶嵌群落。每一个斑块就是一种植物的一个小种群，它们彼此组合，形成了群落的镶嵌性。自然界中群落结构的镶嵌性是绝对的，而均匀性是相对的。例如，在鄂尔多斯高原，局部可以见到呈均匀分布的甘草、麻黄或苦豆子的单优群落分布，但在更大范围内则呈现多种植物种群之间的镶嵌分布。

植物群落内部环境因子的不均匀性，如小地形和微地形的变化，土壤水分、养分和盐分的变化，以及人和动物的影响等，均可能成为群落镶嵌性的因素。例如，在新疆阿勒泰地区，季节性积水的低湿地带，土壤的盐碱含量限制着甘草的自然分布，形成了甘草与多种耐盐碱多年生草本植物呈镶嵌分布的植物群落。

### 三、群落的外貌与季相

群落的外貌（physiognomy）是认识植物群落的基础信息，也是区分不同植被类型的主要标志。例如，针叶林、落叶阔叶林、常绿阔叶林及热带雨林的区别，可以明显通过外貌区别出来。群落的外貌特征决定于群落的种类组成和层片结构。

#### （一）周期性和群落的季相

群落外貌常常随时间的推移而发生周期性的变化，这也是群落结构的另一重要特征。随着气候季节性交替，群落呈现不同的外貌，这就是季相。温带地区四季分明，温带落叶阔叶林群落的季相变化十分显著。早春气温回升，树木开始发芽、生长，外貌则出现春季返青的季相；夏季植物繁茂生长，色彩浓绿呈现夏季的季相；秋末植物开始干枯休眠，其外貌呈现红黄相间的秋季季相；而冬季树叶凋零，呈现一片枯黄的季相。

群落季相研究的基本方法，是对群落中主要种类的物候观察记载。一般植物的物候期可分为休眠期、营养期、开花期、结实期。由于主要层片的控制作用，在选定观察种类时宜选择主要层片的植物，按照节令的变化，观察每一个种的物候期用文字记载并用图片说明。通过一年的观察后，把所观察的结果按日期顺序加以整理，并把每一种植物的物候进程编绘成一条物候带。谱带的长度与观察的月份相当，谱带的宽度结合物种在群落中的多度和盖度而定。如青海的仙米国家森林公园时空的分布变化万千。而且随着季节更替展露着迥异的风采，季相变化非常明显。春天，冰雪消融，大批植物开始萌发，随着在微微寒风中迎春花（*Jasminum nudiflorum*）的一枝独秀，报春花（*Primula malacoides*）、山丹花（*Lilium pumilum*）、金露梅、银露梅（*Dasiphora glabra*）、百里香叶杜鹃（*Rhododendron thymifolium*）、头花杜鹃、烈香杜鹃、陇蜀杜鹃（*Rhododendron przewalskii*）、暴马丁香（*Syringa reticulata* var.*amurensis*）、紫丁香（*Syringa oblata*），从谷底到山坡，从阳山到阴山，渐次开放。地蚕、党参、大黄各种名贵中药材悄然生长。夏季，山上冰雪明丽，山下古松云杉郁郁葱葱，林间灌丛，苔藓染绿，奇花异草点缀其间，异兽欢跃，珍禽齐鸣，空气清新，不热不燥：山下村民的油菜田呈现一片金黄芳香的花海。秋季，万顷红叶如染，硕果开始在枝头摇曳。冬季，松柏挺立，雪压枝头，银装素裹，一派苍茫的北国风光。

#### （二）群落的波动

在不同年际之间，生物群落常有明显的变动。这种变动也限于群落内部的变化，不产生群落的更替现象，常常将这种变动称为波动（fluctuation）。群落的波动多数是由群落所在地区气候条件的不规则变动引起的，其特点是群落区系成分的相对稳定性、群落数量特征变化的不定性及变化的可逆性。在波动中，群落在生产量、各成分的数量比例、优势种的重要值以及物质和能量的平衡方面，也会发生相应的变化。

根据群落变化的形式，可将波动划分为以下 3 种类型：

**1. 不明显波动**　不明显波动的特点是群落各成员的数量关系变化很小，群落外貌和结构基本保持不变。这种波动常常会在不同年份的气象、水文状况相差不大的情况下出现。

**2. 摆动性波动**　摆动性波动的特点是群落成分在个体数量和生产量方面的短期变动

（1～5年），它与群落优势种的逐年交替有关。例如，在乌克兰草原上，每逢干旱年份，旱生植物（针茅、草及羊茅等）占优势，草原旅鼠（*Lagurus lagurus*）和社田鼠（*Microtus socialis*）也繁盛起来，而在气温较高且降水较丰富的年份，群落中中生植物占优势，同时喜湿性动物（如普通田鼠与林姬鼠）增多。

**3. 偏途性波动**　这是由于气候和水份条件的长期偏离而引起的，呈现一个或几个优势种明显变更的结果。然而，通过群落的自我调节作用，群落还可回复到接近于原来的状态。这种波动的时期可能较长（5～10年）。例如，草原看麦娘占优势的群落可能在缺水时转变为匐枝毛茛占优势的群落，以后又会恢复到草原看麦娘群落占优势的状态。

不同的生物群落具有不同的波动性特点，一般来说，木本植物占优势的群落较草本植物稳定一些，常绿木本群落较夏绿木本群落稳定一些。在一个群落内部，许多定性特征（种类组成、种间关系、分层现象等）较定量特征（密度、盖度、生物量等）稳定一些；成熟的群落比正在发育的群落稳定。

不同的气候带内，群落的波动性不同，环境条件越是严酷，群落的波动性越大。例如，我国北方较湿润的草甸草原地上产量的年度波动为20%，典型草原达40%，干旱的荒漠草原则达50%。除了产量存在年际波动现象外，种类组成也存在年际变化。

值得注意的是，虽然群落波动具有可逆性，但这种可逆是不完全的、暂时的，其逐年的变化方向常常不同，一般不发生新种的定向代替。换句话说，一个生物群落经过波动之后的复原，通常不是完全地恢复到原来的状态，而只是向平衡状态靠近罢了。群落中各种生物生命活动的产物总是有一个累积过程，土壤便是这些产物的一个主要累积场所。当这种量的积累达到一定程度后就会发生质的变化，从而引起群落的演替，也即群落基本性质的改变。

### （三）群落交错区和边缘效应

群落交错区（ecotone）又称生态交错区或生态过渡带，是两个或多个群落间（或生态地带间）的过渡区域。例如，在森林草原之间、两个森林类型之间、两类草场之间都存在交错区。此外，诸如城乡交接区、干湿交替带、水陆交接带、农牧交错带也属于生态过渡带。交错带较为复杂，宽窄不一，有渐变也有突变，其边缘有的相对稳定，有的不断变化。

边缘效应（edge effect）群落交错区种的数目及一些种的密度较相邻区域增大的趋势，即为边缘效应。例如，大兴安岭森林边缘一条呈狭带的林缘草甸，每平方米的植物种达30种以上，明显高于两侧的森林与草原。

群落交错区由于受多区边缘因素的交错影响，常呈现一系列特有性质，包括：它是多种要素的联合作用和转换区，各要素相互强烈作用，亦是生物多样性较高区；此区生境抗干扰性弱，自然恢复可能性小；此区生境变化速度快，空间迁移能力强，导致生态环境恢复困难。

人类大范围改变自然环境，导致形成大量新的过渡带。例如，城市的发展、工矿的建设、土地的开发均使原有景观的界面发生变化。这些新的交错带可看成是半渗透界面，它可以控制不同系统间能量、物质与信息的流通。联合国环境问题科学委员会（SCOPE）就生态系统边界如何影响生物多样性、能流、物质流及信息流，生态交错带对全球气候变化、土地利用、污染物的反应及敏感性，以及在变化的环境中如何管理生态交错带等一系列问题，曾制订了一项专门的研究计划。

### 四、药用植物在植物群落中的作用和地位

在植物群落研究中，常根据物种在群落中的作用而进行分类。物种组成是决定群落性质最重要的因素，在一定程度上能反映出群落的性质，也是鉴别不同群落类型的基本特征。可以根据各个种在群落中的作用而划分群落成员型。下面以植物群落研究中常见的群落成员型为例进行分类。

**1. 优势种与建群种**　群落中，对群落的结构和群落生态环境具有重要影响或明显控制作用的植物种类，称为优势种（dominant species）。它们通常是那些个体数量多、对群落空间覆盖面广、生物量大、生活能力较强的种类。它们对群落的结构和功能都具有重要影响，对群落的稳定及其发展都具有决定性的作用。

根据植物冠层的高度状况，可以将群落划分为不同的层次，每个层次可以有各自的优势种。在森林群落中，乔木层的优势种常称为建群种（group species）。如果群落中的建群种只有一个则称为"单建群种群落"或"单优种群落"。如果具有两个或两个以上同等重要的建群种就称为"共优种群落"或"共建种群落"。

自然条件下，多数药用植物在植物群落中的数量均不占优势地位，特别是耐阴性草本药用植物，如天南星、黄精、白及、山慈姑等，均散生在其他乔灌木林中。但是，甘草、麻黄、苦豆子等强阳性草本药用植物，在草原植被中也可以形成一定规模的单优种群落，如在鄂尔多斯高原上，甘草可以形成绵延几万亩的单优种群落，其覆盖度可以达到50%以上。

亚优势种在群落中有些植物种类数量较优势种少，其对群落结构和功能的影响虽然较优势种小，但还具有一定作用，通常称此为亚优势种。从植物冠层的高度看，亚优势种在群落中通常居于下层，它对群落的作用也不可忽视。如在北京地区，草乌可以在疏林中形成较为密集的草本层，可以看作该群落的亚优势种。

**2. 伴生种**　伴生种（auxiliary species）系指群落中常见的植物种类，它与优势种同时存在，共同组成群落，但对群落的结构和功能不起主要作用。多数药用植物均为伴生种，如柴胡、苍术、远志、桔梗、玉竹、黄精、白及、沙参等。

**3. 偶见种**　偶见种（accidental species）系指那些在群落中出现频率很低的种类。偶见种的出现有多种原因，可能该种具有某种特殊的繁殖特性，也可能对生态环境具有特殊的要求，或属于随着某种条件的改变而侵入群落中新的种，也可能是衰退中的残遗种。多数珍稀药用植物种类均属于偶见种，如人参等。

## 第二节　植物群落的演替

### 一、群落发生的一般过程

植物群落的发生一般都要经历几个过程，根据群落内种之间相互作用的性质和特点，可以分为迁移、定居、竞争和反应几个过程。不仅在裸露地段群落的发生过程如此，而且在有植被覆盖的地段，一个新的群落的形成过程也不例外。

**1. 种的迁移**  一种植物的繁殖体，从一个地方传播到新定居的地方，这个过程称为迁移。繁殖体是指植物的种子、孢子以及能起繁殖作用的植物体的任何部分（如某些种的地下茎、具无性繁殖能力的枝干以及某些种类的叶）。

不同植物迁移的能力和方式不同，决定于繁殖体的构造特征和数量。靠风力传播植物的果实和种子，一般小而轻，或具膜翅、纤毛等。靠水力传播的果实和种子，多数具有可使果实和种子漂浮的气囊或气室等。某些植物的果实和种子具钩、刺、芒、黏液等，可以附着在动物或人的身上而传播。有些是靠果实成熟开裂时的力量传播。还有些具坚硬种皮的种子或可食的浆果，还可依靠动物吞食后携带到新地方，随排泄物而实施传播。

依靠风力、水力和动物传播的种类，迁移距离往往可以很远，依靠自身重力传播或以地下茎或根向新地段伸延的迁移距离都比较近。繁殖体的数量，从另一方面反映了迁移的能力。繁殖体的众多的数量，不仅能弥补构造上迁移能力不足，而且是传播途中所受的损失、定居中严酷的生境及竞争中所处的弱势地位等因素的有力补偿。

**2. 定居**  繁殖体迁移到新的地点后，即进入定居阶段。定居包括发芽、生长、繁殖等一系列环节。各环节能否顺利通过，决定于种的生物学、生态学特性和定居地的生境。

定居能否成功，首先决定于种子的特性和种子质量，包括发芽力（率）高低和发芽力保存期的长短等。定居点是否具有适宜的发芽条件，以及繁殖体所处环境中的水、温度、空气诸因子的适宜与否和稳定程度，均对定居过程构成重要影响。

繁殖体发芽以后幼苗的生长发育状况，也是定居成功的重要环节。发芽时着生部位的水肥供应条件、温度的高低及其变化、动物的影响等都直接关系着幼苗的命运。裸露的土壤表面，有利于种子直接接触土壤并扎根生长，有地被物的地表（如枯枝落叶层、苔藓层或杂草等），往往使种子不能直接接触土壤，不利于发芽和扎根生长。

繁殖是定居过程的最后一个环节。定居地的生境能够满足该种各发育阶段的生态要求，该种才能正常繁殖而完成定居的过程。具无性繁殖能力的种，在满足营养生长的条件下，即有可能实现定居。

**3. 竞争和反应**  一个种在新的地点开始定居，新定居点原有的其他生物与新迁移生物之间必然要产生种间的竞争。竞争的能力决定于个体或种的适应性和生长速度。不同种类的生态学特性不同，对同一生境的适应能力也有一定差异。因此，在一定的生境中只能有最适应的一种或几种生存，其他种的存在只能是暂时的，最终必将被排挤掉。竞争力较差、生活力弱或所处生境较劣的种或同种的个体，必然生长逐渐落后，以致死亡。在一定的地段内，随着个体的增长、繁殖，或不同种的同时进入，必然导致对营养生长和水、养分等的竞争，结果是最适者生存。

新迁入植物定居的过程中，必然要利用环境中的资源，同时也会通过生理代谢影响其周围环境，而变化了的环境也会对定居者产生影响，这种现象可以看作是群落发生过程中的必然反应。在定居过程中，群落内生物与非生物环境间的能量转换和物质循环不断进行，原来的生境条件逐渐发生相应的变化，这种变化是由初期侵入的种类引起的。这种变化了的生境往往不适于初期种类本身的生存和发展，从而导致另外一些较适应种类的侵入，这就是另一个新群落形成的开始。

在自然条件下，上述过程经常是交织在一起的，不易截然分开。一般情况下，迁移和定居是顺序发生的，而竞争与反应则基本与定居同时发生，只不过初期在竞争和反应程度上不是那样激烈或明显。

## 二、植物群落的演替

### （一）群落演替的概念

生物群落演替（succession），就是指某一地段上一种生物群落被另一个生物群落所取代的过程。自然条件下，一种植物群落依次被另一个群落所代替的现象，称为植物群落的演替。从狭义角度来讲，药用植物群落中植物种类的更替，以及非药用植物群落中药用植物的迁移和定居，均可以理解为药用植物群落的演替。演替过程中更替的种类可以是药用植物，也可以是其他植物种类。

最为直观的植物群落演替可见于弃耕的农田。农田撂荒初期的 1～2 年内，均出现大量的一年生和二年生田间杂草，有时也有部分药用植物的出现，随后多年生植物开始侵入并逐渐定居下来，一、二年生田间杂草的生长和繁殖开始受到抑制。随着时间的进一步推移，多年生植物逐渐取得优势地位，并逐渐形成一定的种类组成、结构和功能相对稳定的植物群落。如果其生境条件适宜木本植物生长，木本植物将会逐渐迁移定居进入群落，阳性草本植物逐步被排挤掉，而耐阴性的草本植物种群也会逐渐迁移进入林冠下层。当群落中的植物种类对当地的气候和土壤条件都比较适应的时候，群落中不同植物种群间的关系也相互适应的条件下，就形成较为稳定群落。在草原地带将恢复到原生草原群落，若处于森林地带，它将最终发展成为森林群落。

### （二）导致演替发生的几种因素

生物群落的演替，是群落内部关系（包括种内和种间关系）和外界各种生态因子综合作用的结果。植物群落演替的发生可能有以下原因。

**1. 繁殖体的迁移和定居**　自然界中，植物繁殖体的迁移和散布现象普遍存在，而且经常发生着。任何一块地段，都有可能接受这些扩散而来的繁殖体。当植物繁殖体到达一个新环境时，植物的定居过程就开始了。有时候，植物繁殖体虽到达了新的地点，但不能发芽，或是发了芽但不能生长发育成熟，或不能传宗接代。只有当一个种的个体在新的地点能够繁衍后代时，定居才能算成功。任何一块裸地上生物群落的形成和发展，或是任何一个群落被新群落的取代，都必然包含有新成员的定居过程。因此，植物繁殖体的迁移和定居是植物群落演替发生的先决条件。

**2. 群落内部环境的变化**　群落内部环境条件的变化，通常是由组成群落的植物种类的生命活动所引起的，与外界环境条件一般没有直接的关系。有些情况下，一些植物种类生命活动的结果，为自己创造了不良的居住环境，为其他种的生存创造了条件，从而引起群落的演替。由于群落中植物种群特别是优势种的发育而导致群落内光照、温度、水分状况的改变，也可为演替创造条件。例如，我国东北地区，在云杉林采伐后的空旷地段，喜光的草本植物首先迁移定居，并为木本植物的生长创造了条件，随着山杨、桦树等喜光的阔叶树种定居下来后，在草本层以上形成了郁闭树冠，由于光照和温度的改变，喜光草本植物很快被耐阴草本所取代。而喜光的阔叶树种形成的新的群落环境条件，导致其自身更新的困难，喜光阔叶树种不能在自己林冠下更新，而这样的环境条件十分适宜云杉等耐阴性树种的迁移和定居，最后喜光树种逐渐为耐阴性树种所取代。这样，随着群落内光照由强到弱及温度变化由不稳定到较稳定，依次发生了喜光草本植物阶段、阔叶树种阶段和云杉等耐阴树种阶段的演替过程。

**3. 种内和种间关系的改变** 组成一个群落的多个种之间，以及同一种种群内不同个体之间，均存在着相互适应的协同关系。这种关系随着外部环境条件或群落内部环境条件的改变而不断地进行调整。在调整过程中，竞争能力强的种群得以充分发展，而竞争能力弱的种群则逐步缩小自己的地盘，甚至被排挤到群落之外。这种现象常见于尚未发展成熟的群落，处于成熟稳定状态的植物群落在受到外界条件的影响，也可能会发生种间关系重新调整的现象，使群落特性发生或多或少的改变。

**4. 外界环境条件的变化** 一般来讲，决定群落演替的根本原因存在于群落内部，但群落外部的环境条件，比如气候、地貌、土壤和火等因素的改变，也可成为引起演替的重要条件。气候决定着群落的外貌和群落的分布，也影响到群落的结构和生产力。气候条件的变化，无论是长期的还是短暂的，都会成为演替的诱发因素。地表形态（地貌）的改变会导致水分、热量等生态因素的重新分配，反过来又会影响群落中种的生存状况。大规模的地壳运动（冰川、地震、火山活动等）可使地球表面的生物部分或完全毁灭从而使演替从头开始。小范围的地貌变化（如滑坡、洪水冲刷等）也可以使部分地域的生物群落发生改变。火烧可以造成大面积植被破坏形成次生裸地，演替可以从裸地上更新开始，也可以使耐火的植物种类更旺盛地生长，而使不耐火的种类受到抑制。

**5. 人类的活动** 现代社会，人类对生物群落的影响最大，其作用远远超过自然因素。因为人类社会活动通常是有目的有意识的，可以对地形地貌和生态环境的变化起到促进、抑制、改进和重建等作用，放火烧山、砍伐森林、开垦土地，都可以使生物群落改变面貌。药材的过度采挖对药用植物群落的影响极大，过度的甘草采挖会使甘草群落退化成荒漠。人为活动还可以科学地建设药用植物群落，在没有药用植物的群落中引入药用植物种类，并辅助其完成定居过程，控制群落向着人类需要的方向发展。

### （三）生态入侵

人类出于有意或无意地把某种生物带入适宜于其生存和繁衍的地区，使其种群不断扩大，分布区逐步稳定地增加，这种过程称为生态入侵（ecological invasion）。植物的生态入侵过程，实际上也是植物群落演替的一种特殊形式。例如，仙人掌原产美洲，有数百种之多，其中有26种被引入澳大利亚作为园艺观赏植物。1830年被引进做篱笆的 *Opuntia stricta* 由于繁衍迅速生长茂盛，于1880年被视为"草害"，1890年危害面积已达40000km。有些高度达 1～2m，致使行人都难以通行。在我国西南地区，紫茎泽兰的大面积扩展泛滥，正是生态侵入的一个实例。

## 三、群落演替的分类

许多学者对群落演替的类型进行了研究，提出了多种类型的划分方法，下面简要介绍几种常用的分类方法。

### （一）根据演替发生的起始条件分类

**1. 原生演替** 原生演替（primary succession）开始于原生裸地或原生荒原。由于地层变动、冰川移动、流水沉积、风沙或洪水侵蚀及人为活动等因素，形成了从来没有植被覆盖的地面，或原来有植物分布但被彻底消灭，并连原有植被下的土壤条件已不存在，这样的裸地称为原生裸地。没有植物生长的裸露地面是陆生植物群落形成、发育和演替的最初条件和场所。该场所没有植被，也没有任何植物繁殖体存在，依靠自然或生物的力量繁殖体被迁移到发生场所，并逐步形成稳定的植物群落。

原生演替过程，是在原生裸地上顺序地发生一系列植物群落的演替，组成一个个演替系列。每一种演替系列都反映了一定的生境类型及其群落的发展过程。在以岩石为最初场所的旱生陆地条件下，一般情况下可以有地衣群落、苔藓群落、草本植物群落和木本植物群落等群落阶段。在以水生环境为最初场所的水生演替系列，一般情况下可以有沉水植物、漂浮植物、苇塘、苔藓草甸、疏林和中生森林等植物群落阶段。

原生演替系列的演替过程的实质，是群落组成种类的不断更替和由群落改造环境作用所引起的生境的不断变化，每一阶段群落总比上一阶段的结构更复杂更稳定，对环境的利用和改造作用通常也更强。

**2. 次生演替** 次生演替（secondary succession）开始于次生裸地或次生荒原。所谓次生裸地，是指那些原生植物群落虽然被消灭，但原群落下的土壤条件还多少保留着，土壤中还多少保留着原生植物群落中某些种类的繁殖体。如火烧迹地、过度放牧的退化草场、采伐迹地或撂荒地等。有的次生裸地附近还保存着未受破坏的原生植物群落，可以提供植物的繁殖体。次生演替各阶段的演替速度要比原生演替的快得多，特别是不必经历原生演替初期那种漫长的土壤积累的过程。

次生演替经历的阶段及速度决定于外界因素作用的程度和持续的时间。原来群落的破坏程度愈严重，演替持续时间就愈长。当破坏极为严重时，原生群落可能被大面积彻底破坏，会使群落的发生条件已不存在，那么这时的演替就与原生演替相接近了。

### （二）根据引起演替的主导原因分类

**1. 群落发生演替** 在原生裸地或次生裸地上容易见到这种演替，首先是由先锋植物侵入，后来又被其他植物取代。因此植物群落发生演替是植物长满土地的过程，植物之间为了空间和生活资料竞争的过程，以及各种植物之间协同关系形成的过程。在这种情况下，环境的变化不是植物群落变化的原因而是它的结果。

**2. 内因生态演替** 这类演替是由于群落中物种自身因素导致生态环境改变而引发的群落演替，即取决于群落发展中的那些内部矛盾。例如，随着某些植物的生长发育，土壤中腐殖质增多，群落内光照减弱，温度和湿度的变化幅度减小，导致某些耐阴性植物种类得以迁移和定居进来。这些被原有组成种类所改变的环境条件不利于它们本身的生存，反而适于新的其他的种类，从而必然导致有规律性的一个群落为另一个群落所替代。

内因生态演替的显著特点是，群落中生物生命活动的结果致使生境得到改造，然后被改造了的生境又反作用于生物自身。内因生态演替是群落演替最基本和最普遍的形式。

**3. 外因生态演替** 引起演替的原因不在群落本身或群落生境的内部，而是由外部的作用决定，这种作用可能是长时间的也可能是偶然的。这类演替可以分为区域性和局部性两种情况，由于地理环境的变化而导致植被变化的过程，属于区域性的群落演替，如气候的变化、地形地貌的变动，可以导致大范围植物群落发生演替。局部性演替发生的范围有限，外力作用可以是人为性的、火灾造成的或风灾造成的等等。

## （三）根据演替持续的时间分类

以群落演替过程所经历的时间长短为依据，可以划分为世纪演替、长期演替和快速演替。

**1. 世纪演替**　演替延续时间相当长久，其经历的时间可按地质时期计算。一般是指一个区域的植被类型（如森林、草原、荒漠等）的发展过程，与植物区系的演化有关，常伴随气候的历史变迁或地貌的大规模改造而发生。

**2. 长期演替**　演替持续时间可以长达几十年，有时甚至几百年。一般森林群落、草原群落之间的演替属于此类。

**3. 快速演替**　演替持续时间可以是几年或十几年。撂荒地上的植物群落形成可以作为该类演替的典型实例。但撂荒地的面积不能太大，要有充足的种子传播来源，否则在短期内群落就不可能形成。

## （四）根据群落代谢特征分类

**1. 自养性演替**　自养性演替（Autotrophic succession）中群落的初级生产量（$P$，生产者所固定的能量）超过群落的总呼吸量（$R$），即 $P/R > 1$，光合作用所固定的生物量越来越多，如由裸岩→地衣、苔藓→草本→灌木→乔木的演替过程。

**2. 异养性演替**　异养性演替（Heterotrophic succession）中群落的生产量少于呼吸量，即 $P/R < 1$，表明群落中能量或有机物在减少，异养型演替多见于受污染的水体，如海湾、琥珀和河流受污染后，由于微生物主要是细菌和真菌，其分解作用增强，有机物质随着演替而减少。

## （五）按基质的性质分类

**1. 水生演替**　水生演替（hydrorarch succession）开始于水生环境中，一般最后都可以发展到陆地群落。如淡水湖或池塘中水生群落向中生群落的转变过程。

**2. 旱生演**　替旱生演替（xerarch succession）开始于干旱的陆地基质上。如裸露的岩石表面上生物群落的形成过程。

## 四、群落演替的顶极学说

有些生态学家提出，自然状态下生物群落经过一系列演替的过渡群落阶段后，终将会形成最适于当地气候、土壤和生物等生态环境条件的稳定群落，而使演替终结，该群落为"顶极"群落。该理论称为群落演替的顶极学说，目前有三种关于"顶极"的理论。

**1. 单元演替顶极**　单元顶极学说（monoclimax hypothesis）由 H.C.Cowles 和 F.E.Clements 于 20 世纪初提出。其基本观点是，在地球上同一地段顺序地分布着各种不同植物群落的时间过程，任何一类演替系列都经过迁移、定居、群聚、竞争、反应和稳定 6 个阶段。到达稳定阶段的植被，就是与当地气候条件保持协调和平衡的植被，这就是群落演替的终点，称其为演替顶极（climax）。在某一地段上从先锋群落到顶极群落按顺序发育着的那些植物群落，都可以看作演替过程中的系列群落。

该学说认为，在同一气候区内，无论演替初期的生态条件和演替阶段是否相同，植被总是趋向于向顶极方向发展。在演替过程中植物群落间的差异会逐渐缩小，逐渐趋向一致。无论是水生的生境，还是生的生境，最终都趋向于中生型的生境，并均会发展成为一个相对稳定的气候顶极（climatic climax）。

在一个气候区内，除了气候顶极之外，还会出现这些群落被予以不同的顶极名称，事实上，一个气候区内从来就不存在连续的和整齐划一的植物群落，总是有局部的土壤或地形上的变化，受地形、土壤或人为等因素影响而形成与气候顶极具有同样稳定性的多种群落。对于这些特殊情况，单元顶级理论将它们划分到另外的类别中，给予特殊的演替顶极术语，如前顶极（preclimax）、后演替顶极（postclimax）、亚演替顶极（subclimax）、偏途（干扰）演替顶极（disclimax）等。

**2. 多元演替顶极** 主张多元演替顶极（polyclimax）学说的学者，以英国的坦斯利（A.G.Tansley）为代表，认为如果一个生物群落相对稳定，能自行繁殖，并终结了演替的过程，就可称为"顶极"群落。一个地区的生物群落不会趋同于一个气候顶极，一个地区的顶极植被不是只有一种群落类型所组成，而是由受土壤湿度、土壤养分、地形、火和动物等因素控制的多种顶极植被镶嵌组成。在一个气候区内，除了气候顶极外还有与它具有同等地位的土壤顶极、地形顶极、火顶极等其他顶极群落。

我国地植物学家刘慎谔在 1952 年提出了地带性顶极与非地带性顶极的学说。他认为单元顶极学说太注重了气候的决定作用，多元顶极学说又把注意力过多地放在局部环境条件上。他认为，有多少个演替系列就会形成多少个顶极（图 10-3）。但地带性顶极受制于大气候，一个地区只有一个，其他顶极受制于局部环境条件，都是非地带性顶极。在研究植被区划时，应把注意力放在地带性顶极上，在研究一个地区的植被时，除注意地带性顶极外，还应注意非地带性顶极。

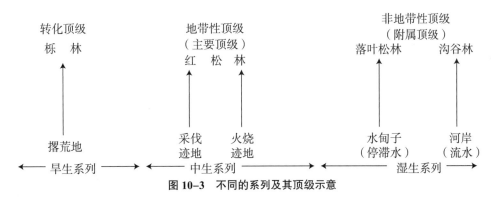

**图 10-3 不同的系列及其顶级示意**

**3. 顶极格局假说** 怀梯克等学者通过对环境梯度、种群梯度及群落特征梯度所做的梯度分析，对群落演替和顶极群落做出了新的解释，提出了"顶极格局假说"（climax-pattern hypothesis）。他们认为，群落的演替，在不同程度上受制于群落内部和外部的影响，许多演替既涉及外因，也有内因的作用，以及两者的交互影响。一个地区生物群落的环境梯度、种群梯度及群落特征梯度，都是彼此紧密联系着的，一个演替就是一个时间上的生态系统梯度。群落的相对稳定性沿着演替的顺序而提高，演替的早期阶段，由于种群的迅速更替，群落表现出明显的不稳定性，最后阶段的群落通常是稳定的。而群落的稳定性是相对的，主要表现在顶极群落中长寿命的优势植物种群的出生率与死亡率之间形成的一种相对平衡，是一种动态的平衡。

顶极格式假说认为，一个顶极是一种稳定状态的群落，其特征决定于群落自身生境的特征。在一个地区，有多个顶极群落存在，随着环境梯度的变化，各种类型的顶极群落，如气候顶圾、土壤顶极、地形顶极、火灾顶极等，不是单纯的随机"镶嵌"，而呈现与环境梯度的变化格式相对应的过渡的群落梯度格式，构成一个顶极群落连续变化的格局。格式的中心或分布最广的群落，就是占有优势地位的群落，称为优势顶极（prevailing climax），它最明显地反映该地区的气候条件，通常为气候顶极。

# 第三节　植被的主要类型及其分布

由于地理位置、地形地貌、气候条件和土壤条件等因素的影响，地球上形成了多种多样的生物群落，而各种生物群落在地球上均有其特定的分布区域，呈现出特有的分布规律。根据地球表面的性质，可以将其分为水生生物群落（包括海洋生物群落和淡水生物群落）和陆地生物群落两大类。无论是生物地理学家还是生态学家，都以植被作为划分生物群落类型的基础。虽然地球上的生物群落千变万化，植被类型复杂多样，但在陆地上呈大面积分布的地带性生物群落可以归纳为四大主要植被类型：森林（包括热带雨林、常绿阔叶林、落叶阔叶林、北方针叶林）、草地（包括稀树草原、草原和荒漠草原）、荒漠和苔原。本节重点对陆地生物群落的分布格局以及森林、草原和荒漠生物群落的基本特征予以介绍。

## 一、陆地生物群落的分布格局

### （一）影响陆地生物群落分布的因素

植物的生存受多种因素制约，其中光能、温度、湿度等气候因素和土壤肥力状况是限制植物生长和分布的重要环境因子。就全球范围而言，影响气候和土壤条件的地理和环境因素均对陆地生物群落的分布具有影响，其中起主导作用的是海陆分布、大气环流、地理位置、地形地貌等因素。

**1. 地理纬度**　地理纬度与太阳高度角及其季节变化紧密相关，太阳辐射量及其相关的热量因纬度不同而异。从赤道向两极，每移动一个纬度（地面距离平均约 111km），气温平均降低 0.5 ～ 0.7℃。随着热量沿纬度的变化，生物群落呈现有规律性的更替，从赤道向北极依次出现热带雨林、常绿阔叶林、落叶阔叶林、北方针叶林与苔原，这就是通常所说的植被分布的纬向地带性。

**2. 地理经度**　在欧亚大陆，受海陆分布格局与大气环流的影响，水分梯度常沿经向变化，因此导致生物群落的经向分异，即由沿海湿润区的森林植被，经半干旱的草原植被逐渐过渡到干旱的荒漠植被。有人把这种变化与纬度地带性并列，称为植被分布的经度地带性。两种地带性均为植物群落的规律性变化，前者是一种严格的自然地理现象，具有全球的普遍性，后者是在局部大陆地区呈现的一种自然地理现象，不同的大陆地区这种经向的变化大不相同。

**3. 海拔**　地形地貌的起伏变化带来地球表面海拔高度的升降，海拔变化对温度和降水均具有一定影响。一般情况下海拔高度每升高 100m，气温下降 0.6℃左右，或每升高 180m，气温下降 1℃左右。在同一地区降水量最初随海拔增高而增加，达一定限度后，降水量又开始降低。由于海拔高度的变化，常引起生物群落有规律的更替，有人称此现象为植被分布的垂直地带性。

另外，地形与岩石性质对陆地生物群落的分布也有较大影响。在同一地区范围内，由酸性岩石与碱性岩石形成的山地，分布的生物群落也有较大差异，如华北地区的石灰岩山地和花岗岩山地分布的植物种类就有所不同。我国西藏高原的隆起，改变了大气环流，使我国亚热带地区出现了大面积常绿阔叶林。

（二）陆地生物群落的水平分布

世界上不少生态学家对陆地生物群落的水平分布模式进行过研究。H.Walter 根据 G.Troll 所做的工作对全球植被的分布模式进行了归纳总结，绘制成了植被分布模式图（图 10-4）。该图把地球上所有大陆合在一起，而不改变它们的纬度，将各地区的植被类型按比例绘制到图上。由该图可以看到，北半球植被纬度地带性明显，南半球没有与北半球对应的北方针叶林与苔原，但生物群落的分布大致与纬线平行，说明南半球纬度地带性同样存在。值得注意的是在北纬 40° 和南纬 40° 之间，由于信风的影响，地球东西两侧呈现植被的不对称性，西侧为干旱区，东侧为湿润的森林。

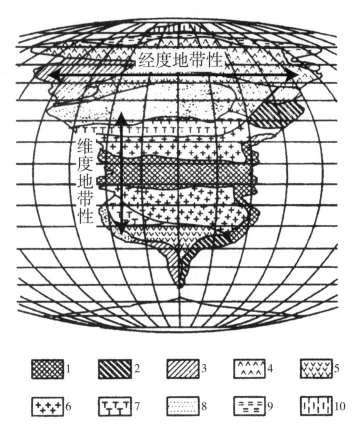

注：1.热带雨林及其变体；2.常绿阔叶林及其变体；3.落叶阔叶林；4.北方针叶林；5.温带草地；6.萨王纳及疏林；7.干旱灌丛及萨王纳；8.荒漠；9.冻原；10.冻荒漠。

**图 10-4　理想大陆植被分布模式（南北两半球非对称）**

（三）陆地生物群落的垂直分布

随海拔变化，山地的气候和土壤条件也随之改变，生态环境呈现规律性梯度变化，导致植物群落垂直地带性的出现。山地的生物群落随海拔变化呈带状更替排列，由山脚到山顶形成一个植物群落的动态变化体系，被称为山地垂直带谱。不同自然地理位置，其山地垂直带谱是不同的。一般情况下，山麓分布着当地平原上的生物群落类型，山坡之上，随海拔升高分布着更加中生和对温度要求更低的群落类型，以带状分布格局相继更替。其格局变化大致反映了不同的生物群落类型沿纬度方向交替分布的规律，可以概括为下列分布模式图（图10-5）。

最理想的山地垂直带谱是热带地区岛屿上的高山，其带谱可以包括从赤道至两极的所有的生物群落类型。实际上，山地生物群落的垂直地带性与水平地带性永远不会相同。因为山地的温度和湿度的变化虽然与纬度变化相似，但其空气湿度和降水条件会相差很大，其光照条件和昼夜温差也有较大区别。

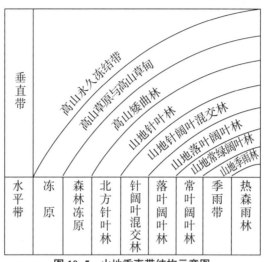

**图 10-5  山地垂直带结构示意图**

### （四）我国地形对药用植物分布的影响

全国山脉纵横，错综复杂，这些山脉的存在，显著影响了我国大气热量和水分的分布，从而影响着我国药用植物的分布。总体来说，北方山体高大，但山势较为平缓，气候寒冷单一；南方山势多为峻峭，气候多变。因此北方的药用植物种类较南方少，但蕴藏量却大。

大地形可以改变气候条件，从而影响较大区域内的植物种群的组成与分布。例如由于青藏高原的隆起，出现了高原气候，使该地区的植物种群形成特殊的高原组合。我国的地形是西高东低，从青藏高原逐级而下，到达东部滨海平原，其间由两条山岭组成的地形界限，明显地把大陆分为"三大阶梯"。以喜马拉雅山等一系列高大山系和青藏高原为第一阶梯；昆仑山和祁连山以北，横断山脉以东，地势急剧下降到海拔 1000 ～ 2000m，为第二阶梯；沿大兴安岭、太行山、巫山、雪峰山一线以东，地势再次下降，为第三阶梯。这种面向大洋逐级下降的特点，有利于来自东南方向的温暖海洋气流深入内地，对我国东半部的气候、植被和土壤均产生影响。这三大阶梯使药用植物的分布产生明显的地域状态。如第一阶梯海拔高，日照长，辐射强，气温日较差大，分布有冬虫夏草、川贝母、胡黄连、甘松、羌活等高山药用植物；第二阶梯多为高原或盆地，分布有党参、黄连、甘草、麻黄、芍药等高原或中山药用植物；第三阶梯则分布有明党参、浙贝母、苍术、凤丹等平原或低山药用植物。有些药用植物从东向西均可以分布，但分布海拔呈现有规律的升高，如乌头（*Aconitum carmichaeli*）在沿海诸省分布于 100 ～ 500m，在湖南、江西等地分布于 700 ～ 900m，在湖北西部、陕西南部及四川西部一带分布于 850 ～ 2150m。

山体的走向对气候影响显著，从而间接地影响药用植物的分布。我国的山脉以东西走向和东北－西南走向的为多。东西走向的山脉主要有三列：最北的一列是天山－阴山－燕山，中间的一列是昆仑山－秦岭－大别山，最南的一列是南岭。这些东西走向的山系冬季对由西北南下的干冷气流有阻挡作用，夏季对由东南北上的湿热气流也有阻挡作用。如天山山脉既阻挡冬季寒潮又截住大西洋和北冰洋的湿气，成为温带半灌木、小乔木荒漠地带和暖温带灌木、半灌木荒漠地带的分界；阴山 – 燕山山脉阻挡蒙古寒潮南下，是温带北部草原亚地带和暖温带北部草原亚地带的分界；昆仑山南面为高寒荒漠带，北面为暖温带荒漠带；秦岭山脉则为暖温带落叶阔叶林带和与亚热带常绿阔叶林地带的界限；南岭山势虽不高，对拦阻寒潮南下仍有一定作用，成为中亚热带常绿阔叶林和南亚热带季雨林、雨林地带的分界线。东北 – 西南走向和南北走向的山系，不能阻挡寒流，但对由东南向西北的湿暖气流却有阻挡作用。这些区域分水岭对山脉两侧的药用植物分布有明显的影响。如秦岭是暖温带与亚热带气候的分界线，在秦岭附近尚有竹叶花椒、扶芳藤、络石藤、酸橙等天然的亚热带常绿药用植物，而这些植物再向北就没有分布。秦岭对南北气流的阻挡作用，东南季风可以沿汉江谷地进入，汉中盆地气候因而温和湿润，与同纬度的江淮丘陵山地相比，雨量虽少于东部，但冬季温度却比东部高。优越的水热条件，使一些落叶的木本药用植物，如山茱萸、玉兰等能够安全越冬和春季开花，使秦岭成为它们自然分布的北界。

我国的高山和高原对于冬季北来的寒潮起着一定的阻挡作用，从而影响了气温和雨量的分配，所以，在我国纬度相同地区有无高山屏障，在一定程度上决定了药用植物的分布有无明显差异。如四川盆地周围，环绕着 1000 ～ 3000m 的山地，尤其北面的秦岭、大巴山是冬季寒潮的屏障，加以夏季东南来的气流下沉，发生焚风现象，所以盆地内冬夏季（尤其是冬季）较同纬度的长江下游一带气温为高，樟科等常绿药用植物能够在四川盆地自然分布。川南长江沿岸地区还有荔枝、龙眼等热带性药用植物，而这些自然或栽培的药用植物不见于长江下游同纬度的湖北、安徽、江苏等处，因为那里没有高山阻挡北来的寒潮。

药用植物的分布一方面受所在地形的水平地带的制约，另一方面也受山体高度及其引起的局部气候的影响。在中型与大型山地，海拔每升高 100m，气温降低 0.5 ～ 1.0℃，同时太阳辐射增强，风速增大，雨量和相对湿度在一定范围内增加后降低，土壤类型存在显著差异，环境梯度的变化影响药用植物的垂直分布。高山环境一般空气稀薄、太阳辐射强烈、温差大、风力和蒸发强烈、成土作用差，通常分布具有耐寒、耐旱、耐瘠、抗风、抗紫外线等能力的药用植物。如胡黄连一般多成片分布在海拔 3800m（云南）至 5000m（西藏）的雪线附近、山口，或高山裸岩乱石滩。其生长地区大多是南北走向的高山峡谷地带，日照时间短，当印度洋暖流进入后，遇高原冷空气，便凝成水气，形成白雾蒙蒙、阴霾寒冷的环境。生长在高山环境的药用植物种类及其组成与低海拔迥然不同，山地生态条件的垂直变化是形成药用植物垂直分布的重要原因。有的药用植物长期适应一定海拔地区的生态环境，很难向低海拔或高海拔分布，甚至引种栽培也有困难。川牛膝（*Cyathula officinalis*）喜生长于海拔较高的气候凉爽山地，一般野生或栽培在海拔 1200 ～ 2000m 山区的向阳坡地，在海拔 1500m 左右的山区生长良好，结实正常，种子发芽率高。海拔高于 2000m 以上的山区，因气温低，霜期早，种子多不充实；在海拔 1000m 以下的较低地区栽培，冬至后易发生病害，造成根部腐烂，且花多不孕，结子少，长势衰退，产量低。

山地的生境多样性为多种药用植物的分布提供了生存空间。高大的山体既是药用植物传播的障碍，山区的河谷又可能是不同区域药用植物物种交流的通道。例如，我国亚热带地区的横断山脉的河谷走向多与印度洋吹来的暖气流相平行，使一些南方药用植物向北扩展到拉萨附近。山坡朝向可以影响生态因子空间的再分配。北半球南坡接受太阳辐射较多，温度较高，水分蒸发较快，易形成相对干热的生境，北坡则相反，形成相对湿凉的生境。在大型山地，通常迎风坡气候湿润而背风坡干旱。山地对降水和太阳辐射的再分配，导致同一面山坡的上部、中部和下部的生境条件也明显不同，下部山坡的土壤水分、养分等条件明显优于上部山坡。在河谷地段，水资源丰富，生境相对特殊，分布阴生、湿生或水生药用植物。山地的不同海拔高度与坡向加上冷湖效应、焚风效应和局部环流等气候现象，形成了丰富多样的生境，这是山地分布的药用植物种类丰富的主要原因。

## 二、森林生物群落

森林是地球陆地上最大的生物群落，在人类大规模砍伐之前，世界森林面积约 60 亿公顷，约占地球陆地总面积的 45.8%。到 1985 统计森林面积仍约占陆地总面积的 31.7%，仍为地球上最重要的陆地生物群落类型。森林的主要类型有热带雨林、亚热带常绿阔叶林、温带落叶阔叶林及北方针叶林。

**1. 热带雨林**　热带雨林分布在赤道及其两侧的湿润地区，是目前地球上面积最大，对维持人类生存环境具有重要作用的森林生态系统。据 Lieth（1972）估算，全球有热带雨林面积近1700 万平方千米，约占地球上现存森林面积的一半。热带雨林主要分布在三个地区，一是南美洲的亚马孙盆地，二是非洲的刚果盆地，三为东南亚地区。我国的西双版纳和海南岛的南部有热带雨林的自然分布，属于东南亚分布区的北部边缘地区。热带雨林分布在赤道两侧区域，终年高温多雨，年平均气温 26℃以上，月平均温度多高于 20℃，全年降水 2500 ～ 4000mm，且各季节分布均匀，常年多云雾。土壤母质深厚，风化过程强烈，土壤强烈淋溶，土壤养分较贫瘠，呈酸性反应。植物所需要的营养成分几乎全储存在生物体中，生物体死去后很快被矿质化，并直接被植物根系吸收，形成一个几乎封闭的循环系统。

植物种类组成丰富，群落结构复杂，是热带雨林群落最显著的特征。据统计，组成热带雨林的植物种类约在 45000 种以上，而且绝大部分是木本。其乔木树种十分高大，一般高达46 ～ 55m，最高的近百米，树干细长而且少分枝。如马来半岛一地就有乔木 9000 种左右。除乔木外，热带雨林中还有多种藤本植物和附生植物。热带雨林的群落结构最为复杂，乔木一般可分三层：上层高 30 ～ 40m 以上，树冠宽广有时呈伞形，树冠之间往往不连续；中层一般20m 以上，树冠的长和宽近乎相等；下层 10m 以上，树冠锥形而尖，生长极密。乔木层下是灌木和幼龄乔木层，再下面为稀疏的草本层，地面裸露或有薄层枯枝落叶。藤本植物和附生植物发达也是热带雨林组成丰富结构复杂的重要特征。藤本植物多为木本，粗如绳索或电线杆，大的藤本植物可以达到乔木树冠的上层或中层。附生植物附生在乔木、灌木或藤本植物的枝叶上，其组成从藻、菌、苔藓、蕨类到种子植物都有。

热带雨林中的乔木，往往具有一些特殊的形态和结构，如板状根，第一层乔木层的板状根最发达，第二层次之。乔木的芽为裸芽，由短枝上的腋芽或叶腋的潜伏芽形成花芽，一年四季开花，是其乔木的又一特色。树木的叶子在大小形状上常一致，中等大小，革质全缘，幼叶多下垂呈红、紫、白、青等各种颜色。乔木的叶平均寿命 13 ～ 14 个月，老叶零星凋落，新叶零星萌发，终年均有生长活动，没有明显的季相交替现象。热带雨林中的生物资源极为丰富，有许多珍贵的药用植物种类，如金鸡纳、见血封喉、肉豆蔻、土沉香、胡椒等。还有许多重要的其他经济植物,如橡胶、可可、咖啡等。

**2. 常绿阔叶林** 常绿阔叶林自然分布在亚热带湿润气候条件下,以常绿阔叶树种为主组成的森林群落,主要分布在欧亚大陆东岸北纬22°~40°区域内。另外,非洲东南部、美国东南部和大西洋加那利群岛等地也有少量分布。我国的常绿阔叶林是世界上面积最大、生长发育也最好的群落。

常绿阔叶林分布区属于亚热带气候,四季分明,夏季炎热多雨,春秋温和,冬季稍寒冷。年平均气温16~18℃,7月平均温度24~27℃,1月平均3~8℃,年降雨量1000~1500mm,主要分布在4~9月,冬季降水较少,但无明显旱季。土壤为红壤、黄壤或黄棕壤。

常绿阔叶林的树种组成较热带雨林少,群落结构较为简单。乔木树种一般分两个亚层,上层林冠整齐,高度一般20m左右,很少超过30m,以壳斗科、樟科、山茶科和木兰科等常绿树种为主,下层林冠多不连续,高10~15m,以樟科等树种为主。灌木层较稀疏,草本层植物以蕨类为主。常绿阔叶林中的藤本植物和附生植物较为常见,但生长的繁茂程度不及热带雨林。

常绿阔叶林群落中有不少药用植物种类,如肉桂、樟树、雷公藤、三叶木通、鸡血藤、淫羊藿、石斛、白及、天麻等。

**3. 落叶阔叶林** 落叶阔叶林自然分布在中纬度温暖湿润气候条件下,以冬季落叶的阔叶树种为优势树种组成的森林群落,因其夏季碧绿冬季落叶又称为夏绿林。该群落主要分布于北美中东部、欧洲及我国温带沿海地区。分布地区年平均气温8~14℃,1月平均气温多在0℃之下,7月平均24~23℃,年降水量500~1000mm。该地区冬季寒冷,雨热同季,土壤为褐色土和棕壤。

落叶阔叶林的结构较为明显,一般为乔木层、灌木层和草本层,乔木层树种较为简单,常呈单优势种群落,优势树种为壳斗科的落叶乔木,如水青冈属(*Fagus*)、栎属(*Quercus*)、栗属(*Castanea*)、椴属(*Tilia*),其次为桦木科、槭树科和杨柳科的一些种类。乔木层一般15~20m,灌木层较发达,草本层也比较密集。

该群落中自然分布着多种药用植物,如刺五加、五味子、党参、黄精、玉竹、明党参、天葵、穿山龙等。

**4. 北方针叶林** 北方针叶林自然分布在北半球高纬度地区,面积约有1200万平方公里,在森林群落中仅次于热带雨林。该群落分布地区地处寒温带,气候寒冷,年平均气温多在6℃以下,夏季很短一般为一个月左右,7月月平均温度15~22℃,1月平均温度为-21℃至-38℃,年降水量400~500mm,土壤以棕色针叶林土为主,土层浅薄,有永冻层。

北方针叶林群落植物种类组成较贫乏,乔木树种以松属(*Pinus*)、云杉属(*Picea*)、冷杉属(*Abies*)、铁杉属(*Tsuga*)和落叶松属(*Larix*)等属的种类占优势,树高一般在20m上下,多形成单优势种群落。林下灌木层稀疏,以常绿小灌木和草本植物组成的地被层很发达,常有各种蕨类生长。群落内温度低,枯枝落叶分解缓慢,常形成厚厚的枯枝落叶层。

北方针叶林中常用药用植物种类分布较少,但林木生长整齐,便于采伐,为重要的用材林资源。

### 三、草原生物群落

草原生物群落是陆地生物群落的重要类型之一，为内陆半干旱到半湿润气候条件下形成的生物群落，以旱生多年生草本植物占优势。全世界草原总面积约为 2400 万平方公里，约为陆地总面积的六分之一，大部分草原均为天然放牧场。草原不仅是世界陆地生态系统的重要类型，也是重要的畜牧业基地。

依据草原的地理分布，可分为温带草原和热带草原两类。温带草原在南北两半球的温带地区均有分布，如欧亚大陆草原、北美大陆草原、南美草原等。温带草原地区夏季温和冬季寒冷，在春季或晚夏有一个明显的干旱期。群落组成以耐寒的旱生禾本科多年生草本为主，地上部分高度一般不超过 1m。

热带草原分布在热带、亚热带地区，气候温暖雨量较为充沛，年降水量常达 1000mm 以上，但每年都有一个或两个干旱期，土壤强烈淋溶，比较贫瘠。群落组成较温带草原丰富，以高大禾本科草本为主，高度可达 2 ~ 3m，其中常散生一些不高的乔木，故被称为稀树草原或萨王纳（savanna）。

草原群落处于湿润的森林区与干旱的荒漠区之间。靠近森林一侧，气候半湿润，种类丰富，生长茂盛，常出现岛状的小片森林和灌丛。而靠近荒漠一侧，雨量减少，气候干旱，种类组成简单，生长稀疏低矮，常伴生一些旱生小灌木或肉质植物。

温带草原生物群落中分布有多种重要的药用植物，如枸杞、甘草、麻黄、黄芪、银柴胡、苦豆子等。

### 四、荒漠生物群落

荒漠生物群落主要分布于亚热带干旱区至温带干旱区，我国的荒漠生物群落区形成于温带地区。荒漠地区的生态环境极为恶劣，年降水量一般少于 200mm，我国的塔里木盆地有些地方还不到 70mm。由于雨量稀少，土壤很少发生淋溶，表层有石膏的累积，地表细土被风吹走，剩下石砾形成戈壁，而在风积区则形成绵延起伏的沙丘。

荒漠生物群落中的植物极耐干旱，组成种类简单，由超旱生的灌木、半灌木或半乔木为其优势种群，他们具发达的根系和小而厚的叶子，如梭梭属（*Haloxylon*）、白刺属（*Nitraria*）等属。荒漠地区的河流两岸常形成大面积绿洲，主要由柽柳、胡杨、沙枣等乔木组成。

荒漠群落中分布有一些重要的药用植物，如寄生在梭梭上的肉苁蓉、寄生在柽柳上的管花肉苁蓉。在河流沿岸的绿洲中，还有大面积的胀果甘草分布，20 世纪 60 年代，塔里木河流域的野生甘草资源占全国总蕴藏量的 60% 以上。

生态系统是现代生态学的重要研究对象，20 世纪 60 年代以来，许多生态学的国际研究计划均把焦点放在生态系统上，成为生态学中发展极其迅速的一个领域，如国际生物学研究计划，其中心研究内容是全球主要生态系统（包括陆地、淡水、海洋等）的结构、功能和生物生产力；人与生物圈计划重点研究人类活动与生物圈的关系；4 个国际组织成立了"生态系统保持协作组（ECG）"，其中心任务是研究生态平衡及自然环境保护，以及维持改进生态系统的生物生产力。

## 第一节　生态系统的结构

生态系统是一个有生命的整体，其中生物种类、种群数量、各种的空间分布和时间变化，是生态系统的形态结构；而生态系统中的物质循环，是生态系统的营养结构。

### 一、生态系统的概念

生态系统（ecosystem）一词是英国植物生态学家 A.G. 坦斯利（Tansley）在 1936 年首先提出来的，强调有机体与环境不可分割的观点，把生物及其非生物环境看成是互相影响、彼此依存的统一体。因此，生态系统是指在一定的时间和空间内，生物的成分和非生物的成分通过种的流动、物质的循环、能量的流动以及信息传递等互相作用、互相依存而构成的一个生态学功能单位。即生态系统包括有生命的成分和无生命的成分在内，有生命的部分是由生物个体、种群、群落或几个群落所组成，如在一个地区内的全部植物、动物和微生物；无生命的部分是由环境中影响有机体的所有物质和能量所组成，即整个环境的综合。

在自然界，只要在一定空间内存在生物和非生物两种成分，并能互相作用达到某种功能上的稳定性，哪怕是短暂的，这个整体就可以视为一个生态系统。因此，生态系统的范围可大可小，大的如生物圈（biosphere）或生态圈（ecosphere）、海洋、陆地，小的如森林、草原、湖泊和小池塘。除了自然生态系统以外，还有很多人工生态系统如农田、果园。

生态系统不论是自然的还是人工的，都具有下面一些共同特性：

1. 生态系统是生态学研究的最高层次。在生态学研究的四个层次中，由低至高依次为个体、种群、群落和生态系统。

2. 生态系统内部具有有限的自我调节能力。生态系统的结构越复杂，种的数目越多，自我调节能力也越强。但生态系统的自我调节能力是有限度的，超过了这个限度，调节也就失去了作用。通常，种组成的变化、环境因素的改变和信息系统的破坏是导致自我调节失效的三个主要原因。

3.能量流动、物质循环和信息传递是生态系统的三大功能。能量流动是单方向的，物质流动是循环式的，信息传递则包括营养信息、化学信息、物理信息和行为信息，构成了信息网。

4.由于生产者所固定的最大能量值和这些能量在流动过程中的巨大损失，生态系统中营养级的数目通常不会超过 5～6 个。

5.生态系统是一个动态系统，要经历一个从简单到复杂、从不成熟到成熟的发育过程，其不同的发育阶段具有不同的特性。

## 二、生态系统的组成成分

任何生态系统都是由非生物环境（包括气候因素、无机物、有机物）和生物成分组成的。生物成分按其在生态系统中的功能可划分为三大类群，即生产者、消费者和分解者。因此，生态系统的组成成分如下：

### （一）非生物环境

非生物环境包括气候因素（太阳辐射、温度、湿度、风和雨雪等）、无机物（氧气、氮气、二氧化碳、水和各种无机盐等）、有机物（蛋白质、糖类、脂类和腐殖质等）。它们是生物赖以生存的物质和能量的源泉，并共同组成大气、水和土壤环境，成为生物活动的场所。

### （二）生产者

生产者属自养生物，主要是各种绿色植物，也包括蓝绿藻和一些能进行光合作用的细菌。生产者是生态系统中最基本和最关键的生物成分，它们在生态系统中的作用是进行初级生产，即光合作用。太阳光能只有通过生产者，才能源源不断地输入生态系统，成为消费者和分解者唯一的能源。

### （三）消费者

消费者属异养生物，主要指以其他生物或有机质为食的各种动物，它们直接或间接以植物为食。包括草食动物（植食动物）、肉食动物、杂食动物和寄生动物等。

### （四）分解者

分解者又称还原者，属于异养生物，主要是细菌和真菌，也包括某些原生动物和腐食性动物，如食枯木的甲虫、白蚁、蚯蚓和某些软体动物等。它们分解动植物的残体、粪便和各种复杂的有机化合物，吸收某些分解产物，最终能将有机物分解为简单的无机物，归还到环境中，被生产者重新利用。它们在物质循环和能量流动中具有重要的意义，如果生态系统中没有分解者，动植物遗体和残遗有机物很快就会堆积起来，影响物质的再循环过程，生态系统中的各种营养物质很快就会发生短缺并导致整个生态系统的瓦解和崩溃。大约90%的陆地初级生产量都需经过分解者的分解归还大地，再经过传递作用输送给绿色植物进行光合作用。

生态系统中的无生命成分和生命成分是密切交织在一起、彼此相互作用的，土壤系统就是这种相互作用的一个很好实例。土壤的结构和化学性质决定着什么植物能够在它上面生长、什么动物能够在它里面居住。但是植物的根系对土壤也有很大的固定作用，并能大大减缓土壤的侵蚀过程。动植物的残体经过细菌、真菌和无脊椎动物的分解作用而变为土壤中的腐殖质，增加了土壤的肥沃性，反过来又为植物根系的发育提供了各种营养物质。缺乏植物保护的土壤（包括那些受到人类破坏的土壤）很快就会遭到侵蚀和淋溶，变为不毛之地。

### 三、生态系统的结构

生态系统必须具有一定的结构，生态系统的各组分只有通过一定的方式组成一个完整的、可以实现一定功能的系统时，才能成为完整的生态系统。生态系统结构包括水平结构、垂直结构、时间结构和营养结构。

#### （一）水平结构

生态系统的水平结构，即指有生命的个体、种群或群落的水平分布状况和出现的多度（数量）。它是研究生态系统生产力的大小和计算物质，能量转换的质量、数量及速率的重要参数。就植物个体来讲，其分布一般有三种情况：①随机分布：即个体在某一点上出现是任意的，在某点上出现的概率与其他点出现的概率是相同的。②簇生分布：在某一点上或一个小区域内，动植物的个体成簇或成群的出现。③规则分布：植物个体均匀地占有空间，多见于农田或人工的生态系统。

植物个体在自然界里呈随机分布的状况是少见的，多为簇生分布。因为种的后代通常具有围绕在母体周围的生物学特性。簇生分布在动物界更为显著，如鱼群、鸟群、蚂蚁、海洋中的浮游生物等。

生态系统的水平结构，除与生物学特性、环境因素等的影响有关外，还可能与各种信息的传递方式、途径及有机体如何做出反应等有很大关系，例如，种的性别引诱，食物数量、质量的改变，环境的变更等。

#### （二）垂直结构

生态系统的垂直结构，又称为生态系统的形态结构，其特征与植物群落的结构完全相似。地球表面，无论水生或陆地生态系统，在空间上都有垂直分化和成层现象。地面以上或以下，在一定高度或深度内，分层状况及各层的生物种类组成、种群数量各不相同。生产者随光照强度的增减而占有不同的空间。不同种的动物，在不同高度上栖息、寻食、筑巢、哺幼。水生生物生于不同的水层或界面。所有这些都是自然界中最常见的现象。生态系统结构的垂直分化，对生态系统的物质生产和生态平衡都具有重大意义。例如，陆地生态系统中不同种类植物的根系，伸入到土壤或石隙的不同深度，许多微生物和穴居动物分布在地表枯枝落叶层到根际不同深度的土层。这种地下垂直结构的分化，对有机物质的分解、转运、源源不断地向植物根系输送以及植物根系的吸收都十分有利，从而加速了生态系统内部的物质循环。各种成分在地面以上的成层现象，对生态系统内部的能量流动也具有重要的推动作用。

#### （三）时间结构

生态系统的时间结构主要表现在生态系统的结构和外貌会随着时间而变化。一般可从 3 个时间量度上来考察生态系统的时间结构：一是长时间量度，以生态系统进化为主要内容；二是中等时间量度，以群落演替为主要内容；三是以昼夜、季节和年份为短时间量度的周期性变化。

短时间周期性变化在生态系统中是较为普遍的现象。如绿色植物一般在白天阳光下进行光合作用，在夜晚则只进行呼吸作用。如合欢（*Albizia julibrissin*）的叶白天舒展、夜晚收缩，有明显的昼夜节律。植物群落具有明显的季节性变化。一年生植物萌发、生长和枯黄，季节性变化十分明显。各种植物多在最适的光周期下开花，植物的开花取决于随季节而变化的日照长度变化。

### （四）营养结构

生态系统中种的生态关系，不仅有形态结构的特征，而且每一类生态系统都具有特殊的、复杂的营养关系，这种营养关系即称为营养结构。营养结构以食物关系为纽带，而把生物和它们生活的环境联结起来，构成生产者、消费者和分解者三大功能群，使物质循环和能量流动得以在生态系统中的无机环境和生物群落之间进行。与形态结构一样，生态系统的营养结构也是研究其功能的基础，而且是更重要的基础。

营养结构的特征是食物链营养级和营养金字塔。初级生产者从环境中获取太阳辐射能和各种必需的营养物质，制造出有机物质供给各级消费者使用，这过程中所形成的以营养为中心的链索关系，即称为食物链。典型的食物链可以用这样的形式表示：生产者（绿色植物）→ 一级消费者（食草动物）→ 二级（三级、四级）消费者（肉食动物）（图11-1）。在食物链上，初级生产者从环境中所获得的能量，不断地逐级向上流动。

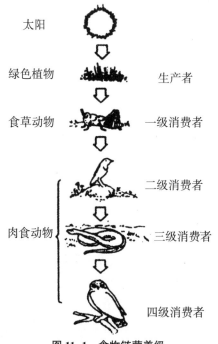

**图11-1　食物链营养级**

一个营养级是指处于食物链某一环节上的所有生物种的总和，因此营养级之间的关系是指一类生物和处于不同营养层次上另一类生物之间的营养关系，而不是一种生物和另一种生物之间的关系。如果把生态系统中每一条食物链上从初级生产者开始，到消费者最高一级为止，按营养级传递顺序绘成首尾相接的图形，此图形刚好成为金字塔形状（图11-2）。这种特征称为营养金字塔。营养结构是生态系统的重要特征之一，不同的生态系统，其营养结构的特征也不相同。

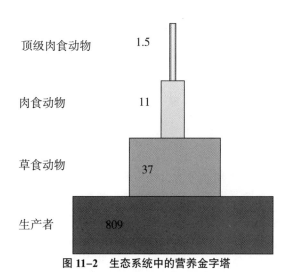

图 11-2　生态系统中的营养金字塔

## 四、生态系统的类型

地球上的生态系统类型，按照非生物成分和特征，宏观地划分成水生生态系统和陆地生态系统两大类群。水面占地球表面三分之二，包括海洋和陆地上的江、河、湖、沼泽等咸水和淡水水域。因此又可划分为陆地、海洋和淡水三大生态系统类群。地球表面上生态系统型划分见表 11-1。

表 11-1　主要生态系统型划分表

| 水生生态系统 | | 陆地生态系统 |
| --- | --- | --- |
| 淡水生态系统 | 海洋生态系统 | |
| 淡水（河、溪） | 海岸线 | 荒漠 |
| 急流 | 岩石岸 | 热荒漠 |
| 缓流 | 沙岸 | 冷荒漠 |
| 静水（湖、池） | 浅海 | 冻原 |
| 滨带 | 上涌带 | 极地 |
| 表水层 | 珊瑚礁 | 高山 |
| 深水层 | 远洋 | 草原 |
| | 远洋上层（表层） | 干草原 |
| | 远洋中层（中层） | 湿草原 |
| | 远洋深层（中层） | 稀树干草原 |
| | 极深海（底层） | 温带针叶林 |
| | | 热带森林 |
| | | 雨林 |
| | | 季雨林 |

在两个生态系统之间还有过渡类型，例如淡水与咸水之间、沼泽与水生之间、水生与陆生

之间有许多过渡带，其他如港口、河流出口处等都难于归并。所以上述类型的划分，还并不是完全的。下面简要阐述与药用植物关系密切的陆地生态系统的基本特征与结构功能之间的关系。

陆地生态系统比较复杂，类型众多，成分复杂，营养结构更是多因素、多变数的综合复合体。一般包括荒漠、冻原、草原、稀树干草原、温带森林和热带森林等类型。

### （一）荒漠生态系统

根据温度条件可分成热荒漠和冷荒漠。总的特点是水分非常稀少，年雨量低于250mm。热荒漠的初级生产者极度分散，成灌木状和匍匐状生长，主要是由金合欢属（*Vachellia*）、大戟属（*Euphorbia*）和怪柳属（*Tamarix*）等组成。最主要的消费者是蝗虫、啮齿类和鸟类。

### （二）草原生态系统

其特点是大陆性气候强，雨量稀少（250～450mm），多集中在夏季。初级生产者为草本植物，多以禾本科植物为主，一般郁闭生长。以草食类动物为主要消费者，除家畜之外，主要是穴居性的啮齿类和不善竞走的大型食草动物，如野牛、羚羊、野兔等。

### （三）森林生态系统

无论是形态结构还是营养结构，森林生态系统都是极端复杂的，具有最复杂的营养级和食物网关系，也是生产力最大的生态系统。按初级生产者的不同，可划分为针叶林、落叶林、热带季雨林和雨林等类型。它以巨大的生产力维持着各种类型的消费者，从最大型的草食类消费者（如大象）到最凶猛的肉食类消费者，构成长短不一的食物链或食物网，因此研究它们的结构和功能也是最困难的问题。

地球表面各种生态系统型的差别很大，有机体类型随着生境的差异而不同；能量流动和物质循环，在不同的生态系统中有不同的格式。

此外，生态系统还可以按照生态系统的生物成分分为：植物生态系统、动物生态系统、微生物生态系统和人类生态系统等；也有按照生态系统的结构和外界物质与能量交换，分成：开放系统（能量和物质都可以进入或输出）、封闭系统（阻止物质进出，但不能阻止能量的出入）、隔离系统（能量和物质都与外界完全隔离）；或按照人类活动及其影响程度分为：自然生态系统、半自然生态系统、人工生态系统等。

# 第二节　生态系统的功能

地球上生命的存在完全依赖于生态系统的能量流动和物质循环，二者不可分割，紧密结合为一个整体，成为生态系统的动力核心。单向流动的能量和周而复始的物质循环，是一切生命活动的齿轮，也是生态系统的基本功能。

## 一、生态系统中的能量传递

生态系统最初的能量来源于太阳。太阳光照到地球表面上，产生两种能量形式：一种是热能，它温暖着大地，推动水分循环，产生空气和水的环流；另一种是光化学能，为植物光合作用所利用和固定，形成碳水化合物及其他化合物，成为生命活动的能源。一个生活有机体，可以看作是一个利用太阳能以维持并复制自身的化学系统。

### （一）能量与热力学第一定律和第二定律

能量是生态系统的基础，一切生命活动都存在着能量的流动和转化。没有能量的流动，就没有生命，也就没有生态系统。

热力学是以体系为研究对象。所谓体系就是人为圈定的一个物体或一组相互作用着的物体，或称系统。生态系统也是人为圈定的，没有绝对边界的体系，但它是与环境不断地进行物质和能量交换的开放体系。

生态系统中的能量流动和转化，是服从于热力学第一定律和第二定律的。热力学第一定律指出，自然界能量可以由一种形式转化为另一种形式；在转化过程中是按严格的当量比例进行，能量既不能消灭，也不能凭空创造。热力学第二定律指出，生态系统的能量从一种形式转化为另一种形式时，总有一部分能量转化为不能利用的热能而耗散。

研究生物能量流动的目的，就是要研究生命现象中各种能量的转换形式和机制、能量运动和结构之间的相互关系，阐明生态系统中有机体结构与功能之间的能量相互关系。热力学正是生态系统中生物能量学的重要组成部分，即研究生物体系中能量由一种形态转换到另一种形态的规律，研究伴随生命过程发生的能量效应，也研究变化的可能性，以及变化的方向和范围，从而有助于了解生态系统结构与功能的本质。

热力学定律与生态系统的关系是非常密切的，生态系统与能量的关系，生产者与消费者之间的食物链能量关系，都受热力学基本规律的制约和控制。

### （二）生态系统中能量流动的基本原理

生态系统中能量的流动有如下基本原理：

1.生态系统中能量流动严格遵循热力学第一定律和热力学第二定律。

2.生态系统能量是单向流。光能进入生态系统后，就不能再以光的形式存在。从总的能量流的途径而言，能量在生态系统中是单向流动的，是不可逆的。

3.能量在生态系统内流动的过程中不断递减。生态系统中各营养级的消费总不能百分之百地利用前一营养级的生物量和能量，总是要耗散掉一部分。

4.质量在能量的流动中提高。能量在生态系统流动中，是把较多低质量能转化为另一种较少的高质量能。从太阳辐射能输入生态系统后的能量流动过程中，能的质量是逐步提高和浓集的。

5.生态系统中能量的流动呈金字塔形。能量流动以食物链为主线，形成错综复杂的营养关系。能量金字塔是以各营养阶层所固定的总能量值来表示的一种类型金字塔。能量金字塔以热力学为基础，较好地反映了生态系统内能量流动的本质。以下列举6种初级消费者种群的密度、生物量和能量做一比较（表11-2）。

**表 11-2　6种初级消费者种群密度、生物量和能量的比较**

| 初级消费者种群 | 密度<br>（个·m⁻²） | 生物量<br>（g·m⁻²） | 能流量<br>（kcal·m⁻²·d⁻¹） |
|---|---|---|---|
| 土壤细菌 | $10^{12}$ | 0.001 | 1.0 |
| 海洋桡足类（Acartin） | $10^{5}$ | 2.0 | 2.5 |

续表

| 初级消费者种群 | 密度 | 生物量 | 能流量 |
|---|---|---|---|
| | （个·m⁻²） | （g·m⁻²） | （kcal·m⁻²·d⁻¹） |
| 潮间带滨螺类（Littorina） | 200 | 10.0 | 1.0 |
| 盐泽地蝗虫（Orchelimam） | 10 | 1.0 | 0.4 |
| 田鼠（Microtus） | $10^{-2}$ | 0.6 | 0.7 |
| 空齿鹿（Odocoileus） | $10^{-5}$ | 1.1 | 0.5 |

注：据 Odum，1983，1 cal = 4.1846 J。

从上表可以看出：密度差别为 17 个数量级。生物量的差别为 5 个数量级。能流量的差别为 1 个数量级。能流说明相近 6 个种群均活动在一个营养阶层上，而数量与生物量的角度都没有指明这一点。

6. 生态系统能量流动速率是不相同的。生态系统中能量流动速率与生态系统类型和不同生物有密切关系。E.P.Odum 和他的同事用放射性磷（$^{32}$P）对一个弃荒地的生物群落进行了深入研究。结果表明：植食动物在试验开始的头几天就积累了放射性磷。另外一些昆虫在 2～3 周时，积累才达高峰。捕食者直到试验后的第 3 周还没有出现同位素积累的高峰。

## （三）生态系统中的初级生产和次级生产

生态系统的一个基本功能是生物生产，就是植物把太阳能转变成化学能，再经过动物的生命活动转化成动物能。生物生产有两个过程：初级生产和次级生产。

**1. 初级生产**　生态系统最初的能流来自太阳，它被绿色植物的光合作用所固定。光合作用积累的能量是进入生态系统的初级能量，这种能量的积累过程就是初级生产。初级生产积累能量的速率，就称为初级生产力。进行能量固定的绿色植物称为生产者，它是最初的基本的能量贮存者。生态系统的能量流动和物质循环，都以初级生产为基础，它又是生态系统能源的基础。

生态系统是各种有机体所组成的，是进行能量传递和转变的功能单位。太阳光的光能被转变成有机化合物的化学能，然后这种能量通过食物链进行传递。能量的传递和转变是按照热力学第一定律和热力学第二定律进行的。

**2. 影响初级生产力的主要因素**　主要因素除阳光、水、营养物质等理化因素外，还有植物的类型、品系和消费者等。

（1）植物光合途径　绿色植物本身光合作用类型的不同，直接影响初级生产量。植物光合作用的同化过程有三种途径：$C_3$ 途径、$C_4$ 途径和 CAM 途径。植物中三种光合途径的分化，具有重要的生态学意义。首先，充分利用空间资源上的差异，从而保证资源的有效利用；其次，三种光合途径的分化，从时间上有效地避免了种间资源的竞争，也保证了环境资源的充分利用；第三，光合途径的环境适应与资源分隔的重叠。$C_4$ 植物中也有某些种内饰变，可在 $C_3$ 植物通常的生境中与之共存。

（2）污染　环境中污染物增多，引起初级生产量的下降。重度污染将使绿色生产者衰亡，使生态系统结构破坏。如硫是植物必需的元素，大气中含少量 $SO_2$ 对植物生长有利，但如果 $SO_2$ 浓度过高就会引起伤害。氟化物对作物的生产影响很大，大气污染主要为氟化氢（HF），它对植物的毒性很强。空气中的 HF 浓度超过了 3 ppb，植物叶肉组织将发生酸型伤害。多种有毒重金属污染源对植物的生产也带来危害。石油和煤的燃烧所产生的 Pb、Hg 微粒，焚烧矿石、冶炼金属所产生的 Zn、Cu、Cd 微粒等化合物均能使植物、浮游植物的光合作用减弱、生产量降低。

（3）消费者的影响　消费者对陆地和水域生态系统初级生产的速率有影响，许多有害生物对农作物产量有毁灭性影响。

非洲大草原上的有蹄类牧食系统在禾草被植食动物摄食过后，反而生长得更快，使地面草的产量有所提高，Mc Naughton 1976 年称之为放牧促进现象。水域捕食性鱼类通过降低取食浮游生物鱼类的密度，导致浮游动物上升，从而能间接地使湖泊初级生产量下降。这些事例充分表明消费者对初级生产量有重要作用和影响。

**3. 次级生产**　是指除初级生产者之外的其他有机体的生产，即消费者和还原者利用初级生产量进行同化作用，表现为动物和微生物的生长、繁殖和营养物质的贮存。异养的有机体，如动物和腐生生物，属于次级生产者。

在次级生产量的生产过程中，能量不会被全部利用，会发生多方面的损失，包括：①不可利用的（不得食和不可食）；②可利用但未被利用的（由于消费者种群密度低等原因）；③已被食但未吃下的（动物的皮毛、骨等或吃剩下的）；④吃下而未被同化的（粪便排出）；⑤同化作用中未形成次级产量的（呼吸消耗）。因此消费者的次级生产仅仅利用初级生产能量的很小部分，这样便产生了生态效率概念。

所谓生态效率，是在一个营养级内，同化作用的能量和可利用的能量之间的关系；一个食物链营养级上，有多少能量供给下一营养级。所以生态效率就是能量输出和输入之间的比率，也就是所生产的物质量或产量，与生产这些物质量所消耗的物质量的比率。从能量流动来说，次一营养级的生产力与前一营养级的生产力的比率，就是生态效率。生态效率的表示方法很多，常用的如下：

$$光合作用效率 = \frac{植物固定的能量}{有效光量}$$

$$消费者同化效率 = \frac{吸收同化量}{摄食量}$$

$$生态效率（下一级）= \frac{通过营养级（n-1）的能量}{营养级 n 的能量}$$

$$生态生长效率 = \frac{净产量}{摄入量}$$

$$组织生长效率 = \frac{净产量}{同化作用}$$

$$营养级产量效率 = \frac{营养级 n 的同化作用}{低营养级 n-1 的净产量}$$

这些效率可用于种、种群和营养级不同的水平。小动物比大动物的生长效率高，年幼的比年老的大，肉食类的同化效率比草食类高。例如昆虫的同化效率只有 30%，而哺乳动物一般为 70%；但昆虫的生长效率，如鳞翅目为 42%；而哺乳动物（如鼠）只有 1.7%。

林德曼定律的"百分之十定律"，从一个营养级到另一个营养级的能量转化率为10%，也就是说，能量流动过程中有90%的能量损失了，这就是营养级不超过4级的原因。

## 二、生态系统中的物质循环

生态系统中的生物，不但要有能量输入，还要有物质输入，才能维持生活和进行繁殖。

### （一）物质循环的基本概念

生态系统的物质循环就是生物地球化学循环（biogeochemical cycles）。生命的存在依赖于生态系统的物质循环和能量流动，二者是密切相关不可分割的，构成一个统一的生态系统功能单位。但是能量流动和物质循环具有性质上的差别，能量流经生态系统，沿食物链营养级向顶部方向流动，能量都以自由能的最大消耗和熵值的增加，以热的形式而损耗，因此能量流动又是单方向的，所以生态系统必须不断地由外界获取能量。物质流动则是循环的，各种有机物质最终经过还原者分解成可被生产者吸收的形式重返环境，进行再循环。

有机体生命过程中，大约需要有30～40种化学元素。这些元素根据生命的需要可分为三类。

**1. 能量元素**　包括碳、氢、氧、氮，是生命大量必需的构成蛋白质的基本元素。

**2. 大量营养素**　包括钙、镁、磷、钾、硫、钠等，也是生命大量需要的元素。

**3. 微量营养素**　包括铜、锌、硼、钼、铝、钴、铁、铝、铬、氟、碘、溴、硒、硅、锶、钛、钒、锡、镓等，是生命必不可缺，但需要量小的微量元素。这些化学元素称为生物性元素；在生命过程中是必不可少的，无论缺少哪一种，生命就可能停止或发育异常。例如碳水化合物是由水和$CO_2$经光合作用而形成，但是光合作用过程中还必须有氮、磷以及微量锌、钼等参加反应；同时还必须在酶的活性下进行，酶本身又包括各种微量元素。

每一种化学元素在生物地球化学循环中，都各具有其独特性，它们对生命系统的作用是各不相同的。每一种化学元素都存在于一个或多个主要的环境"蓄库"里，该元素在蓄库里的贮存量大大地超过结合在生命系统中的数量；而元素从蓄库里释放出来的速度是非常缓慢和困难的。对生命系统重要的元素是处于容易被利用的化学形式，或处于容易从蓄库里释放出来的那一部分。

### （二）物质循环的主要类型

尽管化学元素各有其个性，但根据循环的属性，可分成三种主要的循环类型。

**1. 水循环**　水是自然的驱使者，没有水的循环就没有生物地球化学循环，就没有生态系统的功能，生命就不能维持。

**2. 气态循环**　各种物质的主要蓄库是大气和海洋，气态循环紧密地把大气和海洋连接起来，具有明显的全球性循环性质，以氧、二氧化碳、氮为代表，还包括水蒸气、氯、溴、氟等，都属于气态循环。

**3. 沉积循环**　沉积循环的主要蓄库是岩石圈和土壤圈，与大气无关。沉积物主要是通过岩石的风化作用和沉积物本身的分解作用，而转变成生态系统可利用的营养物质。沉积物转化为岩石则是缓慢的物质移动过程。因此这类循环是缓慢的、非全球性的、不显著的循环。以磷、硫、碘循环为代表，还包括钙、钾、钠、镁、铁、锰、铜、硅等，其中磷循环最典型，它从岩石中释放出来，最终又沉积在大海中并转变为新的岩石。

### （三）生态系统中的物质分解

物质分解作用是指动、植物和微生物的残株、尸体等复杂有机物逐步分解为无机物质的简化过程。这个过程正好与植物光合作用的情况相反。主要的物质分解者是微生物中细菌、真菌和一些无脊椎食碎屑动物。它们明显地影响分解速率和直接改善土壤的结构。

分解作用具有重要的意义，全球生态系统的物质动态平衡是靠了解物质的生产和分解来实现的。据估计，全球通过植物光合作用每年大约生产 1 000 万吨有机物质。而一年中被分解的有机物质大约也是 1 000 万吨。营养物质的分解有着极其重要的作用。主要有：①通过矿化作用，使营养物质得以再循环，给生产者提供丰富的营养物质。②维持大气中 $CO_2$ 浓度。③排除生态系统中出现的种种物流障碍。如澳大利亚利用粪金龟子分解和清除了当地大量牛粪，使草原生态系统重新获得了良性循环，恢复了生机。④稳定和提高土壤中有机物质的含量，为碎屑食物链提供物质基础。⑤改善土壤物理性状、改造地球表面惰性物质，降低污染物危害程度。

生态系统中分解作用的复杂过程是由三个主要环节所组成。即碎化、降解和淋溶。碎化是指块状和颗粒体物质的粉碎，是一种物理过程。碎化有生物因素，也有非生物因素的作用。如风化、结冰、解冻和干湿作用的交叉等。降解是在酶的作用下，将有机物质分解为单分子的物质，如纤维素降解为葡萄糖或葡萄糖降解为 $CO_2$ 和 $H_2O$ 等的生物化学的过程。淋溶是指水将资源有机物中可溶性成分解脱出来，淋溶的速率也会受到上述两个过程的影响。

分解作用中，物质资源分解的过程中伴随着分化和再循环。资源将以不同速率和过程被分解。分解早期显示其多途径的分化，而逐渐形成相同的产物、腐殖质。腐殖质可长期保留在土壤中。分解的主要产物有：淋出液、碳水化合物和多酚的化合物、分解后组织的再合成、未改变性质的颗粒和无机物质等。

陆地生态系统中土壤有机质的分解都是在微生物参与下进行的。影响土壤微生物活动的主要因素是：①土壤温度：活动的最适宜温度一般为 25 ～ 35℃，高于 45℃ 或低于 0℃ 时，一般微生物活动受到抑制。②土壤温度和通气状况：水分直接影响土壤的通气，通气状况又直接影响有机物质转化的方向和速度。③ pH 状况：各种微生物都有各自最适宜活动的 pH 值和可以适应的范围。pH 值过高、过低对微生物活动都有抑制作用。

## 三、生态系统中的信息流动

伴随生态系统中的种、能量和物质流动的还有信息的流动。

### （一）生态系统信息的特点和类型

**1. 生态系统的信息具有多样性**　生态系统中生物种类成千上万，它们所包含的信息类型非常多样。信息可来自植物、动物、微生物和人等生物类群，也可以来自非生物信息。因此，信息类型按来源差异可以分成生命物质信息和非生命物质信息。根据作用尺度的不同可以分成宏观信息和微观信息。根据性质的不同可以分为物理信息、化学信息、行为信息和营养信息；也可以根据不同状态分为液相、气相和固相三种信息。信息可以是单个信号，也可以是信息群落。

**2. 信息贮存量大**　生态系统所包含的信息量非常大。例如蛋白质和基因的结构和功能的研究表明都贮存大量信息。如人类基因组由大约 $3×10^9$ 个碱基对组成，共编码接近 3 万个基因，分布在 22 条常染色体、2 条性染色体上。人们发现每个物种的遗传密码中都有大约 100 万到 100 亿比特的信息，都是几百万年演化过程中形成的。

**3. 信息通讯的复杂性**　生态系统内部以不同方式进行信息通讯。有的以体形显示其引诱或驱避作用；有的以其体内生理、生化途径蕴涵和传递着抑制、毒杀信号；有的通过行为进行交流和联系等。信息通讯距离长短不一，有的近在咫尺，有的远至百公里、万公里以上。信道除空气、水域、土壤等自然因素外，还有不少是由生物本身体现联系的机能。

### （二）植物与光的信息流

研究发现，植物的形态建成，即它的生长和分化的功能，是受阳光的信息控制的。光的信息作用是极其重要的，植物只需接受很短时间的光，就能决定植物的形态建成。但光信息对不同植物种子的作用也是不一样的。如烟草和莴苣的种子，在萌发时必须要有光信息，这些种子常称"需光种子"。另外一类植物，如瓜类、茄、番茄和反枝苋的种子萌发，见光则受到抑制，这类种子称为"嫌光种子"。由此可见，光作为信息对植物种子的萌发作用有二重性：既有促进作用，又有抑制作用。研究还表明，光对开花反应和某些生物生长过程的控制亦有同样特点，参见"药用植物与光的关系"一章。

作为信息的光能与光合作用中的光能在质量和作用上是有区别的，在量上，它比光合作用需要的量少得多，多数情况仅 $10^{-8} \sim 10^{-3}\,\mu W/cm^2$ 就够了；在质上，它的作用范围为 $0.28 \sim 0.8$ nm，超出了可见光的范围；在作用上，仅能启动植物发生和分化方式的转换。植物通过体内的光敏色素接受外界的信息光能，以引起体内细胞的局部转化，进而扩大，最终引起植物体宏观上的变化。

### （三）植物与植物的信息流

生态系统中生产者之间同样发生着复杂的信息联系。植物产生许多种次生代谢物质。在生长过程中抑制其他植物的生长、发育并加以排除的现象，常称为"异株克生现象"。已知结构的植物次生代谢物质的总数在 30000 种左右，加上待鉴定的可能远远超过此数。如黄瓜（*Cucumis sativus*）中某些品系在化学物质的信息作用下，可以阻止 87% 左右的杂草生长，维持其在农田生态系统中的优势。这种情况，有时发生在同一个物种之内。如 *Helianthus anus* 和 *Leptilon canadense* 亦产生自毒化学物质，可降低同一物种幼小个体的成活力。然而，当这种毒素在土壤中积累时，它们就能使植物自身死亡，减少生态系统内部空间的拥挤。

在寄生植物和寄主植物之间，还表现有另一种不同的情况。黄独脚金（*Striga hermonthica*）是玄参科植物，寄生于甘蔗、玉米或棉花上。向日葵列当（*Orobanche cumana*）是列当科植物，寄生于向日葵、蚕豆、烟草等植物上。这些寄生植物的种子细小如尘埃，随风扩散。它们并非在任何地方都可以发芽，而只有在接收到寄主植物根部分泌物的信号后，才萌动、发芽；若接收不到寄主植物的这种信息，寄生植物种子在土壤中待上 10 年也不丧失其发芽的能力。后来分析出这种信息物是一种具有两个内酯的萜类化合物——独脚金酚（strigol）。在合适的条件下 $1 \times 10^{-6}\,mol/L$ 的浓度就能促使 50% 的黄独脚金种子发芽。

### （四）植物与动物的信息流

植物与动物不同，它们是不会走动的。给人们表面的印象似乎只能待在那里等待被吃掉。然而，事实并非如此，植物绝不是软弱无能，处于完全被动受害的地位，而是通过形态、生理生化等各个方面，采取了多种行之有效的手段来保卫着自己。

有的植物在演化过程中长出各种荆棘和皮刺，形成了机械的防御手段。例如蓟属（*Cirsium*）植物的茎和叶上都有许多刺，这些棘刺成了"不可食"的信息，使食草动物望而生畏，不敢碰它。在放牧场地上，所有绿草几乎被吃到根部，而一些蓟草却能挺直生长，不受触动。

还有一些植物覆盖着多种细毛，这种毛状体在防御上起到积极作用。那些带钩和倒刺毛状体能刺伤昆虫或使之动弹不得。有些毛状体往往是植物化学防御的一部分，例如报春属（*Primula*）植物叶上的毛状腺分泌的刺激性化学物质能起到驱虫信息的作用。因为它们能使那些植食动物感到发痒或疼痛。

构成植物与动物间交互作用的次生代谢物有萜类、酚类、笛类和生物碱类化合物等。其主要特点是形式多样，特性各异，分子结构差异大。其中最简单的毒素是氟乙酸，但多数次生代谢物的结构还是比较复杂的。次生物质常具有一定的色、香、味等。这就构成了它们生化交互作用中的化学信号。这些次生物质的存在常能影响其他生物的生命活动。即使属于同类次生物质也常具有不同的性质和生理活性；反之，属于不同类的化合物有时也可以具有相似或相同的性质和生理活性。例如苦味是个重要的信息，可对许多种的植食动物引起拒食作用，但对有些植食动物却又是引诱的信号。

植物每一种次生物质都可能产生特定的信号，成为植物–昆虫间交互作用的纽带。例如金雀花（*Cytisus scoparius*）中信号物质是有毒的生物碱鹰爪豆碱（sparteine）。金雀花蚜（*Aphis labumi*）就以它为潜在的信息标志。由于鹰爪豆碱的含量随植物的生活周期而变动。因此，蚜虫在春季时以嫩枝汁液为食，夏季就转移到花芽和果荚上去。还有梓天蛾（*Ceratomia catalpae*）取食的信号是具有复杂的交互作用，涉及包括梓醇在内的15种琉蚁萜苷。有意思的是，存在于唇形科的荆芥（*Nepeta cataria*）中的假荆芥内脂（nepetalactone）对家猫同样起一种嗅觉引诱剂信号的作用。由此可见，同样结构的化合物可以是植物–昆虫、植食动物–哺乳动物间多方位、多层次的多种类信号。这样信息联系所建立的关系，大大增加了生态系统信息传递中的多样性和复杂性。

众所周知，植物的花是植物–授粉动物间联系的极为重要的信息媒介，以此确立了二者的共生关系。有位生物学家曾对2680种花的颜色作了统计，结果表明，白花最多，有1 193种；其次为黄花，有951种；红花有307种；绿花有153种；橙色花有50种；茶色花有18种；黑色花最少，只有8种。一朵花生成某种颜色，往往与能感觉到这种颜色信号的昆虫有关。例如，蜜蜂、黄蜂和丸花蜂偏爱粉红色、紫色和蓝色花；蝇类和甲虫喜欢暗黄色花朵。夜间蛾类活动时，开花的多数为白色。蝴蝶识别红色的本领最高。在热带、亚热带，开大红花的种类较多。植物不仅靠蝴蝶，也靠鸟类中的晨鸟、太阳鸟传播花粉。由于长期信息频繁的往返，使得花的开放、花粉的成熟、花蜜的分泌、花香的外溢等与授粉者活动的配合十分巧妙，促使二者形成了相互紧密的依存关系。

# 第三节 生态系统的发育、健康和管理

## 一、生态系统的发育与生态平衡

生态系统与生物有机体一样，具有从幼期到成熟期的发育过程，这一过程称为生态系统的发育（ecosystem development）。各种类型的生态系统是长期发展、演化形成的。

生态系统的发育表明，它是一个动态系统。一般来说，生态系统发育演化的总趋势是种类多样性化、结构复杂性和有序性的增加，对物理环境控制或内部稳定性的加大，以及对外界干扰达到最小的影响。生态系统从幼期到成熟期的主要特征变化归纳如下：

**1. 群落结构的特征** 生态系统发展过程中，群落多样性增加，某一种占绝对优势的情况减少，种均匀性增大。食物联系亦发生了变化，幼期的食物链结构简单，多是直线状的，随后发展成为立体式网络结构。这种复杂的结构，使它对物理环境的干扰具有较强的抵抗力。

**2. 能量动力学的特征** 幼期的生态系统总生产量明显超过呼吸量，呈积累状态；而成熟期的生态系统生产与呼吸处于相对稳定状态。总生产量与现存生物量之比也是呈幼期高而成熟期低的趋势。

**3. 营养物质循环的特征** 主要营养物质 N、P、K 等的生物地球化学循环在生态系统发育过程中，趋向于更加封闭。在幼期生态系统内外间的交换是频繁而快速的，随着生态系统的发育逐渐形成完善而复杂的网络，保持营养物质的功能加大，输入量和输出量接近平衡。

**4. 稳定性的特征** 生态系统幼期常处于物种数量少而不拥挤，具有较高负荷潜力的空间。所以，高生育力、发育快、早熟、成年个体小、寿命短且单次生殖多而小的生物有较大生存的可能性。到生态系统成熟期情况相反，此时系统接近于平衡的（饱和）状态，适宜于成年个体大、发育慢、迟生殖、增殖潜力低、寿命长、竞争力强的生物。因此，量的生产是幼期生态系统的特征，而质的改善和提高是成熟期生态系统的对策。成熟期生态系统内的生物之间、生物与物理环境之间的联系更加紧密，保持营养物质的能力较高，对外界干扰的抵抗力增大，此时，生态系统基本上处于自我维持的稳定状态。

所谓"生态平衡"（ecological balance），是指一个生态系统在特定时间内的状态，在这种状态下，其结构和功能相对稳定，物质与能量输入输出接近平衡，在外来干扰下，通过自我调控能恢复到原初的稳定状态。简单地说，生态平衡就是生物与环境的相互关系处于一种比较协调和相对稳定状态。生态平衡是动态的。生态系统平衡的失调和被破坏的原因是多方面的，主要的有以下三方面：

**1. 生物种类成分的改变** 在生态系统中引进一个新种或者某个主要成分的突然消失都可能给整个生态系统造成巨大的影响。有科学家估计，生物圈内每消灭一种植物，将引起 20 ～ 30 种依赖于这种植物生存的动物随之消失。破坏了生产者，不仅减少了固定太阳能的能力，而且系统中的消费者必将随之逃散或灭绝。

**2. 森林和环境的破坏** 人们往往从眼前的利益出发，大面积毁坏森林和其他植被，打乱生态平衡。通常，环境遭到人为急剧改变后随之而来的是生态灾害。这种灾害发生得很快，后果严重。如不合理开发利用野生药用植物资源、乱砍滥伐森林、乱捕滥杀野生动物等都会使生态系统失调、水土流失、气候干燥、水源枯竭，进而威胁到人类的生存。

**3. 环境污染**　污染物质不但直接危害有机体的生态环境，还常波及周围环境，使生物间信息系统失控。如石油污染海洋后，虾类经常集中到石油浓度最低的地区，石油改变了虾类行为。石油污染物还破坏鲑鱼（*Salmo* sp.）的栖息地，使它们不能到原有河流中去产卵。这些有毒物质在生态系统中长期积累，起着极为不良的作用，破坏了原有的生态系统的结构和功能。

## 二、人为活动对生态系统的影响

在生态平衡中，人类的行为往往有着举足轻重的作用。这种作用对药用植物的分布产生了影响，主要有两个方面：一是表现在对药用植物的直接影响，其中过度开发利用导致部分药用植物种的濒危，分布区的缩小甚至种的灭绝，但通过引种、驯化等积极地利用则扩大部分药用植物的分布；二是表现在对药用植物的间接作用，伴人植物、入侵种的出现与扩散均与人类活动相关。此外，生态环境的改变，影响了药用植物生存所需要的光、温度、水分、大气、土壤、生物等生态因子，也影响着药用植物的分布。

**1. 人类活动对药用植物分布的直接影响**　当前的生态环境均受到人类活动的影响。从古至今，一些原始森林的消亡、适宜环境的丧失，使得一些药用植物在部分地区濒临灭绝甚至丧失，进而使部分药用植物的自然分布区缩小。人参（*Panax ginseng*）于 2000 多年以前，南界曾抵达黄河北岸的王屋山及太行山南端，北端为小兴安岭与长白山交接地带，分布范围大致为南北 2000km，东西宽约 600km 的椭圆形。从汉朝至今，人口扩散以及对生态环境影响使人参分布区由南向北大幅度退缩。目前在我国仅残存于长白山高山地段，南北总长不足 400km，东西仅 150km，与 2000 年前相比缩小了 20 多倍。

另外，人们通过探索引种或驯化药用植物，改变了部分药用植物的分布状况。我国从古代就开始了药用植物的引种，如公元前 100 多年，汉朝使者张骞出使西域，从中亚带回石榴（*Punica granatum*）、红花（*Carthamus tinctorius*）等药用植物。20 世纪 70 年代，我国先后从国外引进多种药用植物，其中如豆蔻、西洋参、丁香等均已种植成功。人们注重对药用植物的驯化，也取得了一些成功的范例。如人们利用川芎（*Ligusticum sinense* 'Chuanxiong'）苓子作为繁殖材料进行无性繁殖，即在海拔 900～1500m 山区较阴凉的环境培养，而在海拔 500～1000m 气候温和、雨量充沛、日照充足的坝区、丘陵地区发展川芎种植生产。

**2. 人类活动对药用植物分布的间接影响**　由于自然环境在人类活动作用下，气候、土壤等条件发生改变，使植物种类向耐高温、干燥以及耐干旱、贫瘠、污染方向发展，其中突出表现为大量伴人植物的出现和一些外来种的入侵。

狭义的伴人植物，是指借助人的帮助而得以传播的植物，如鬼针草（*Bidens bipinnata*）、苍耳、仙鹤草、豨莶、窃衣、鹤虱（*Lappula myosoais*）等药用植物的果实具钩毛，可附在人的衣服上而得以传播。广义的伴人植物是指在人类活动过的地方由于人为破坏了原有植物或改变了生境条件，靠本身的适应及竞争能力而得以繁衍的一类植物，即跟随人迹而至的植物。如在路旁、荒坡生长的蒲公英、紫花地丁、羊蹄、藜、车前；在菜地、庭院等生长的马齿苋、龙葵、泥胡菜（*Hemistepta lyrata*）、苦荬菜（*Ixeris polycephala*）；在果园、苗圃中分布的小蓟、米口袋（*Gueldenstaedtia multiflora*）、地锦草、酢浆草、打碗花（*Calystegia hederacea*）；在作物地里分布有菟丝子、附地菜（*Trogonotis peduncularis*）、中国旋花（*Convolvulus chinensis*）等；在干涸河道分布香附子、苍耳等；在建筑空地和垃圾堆常分布葎草、艾（*Artemisia argyi*）等。

另外，一些药用植物由于外来种入侵，已经出现濒危状态。生物入侵（biological invasion）指人类使外来种进入到本土后快速扩展，影响当地生物生存和发展，并对生态系统的结构和功能产生严重干扰。入侵种有蒙古苍耳、垂序商陆（*Phytolacca americana*）、加拿大一枝黄花、豚草等。近年来，生物入侵已引起了人们的广泛关注和重视。

人类引起的环境污染，使药用植物的生长发育、繁殖传播面临前所未有的环境冲击，势必影响药用植物的分布。如半夏牛干林缘草地，常与旱牛农作物混生，曾是田间杂草。近年来由于耕作制度变化及除草剂等应用，半夏的自然分布区急剧缩小，资源已遭严重破坏。人类通过遗传改良的转基因植物尤其转基因药用植物在自然环境中，不可避免的影响自然生态系统遗传基因的行为，将对药用植物产生一定的影响，进而影响药用植物的分布，而人们对当前已经产生、正在和将要产生的生态影响认识存在严重的局限性。

## 三、生态系统的健康和管理

生态系统健康（ecosystem health）是生态系统管理的目标。一个生态系统的生物群落在结构、功能方面与理论上所描述得很相近，那么，这个系统就是健康的，否则，就是不健康的。也就是说，生态系统健康是具有综合特性。它具有活力、稳定和自调节的能力；对干扰具有弹性，保持内稳定性，能抵制疾病。一个不健康的生态系统往往处于衰退、病状、逐渐趋向于不可逆的崩溃过程。

生态系统管理的目的是：合理利用和适度开发生态系统，保持生态系统健康和服务，创建和谐、高效、永续的生态系统。

生态系统健康的管理有以下原理。

**1. 动态性管理**　生态系统总是随着时间而变化，并与周围环境及生态过程相联系。生态系统动态，在自然条件下，总是趋向物种多样性、增加结构复杂化和功能完善化的方向演替。只要有足够的时间和条件，系统迟早会进入成熟的稳定阶段。生态系统管理中要关注这种动态，注意阶段性，不断调整管理体制和策略，以适应系统的动态发展。

**2. 层级性原理**　生态系统内部有多个层级。许多生态过程并不都是同等的，有高层次、低层次之别；也有包含型与非包含型之分。这是由于系统形成时的时空差别所造成的，管理中时空背景应与层次相匹配。

**3. 创造性原理**　系统的自调节过程是以内部生物群落为核心，具有创造性。创造性的源泉是系统的多种功能流。这是生态系统本质的特性，必须得到高度的尊重，从而保证生态系统提供充足的资源和良好的系统服务。

**4. 有限性原理**　生态系统中的一切资源都是有限的，并不存在"取之不尽，用于不竭"。因此，对生态系统的开发利用必须维持其资源再生和恢复的功能。生态系统也有一定限量的承受能力，因此，污染物是不允许超过该系统的承载力或容量极限的，否则功能就会受损，严重时系统就会衰败，甚至崩溃。为此，对生态系统各项功能指标（功能极限、环境容量等）都应加以认真分析和计算。

**5. 多样性原理**　生态系统结构复杂性和生物多样性对生态系统是极为重要的，它是生态系统适应环境变化的基础，也是生态系统稳定和功能优化的基础。维护生物多样性是生态系统管理计划中不可缺少的部分。

**6. 两重性原理**　人类地位有两重性，包括人对其他对象的管理和人自身接受管理。管理是靠人去推动和执行的。管理过程是一种社会行为，是人们相互之间发生复杂作用的过程，关键的是人的悟性、人的素质。提高全人类的环境意识和可持续发展的意识是当前的长远的重要任务。要有规范人类行为的法规、政策和制度，这是管理生态系统的重要内容。

生态系统管理工作中要特别予以重视整体性管理，自然生态系统有其自身整体运动规律，切忌人为切割。

例如，我国大江大河大湖几乎都是跨行政省区的。它们的开发利用、保护和管理却都是以行政省区为单位，划片负责，这就使流域固有的水文、气候、时空变化等整体性得不到体现。淮河流域的恶化就是一个只顾本地，不顾流域；只顾眼前，不顾长远的例子。开展黄河、长江等七大流域的综合治理应既考虑中、下游，又兼顾上游，走全流域可持续发展之路。

要加强生态恢复与重建工作，所谓生态恢复（ecological restoration）就是使这些受损害生态系统从远离其初始状态的方向回到干扰、开发或破坏前的初始状态所做的努力。

受损害系统的生态恢复和重建一般可采用两种模式：第一种模式是当生态系统受损害没有超负荷并且是可逆的情况下，干扰和压力被解除后，恢复可在自然过程中发生。如由于过度放牧引起草场退化，在进行围栏保护，几年之后草场即可恢复。另一种模式是超负荷的，并发生不可逆变化，仅靠自然过程是不能使系统恢复到初始状态的，必须加以人工措施才能迅速恢复。

为了保护生态，应该从以下四方面开展工作：

**1. 实行清洁生产**　实行清洁生产包括三个方面主要的内容：采用清洁的能源、生产过程中无或少废物以及生产对环境无害的产品。这样，就需要在原料规格、生产路线、工艺条件、设备选型和操作控制等方面加以改造。特别加强生态的技术措施和工艺设备，消除污染物的产生。

**2. 资源化管理**　在生态学家眼中，"废物"与资源之间不存在鸿沟，固体废弃物的垃圾就是一例。对垃圾必须加强管理。首先扭转将垃圾作为废物的传统观念，把垃圾作为一种资源来对待，采取资源化管理，科学分类收集，直接回收利用，循环利用，综合利用等，建立垃圾资源化管理的运行机制。

**3. 少量化、循环利用型管理**　遵循经济生态规律进行管理，要将宏观的工、农生产系统工程和生态工程技术结合起来。如协调水资源供需矛盾，可采用少量化和再生循环等多种途径，解决水资源问题。

**4. 绿色工程**　要大力开展植树种草的生态环境绿色工程：①切实做到抚育与更新相结合，实行森林采伐限额制度，提倡全民搞绿化；②建立和完善自然保护区网络、典型的多种生态系统就地加以保护，防止进一步恶化；③荒漠化和水土流失的治理。长江、黄河中上游的植树种草和森林保护有特殊意义，要从根本上扭转长江和黄河流域生态系统退化趋势。

近年来提出的生态系统健康和生态系统管理的新概念不是偶然的，它是人们醒悟的标志。它告诫人们要像维护人类健康般地维护生态系统的健康，要像对待人类健康般地管理生态系统。"只有一个地球！"为了全人类的生存和发展，我们要积极开展科学研究，加深对生态系统的全面认识，为改善和保护各类生态系统的永续发展做出贡献。

# 主要参考书目

［1］郭兰萍，谷巍．中药资源生态学［M］．北京：人民卫生出版社，2020．

［2］黄璐琦，郭兰萍．中药资源生态学［M］．上海：上海科学技术出版社，2009．

［3］王德群．药用植物生态学［M］．北京：中国中医药出版社，2006．

［4］余叔文，汪嘉熙，等．大气污染伤害植物症状图谱［M］．上海：上海科学技术出版社，1981．

［5］黄璐琦，王康才．药用植物生理生态学［M］．北京：中国中医药出版社，2012．

［6］王德群．药用植物生态学［M］．北京：中国中医药出版社，2006．

［7］林文雄，王庆雅．药用植物生态学［M］．北京：中国林业出版社，2007．

［8］段昌群，苏文华，杨树华，等．植物生态学［M］，3版．北京：高等教育出版社，2021．

［9］黄璐琦，王康才．药用植物生理生态学［M］．北京：中国中医药出版社，2021．

［10］郭巧生．药用植物栽培学［M］，3版．北京：高等教育出版社，2019．

# 彩插图

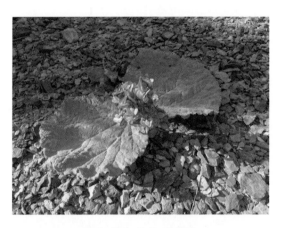

矮大黄肃北戈壁生境

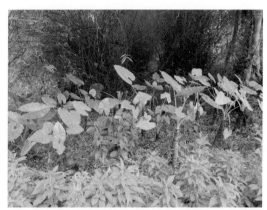

闭鞘姜和海芋生境

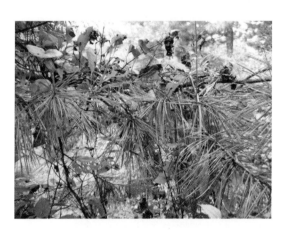

缠绕在松树上生长的五味子

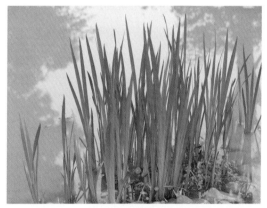

池塘中的菖蒲种群

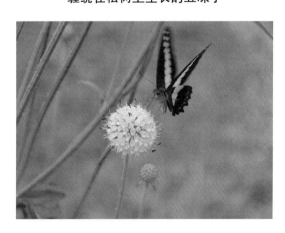

川续断－蝴蝶采蜜传粉

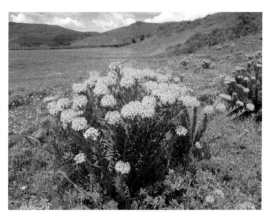

滇西北高山草甸狼毒

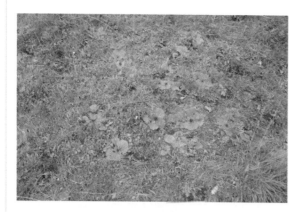

独一味生境

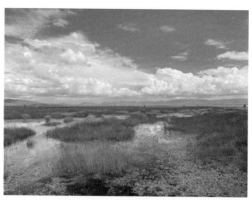

甘南高原湿地

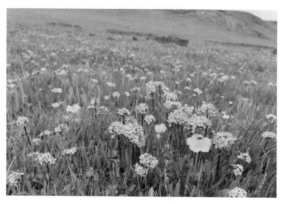

甘松野生抚育

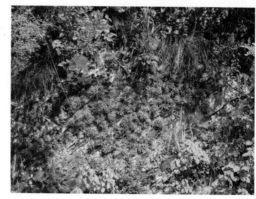

霍山石斛生境

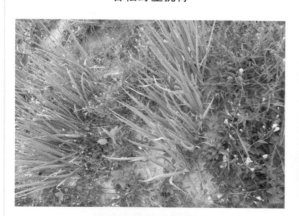

桔梗大葱间作模式

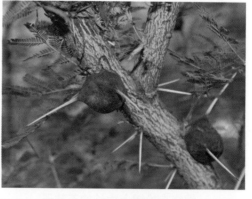

镰荚金合欢的刺 – 蚂蚁的房子防御草食动物

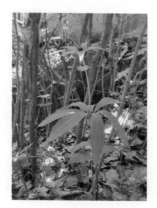

林下的北重楼

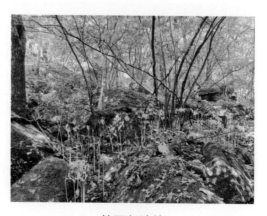

林下忽地笑

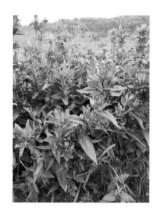

龙胆生境

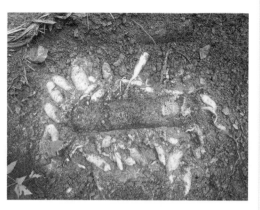

蜜环菌人工菌棒种植天麻模式

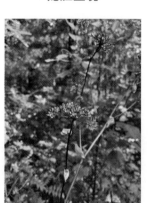

南京老山林缘半坡的紫花前胡

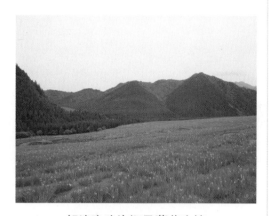

祁连山冰沟河马蔺花生境

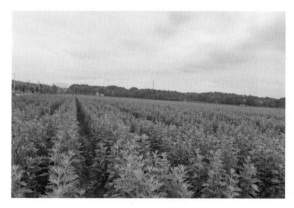

蕲艾生态种植模式

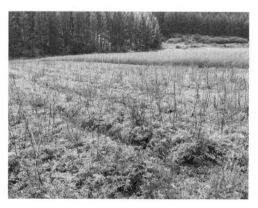

羌活人工栽培

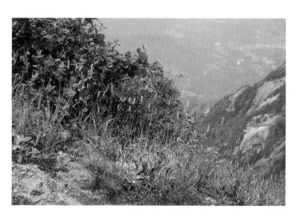

拳参生境

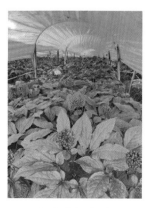

人参大棚栽培

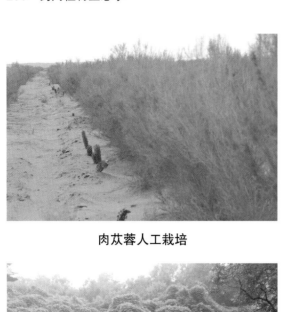

肉苁蓉人工栽培

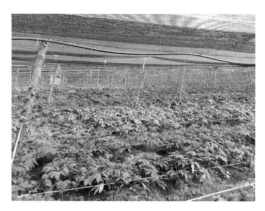

三七人工栽培

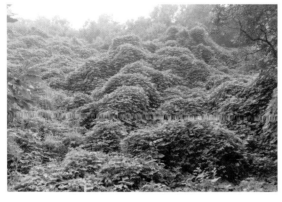

山地疏或密林中的葛

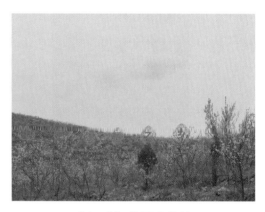

山西连翘仿野生种植

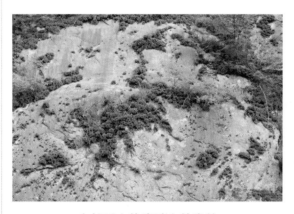

生长于山体崖壁上的卷柏

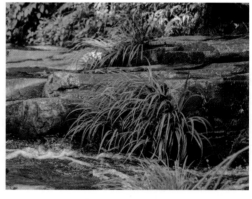

石菖蒲生境

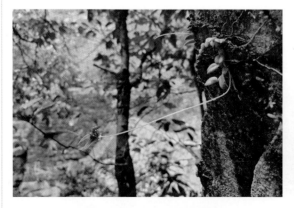

水潭边石壁上的莲花卷瓣兰

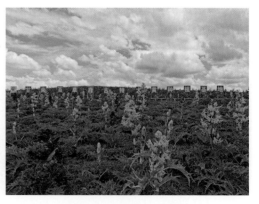

唐古特大黄人工栽培

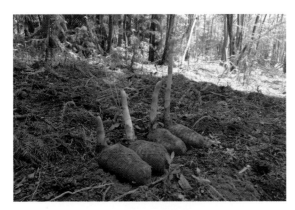

天麻林下栽培

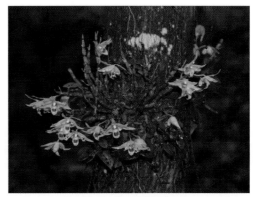

铁皮石斛附生树干上

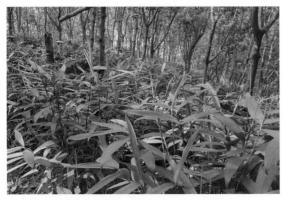

橡胶林下套种益智

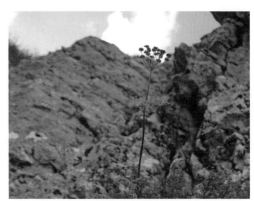

野生羌活生境

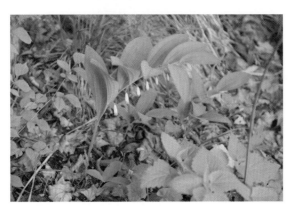

玉竹生境

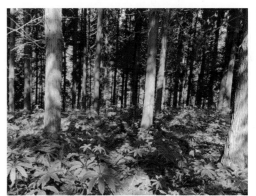

重楼林下栽培